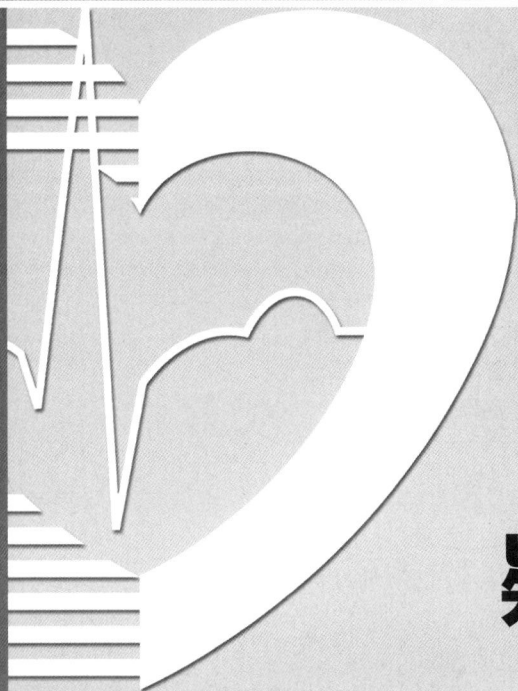

阜外高血压
疑难病例解析

主　编　蔡　军　张慧敏

副主编　马文君　娄　莹

编　委（按姓氏笔画排序）

丁连芹　马文君　王　浩　王运红

牛冠男　吕思奇　刘小宁　刘明浩

杜　雪　李　翔　杨　旭　吴　超

张　炜　张　阔　张晓卉　张慧敏

范泸韵　赵　青　郝素芳　娄　莹

秦　莹　蒋子涵　蔡　军　樊家俐

人民卫生出版社

·北京·

图书在版编目（CIP）数据

阜外高血压疑难病例解析 / 蔡军，张慧敏主编.
北京 ： 人民卫生出版社，2025. 7. -- ISBN 978-7-117-37999-1

Ⅰ. R544.1

中国国家版本馆 CIP 数据核字第 2025AE4451 号

| 人卫智网 | www.ipmph.com | 医学教育、学术、考试、健康，购书智慧智能综合服务平台 |
| 人卫官网 | www.pmph.com | 人卫官方资讯发布平台 |

阜外高血压疑难病例解析
Fuwai Gaoxueya Yinan Bingli Jiexi

主　　编：蔡　军　张慧敏

出版发行：人民卫生出版社（中继线 010-59780011）

地　　址：北京市朝阳区潘家园南里 19 号

邮　　编：100021

E - mail：pmph @ pmph.com

购书热线：010-59787592　010-59787584　010-65264830

印　　刷：天津市光明印务有限公司

经　　销：新华书店

开　　本：787×1092　1/16　　印张：15

字　　数：328 千字

版　　次：2025 年 7 月第 1 版

印　　次：2025 年 7 月第 1 次印刷

标准书号：ISBN 978-7-117-37999-1

定　　价：109.00 元

打击盗版举报电话：010-59787491　E-mail：WQ @ pmph.com

质量问题联系电话：010-59787234　E-mail：zhiliang @ pmph.com

数字融合服务电话：4001118166　E-mail：zengzhi @ pmph.com

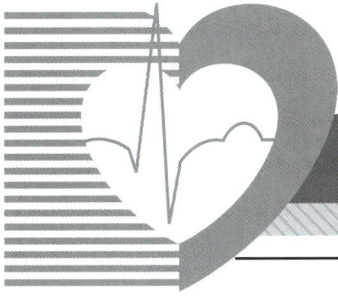

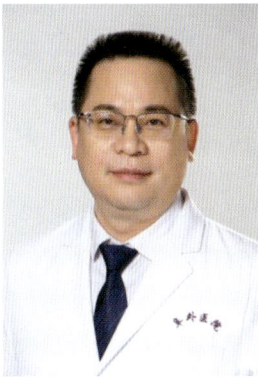

蔡 军

主任医师、教授、博士研究生导师,原中国医学科学院阜外医院副院长(2022年11月—2024年1月)、药物临床试验机构常务副主任、高血压中心主任、高血压病区主任,现任首都医科大学附属北京安贞医院院长。担任海峡两岸医药卫生交流协会高血压专业委员会主任委员,中华医学会心血管病学分会委员兼高血压学组副组长,中国医师协会高血压专业委员会副主任委员。

先后主持科技部"973计划"课题、国家自然科学基金重点项目、北京高等学校卓越青年科学家计划项目等课题10余项,发表文章100余篇。荣获国家杰出青年科学基金、科技部中青年科技创新领军人才、教育部新世纪优秀人才等称号。

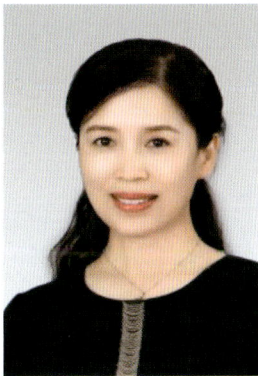

张慧敏

主任医师、教授、硕士研究生导师,国家卫生健康委高级人才评价项目专家,北京市医疗事故鉴定专家。担任国家心血管病中心疑难高血压会诊中心副主任,国家心血管病中心高血压专病医联体副理事长,中国高血压联盟理事,中国心胸血管麻醉学会基层心血管病分会副主任委员,中国医师协会高血压专业委员会委员,中国老年医学学会高血压分会委员,中国医疗保健国际交流促进会高血压病学分会委员、睡眠医学分会委员等。

先后承担或参与了"十一五""863计划"和国家科技支撑计划项目,主持国家自然科学基金1项,发表SCI及国内外核心期刊论文80余篇,参编著作10余部。

前　言

　　高血压作为最常见的慢性病之一,是脑卒中及冠心病的最主要危险因素,给人类健康造成巨大的危害,已成为中国和全球范围内的重大公共卫生问题。因此,正确诊断以及规范治疗高血压,尤其是加强继发性高血压和顽固性高血压的筛查,对改善患者预后具有非常重要的意义。但是高血压的病因往往隐匿而复杂,涉及心血管疾病、内分泌疾病、肾病、睡眠医学、精神心理疾病等多个领域,高血压往往是许多疾病共同的临床表现。虽然对高血压研究不断深入和临床诊断技术不断提高,但我们对高血压这一疾病的认知仍然非常有限。

　　《阜外高血压疑难病例解析》由中国医学科学院阜外医院高血压中心对近五年来收治的疑难高血压病例进行分类整理,从中选取了33例少见、疑难和有代表性的病例汇编而成。在分析病例时,本书注重通过剖析疾病的发病原因、关键性的临床表现和实验室检查要点,提供清晰的鉴别诊断思路,厘清临床思维,全面解释各种需要鉴别的疾病和选择各种治疗的理由,对目前诊疗中的困惑与局限,以及诊疗实践中应注意的问题进行探讨。本书以临床实践为主,目的是培养临床医师如何发现疑难病例的诊断线索,面对危重病例如何制订治疗方案等。此书内容翔实、点评精辟透彻、实用性及指导性强,有利于心血管内科及相关科室医师从中受益,积累经验,开拓思路并提供新的视角,减少误诊及漏诊,从而提升我国高血压诊治水平,具有较高的学术价值和临床实用价值。

　　由于时间紧和水平有限,书中难免会有疏漏和不完善之处,真诚期望专家、同道的批评与指正。

蔡　军　张慧敏

2023 年 12 月 7 日

目　录

与基因遗传病相关高血压

少见特殊类型高血压

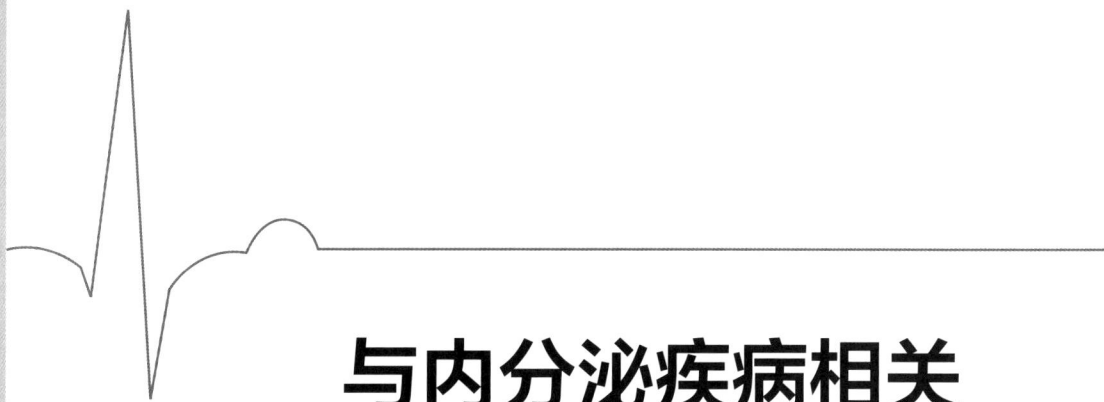

与内分泌疾病相关
高血压

病例 1

青年女性，发作性高血压，颅内占位
——罕见的颅内副神经节瘤

【病史摘要】

患者女性，25岁，因"血压升高伴阵发性心悸、出汗2年余"入院。患者2年多来，反复于晨起站立、弯腰等体位变化或情绪激动时，出现阵发性心悸、出汗、面色苍白及胸闷，伴血压升高，心率增快，持续10~30min症状可缓解，症状缓解后血压仍高，服用硝苯地平控释片和比索洛尔，血压可控制在120/80mmHg(1mmHg=0.133kPa)左右，但仍有发作性心悸、出汗症状。其间孕6周自发流产1次，孕10周时因血压过高引产1次。当地医院疑诊继发性高血压，查肾素、醛固酮、皮质醇节律均正常；尿香草扁桃酸(vanillylmandelic acid，VMA)180.46nmol/L(参考值：0.01~62nmol/L)，可疑嗜铬细胞瘤(pheochromocytoma，PCC)，查腹部计算机断层扫描(CT)提示"左侧肾上腺增粗"，未查及明确嗜铬细胞瘤或副神经节瘤占位，未能明确诊断。患者自发病以来，易出汗，便秘，轻度眼干，无口干，否认关节痛、皮疹、雷诺现象；无毛发增多、满月脸，无乏力及夜尿增多；体重、体力未见明显变化。

既往史、个人史及月经史均无特殊。否认家族遗传病史。

入院查体：血压162/101mmHg，心率101次/min，体重指数(body mass index，BMI)22.9kg/m²，皮肤潮湿，无特殊样貌及皮肤异常；心、肺、腹无异常体征，下肢无水肿。四肢脉搏对称，未闻及颈部及腹部血管杂音。

【辅助检查】

(一)常规检查

1. **血清生化**　肝、肾功能未见异常，血糖5.39mmol/L，血钾3.75mmol/L，总胆固醇(TC)5.31mmol/L，高密度脂蛋白胆固醇(HDL-C)2.55mmol/L↑，低密度脂蛋白胆固醇(LDL-C)2.26mmol/L。

2. **N末端脑钠肽前体(N-terminal pro-brain natriuretic peptide，NT-proBNP)**　296pg/ml↑。

3. **心电图**　窦性心动过速，心率103次/min。

4. 动态心电图　平均心率 101 次/min(69~153 次/min),房性期前收缩 45 次。结论:窦性心律不齐,窦房结内游走节律,偶发房性期前收缩;心率变异性(heart rate variability,HRV)显示 SD>50ms。

（二）血压水平评估

1. 24h 动态血压　平均血压 168/111mmHg,心率 102 次/min;日间平均血压 164/109mmHg,心率 105 次/min;夜间平均血压 180/116mmHg,心率 93 次/min。

2. 四肢血压及踝肱指数(ankle brachial index,ABI)　右上肢 168/104mmHg,左上肢 172/108mmHg,右下肢 184/107mmHg,左下肢 180/106mmHg。右侧 ABI 1.07,左侧 ABI 1.05。

（三）高血压靶器官损害

1. 尿液检查　尿常规显示蛋白 1+,余无异常;尿微量白蛋白/肌酐 193.1mg/g↑;24h 尿蛋白定量 0.14g。

2. 超声心动图　左心房 37mm,左心室舒张末径 42mm,左心室射血分数 61%,室间隔增厚(14mm)。

3. 眼底检查　双眼底所见部视网膜动脉狭窄(高血压眼底改变 I$^+$级)。

（四）继发性高血压原因筛查

1. 睡眠呼吸监测　不符合睡眠呼吸暂停低通气综合征。

2. 甲状腺功能、性激素九项检查　未见异常。

3. 立位醛固酮肾素试验　醛固酮 25.3ng/dl,肾素 70.2μIU/ml↑,醛固酮/肾素 0.360(ng·dl^{-1})/(μIU·ml^{-1})。

4. 皮质醇节律及 1mg 过夜地塞米松抑制试验　未见异常。

5. 血儿茶酚胺及代谢产物　检测结果见表 1-1。

表 1-1　血儿茶酚胺及代谢产物

单位:ng/ml

检测项目	次数			参考值
	1	2	3	
去甲肾上腺素(NE)	7.631↑	4.176↑	5.509↑	<0.548
肾上腺素(E)	<0.08	<0.08	0.089	<0.2
多巴胺(DA)	0.090↑	0.041	0.057	<0.08
甲氧基去甲肾上腺素(NMN)	2.862↑	1.498↑	1.996↑	0.010~0.168
甲氧基肾上腺素(MN)	0.092	0.064	0.070	0.010~0.096
3-甲氧酪胺(3-MT)	0.032↑	<0.004	0.013	0.004~0.028

6. 尿儿茶酚胺代谢产物　检测结果见表 1-2。

表 1-2 尿儿茶酚胺代谢产物

单位：μg/24h

检测项目	次数		参考值
	1	2	
甲氧基去甲肾上腺素(NMN)	6 969.28↑	6 573.90↑	28~615
甲氧基肾上腺素(MN)	95.86	73.06	14~282
3-甲氧酪胺(3-MT)	1 086.56↑	1 045.52↑	21~841

7. 双侧肾上腺、肾动脉及肾增强 CT 双侧肾上腺显示不清(未见明确结节),双侧肾动脉未见明确狭窄,双肾未见明显异常。

8. ^{131}I-MIBG 显像 未见明确嗜铬细胞瘤征象(图 1-1)。

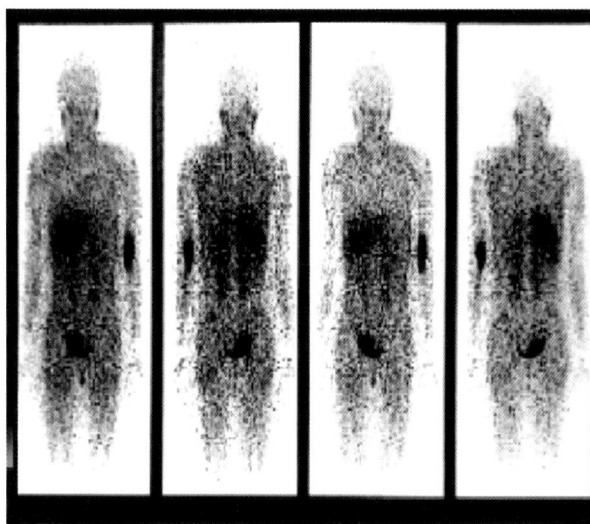

图 1-1 ^{131}I-MIBG 显像
全身前后位显像未见明确嗜铬细胞瘤征象。

9. 生长抑素受体奥曲肽显像 提示副神经节瘤可能性大(图 1-2)。

10. 颅脑磁共振成像(MRI) 右侧颈静脉孔至颞骨岩部及桥小脑角区占位病变,考虑副神经节瘤可能性较大(图 1-3)。

【诊断与鉴别诊断】

(一) 诊断

年轻女性患者,临床主要表现为血压升高伴阵发性加剧以及阵发性心悸、出汗及面色苍白,查体发现血压高、心率增快、皮肤潮湿,实验室检查提示血、尿儿茶酚胺代谢产物明显升高,腹盆部 CT 未见明确肾上腺结节及腹盆占位,而颅脑 MRI 显示右侧颈静脉孔至颞骨岩部及桥小脑角区不规则肿块影,生长抑素受体奥曲肽显像提示该部位肿物生长抑素受体表

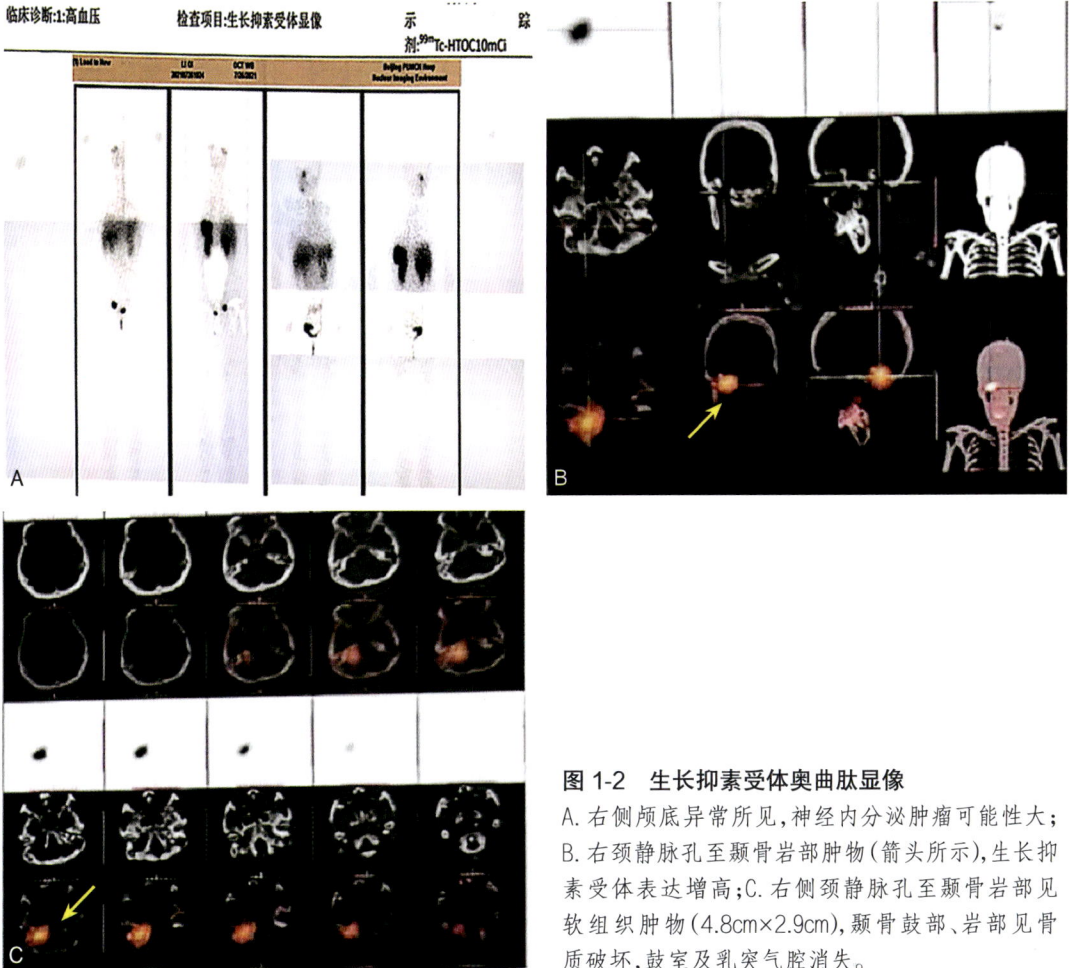

图 1-2 生长抑素受体奥曲肽显像

A. 右侧颅底异常所见，神经内分泌肿瘤可能性大；
B. 右颈静脉孔至颞骨岩部肿物（箭头所示），生长抑素受体表达增高；C. 右侧颈静脉孔至颞骨岩部见软组织肿物（4.8cm×2.9cm），颞骨鼓部、岩部见骨质破坏，鼓室及乳突气腔消失。

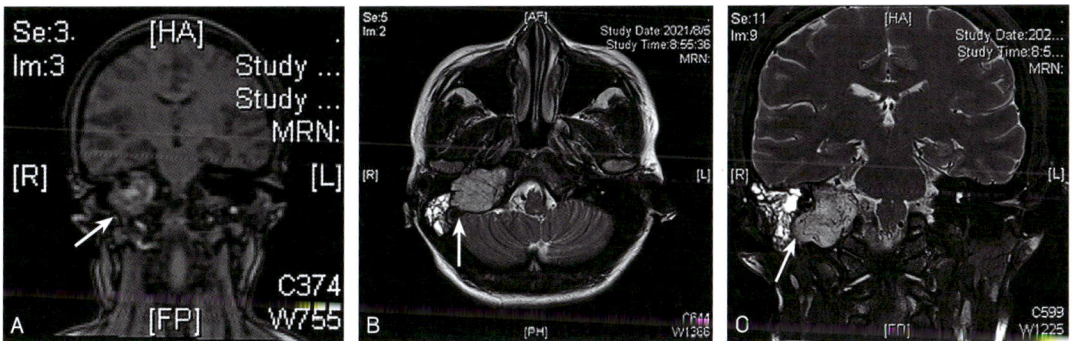

图 1-3 颅脑 MRI

A. 右侧颈静脉孔至颞骨岩部及桥小脑角区见不规则肿块影（箭头所示），最大截面大小 3.6cm×3.8cm×3.2cm，其内信号欠均匀，T_1WI 呈高低混杂信号；B、C. 上述肿块（箭头所示）T_2WI 以高信号为主，内伴散在斑片状稍低信号，向颅内挤压右侧小脑半球及脑桥右部。

达增高。患者择期于外院行手术治疗切除该肿物,肿物病理为副神经节瘤(paraganglioma,PGL)。故诊断:颅内副神经节瘤,继发性高血压。

(二) 鉴别诊断

1. 年轻女性高血压,须进行继发性高血压的鉴别。

(1) 肾血管及肾实质性高血压:患者既往无肾病史,实验室检查显示肾功能正常,尿蛋白及心脏室间隔增厚表现考虑为高血压靶器官损害,肾动脉 CT 未见狭窄等,均不支持该诊断。

(2) 原发性醛固酮增多症或库欣综合征:患者无低钾血症、夜尿增多以及满月脸、水牛背、向心性肥胖和皮肤紫纹等表现,实验室检查显示立位肾素、醛固酮、醛固酮/肾素及皮质醇节律和 1mg 过夜地塞米松抑制试验未见异常,不支持上述诊断。

(3) 主动脉缩窄或大动脉炎等主动脉狭窄疾病:患者查体无血管杂音,ABI 正常,增强 CT 未提示主动脉狭窄,故不支持。

(4) 单基因致病性高血压:患者无低钾血症及低肾素低醛固酮等表现,性征发育无异常,无证据支持。

2. 桥小脑角区的副神经节瘤,尚须鉴别听神经瘤(神经鞘瘤)和脑膜瘤。

三种肿瘤均以搏动性耳鸣和传导性听力损失为常见症状,而听神经瘤和脑膜瘤还多见声音嘶哑。但后两者不会出现血、尿儿茶酚胺代谢产物的升高。影像学方面,听神经瘤较大时可发生囊变、坏死和出血,在 CT 上也显示为密度不均的肿瘤,但很少伴钙化;脑膜瘤密度多较均匀。此外,颈静脉鼓室 PGL 可呈侵袭性生长,对骨质造成虫蚀样破坏;听神经瘤则呈膨胀性生长,常见内耳道口扩大,骨质破坏呈压迫性的骨质吸收,边缘光滑;脑膜瘤的骨质侵犯多以骨质增生硬化为特征性表现。MRI 上,颈静脉鼓室 PGL 还可出现"胡椒盐征"(salt and pepper sign)这一特征性表现,即肿瘤内出现血管流空现象;听神经瘤 T_1WI 信号偏低,T_2WI 信号通常不均匀,可见多发囊状长 T_2 信号区。脑膜瘤 MRI 信号较均匀,T_1WI 为等信号,T_2WI 为等或略高信号,增强后可见肿瘤细胞浸润增厚的硬脑膜所致的"脑膜尾征"。

【治疗】

1. **药物治疗** 增加液体摄入、补充血容量,必要时静脉输液,先给予 α 受体阻滞剂特拉唑嗪口服,之后加用比索洛尔,并逐渐上调特拉唑嗪的剂量,直至血压控制、心率下降,出汗情况明显好转,出现轻度鼻塞感。

2. **手术治疗** 患者于外院神经外科行颈部肿物切除治疗(右耳后弧形远外侧入路颈静脉孔区肿瘤切除术+人工硬膜修补术)。术后肿物病理显示灰褐色、不整形,3cm×2.8cm×1cm,切面灰褐色,质韧。免疫组织化学染色显示 Syn(+),CD56(+),CgA(+),S100(+),Ki-67(1%~2%),提示副神经节瘤(图 1-4)。

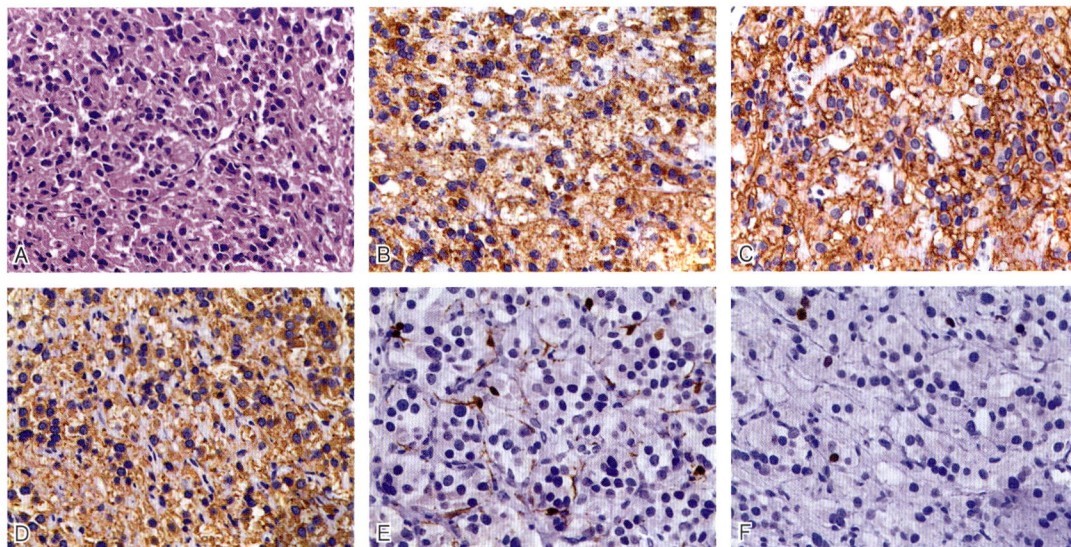

图 1-4　术后病理

A. HE 染色(×200);B. CgA(+),免疫组织化学染色(×200);C. CD56(+),免疫组织化学染色(×200);D. Syn(+),免疫
组织化学染色(×200);E. S100(+),免疫组织化学染色(×200);F. Ki-67(1%~2%),免疫组织化学染色(×200)。

【随访】

患者围手术期继续应用特拉唑嗪、比索洛尔,血压控制在 120/80mmHg 左右,心率 70~80 次/min。目前患者无心悸、出汗发作,血压明显回落,已停用特拉唑嗪,比索洛尔口服 2.5mg/d,血压约 106/66mmHg,心率 80 次/min 左右。

【讨论】

副神经节瘤起源于肾上腺外的副神经节;副神经节是胚胎期神经嵴细胞迁徙并分布于身体中轴自颅底至盆腔各处,聚集成的神经内分泌细胞团,包括交感副神经节和副交感副神经节。交感副神经节瘤通常分泌儿茶酚胺,多起源于胸部、腹部和盆腔的脊椎旁交感副神经节;大多数副交感副神经节瘤是无功能的,多起源于沿颈部和颅底舌咽神经、迷走神经走行分布的副交感副神经节。分泌儿茶酚胺的 PGL 临床常表现为高血压、发作性头痛、出汗和心悸等。该患者表现出的高血压、心悸、多汗,血、尿儿茶酚胺及代谢产物明显升高,符合 PGL 的主要临床表现,但腹盆部增强 CT 未见肾上腺及腹盆腔占位,进一步完善 ^{131}I-MIBG 单光子发射计算机断层扫描(SPECT)/CT 及 [99m]Tc-奥曲肽 SPECT/CT 显像进行功能定位,发现右颈静脉孔至颞骨岩部 4.8cm×2.9cm 大小的肿物,奥曲肽显像阳性,并经颅脑 MRI 解剖学定位,诊断为颅内 PGL,最终经术后病理证实。

颅内 PGL 归类为头颈部 PGL,包括最常见的颈动脉体瘤(60%),以及颈静脉鼓室 PGL (30%)和迷走神经 PGL 等[1]。大多数(80%~90%)头颈部 PGL 是无功能性的,症状多由占位效应导致[2]。早期表现为无痛性逐渐增大的肿块,后期可出现肿瘤压迫脑神经的症状。颈静脉鼓室 PGL 生长缓慢,通常表现为搏动性耳鸣,伴或不伴传导性听力损失;还可出现低位脑神经压迫的症状(如面神经麻痹、眩晕、声音嘶哑等)。该患者影像学、手术及病理提示为颈静脉鼓室 PGL,为副交感神经 PGL 的好发部位,但临床未表现出占位征象,而具有儿茶酚胺过度分泌的临床表现及实验室检查特点,提示该患者肿瘤实为交感神经 PGL。少数(约10%)有内分泌功能的头颈部 PGL,主要分泌去甲肾上腺素和/或多巴胺[3],该患者实验室检查结果提示去甲肾上腺素及多巴胺的代谢产物明显升高。大部分头颈部 PGL 为孤立的良性肿瘤,少数有侵袭性和转移倾向,其中迷走神经 PGL 恶性程度最高,16% 可发生转移,而颈动脉体 PGL 和颈静脉鼓室 PGL 恶性程度较低,4%~5% 可发生转移[1]。

　　研究表明,嗜铬细胞瘤和副神经节瘤(pheochromocytoma and paraganglioma, PPGL)的发生与致病基因的突变有关。PPGL 中约 50% 存在基因突变,35%~40% 为胚系突变,且常为遗传性综合征的表现之一[3]。与遗传相关的 PPGL 较散发 PPGL 更常见多灶和双侧肿瘤,起病年轻,且容易复发和转移。头颈部 PGL 的易感基因多与三羧酸循环有关,以编码 SDHx(琥珀酸脱氢酶)的基因突变最多见,其中,*SDHD* 突变最常见(占 80%),其次是 *SDHB* 突变(20%),但最具侵袭性[1]。头颈部 PGL 基因突变患者也有罹患其他类型肿瘤的风险,例如 *SDHD* 和 *SDHB* 突变患者均可能合并胃肠道间质瘤、肾细胞癌及甲状腺癌。建议对所有诊断 PGL 患者行基因检测。该患者发病年龄早,虽无明确家族史,但有必要行基因筛查,以辅助判断预后。

　　对于有分泌功能的 PGL,应在临床和实验室检查确定诊断后进行影像学检查,对肿瘤进行解剖学定位。85% PGL 起源于腹部和盆腔,其次是胸部(10%),以及颅底、颈部(不足5%)[4]。头颈部 PGL 首选头颈部增强磁共振成像(MRI)对原发病灶进行定位,对于颞骨(颈静脉和鼓室)PGL,可行颅底高分辨力薄层 CT 定位原发灶的同时评估颞骨骨质破坏情况。PGL 是富含血管并且可呈侵蚀性生长的肿瘤,常有坏死、出血或钙化,在 CT 上显示为密度不均匀的圆形或类圆形软组织影,可强化。部分类型(如本例颈静脉鼓室 PGL)可伴虫蚀样骨质破坏。MRI 上 T_1WI 为低或等信号,T_2WI 为高信号,在富血供的高信号肿瘤背景下流空血管呈多发点状低信号时,可显示出"胡椒盐征"的特征性影像学表现。

　　若患者 CT/MRI 检查为阴性或未明确是否存在多部位肿瘤及转移病灶,建议行核素显像完成功能学定位。MIBG 是一种去甲肾上腺素的类似物,可被肿瘤组织的囊泡摄取,故 ^{131}I-MIBG 显像最早用于 PPGL 的功能学定位,目前国内开始应用 ^{123}I 标记的 MIBG 显像,较 ^{131}I 诊断 PGL 灵敏度进一步提高。^{123}I-MIBG 显像诊断 PGL 的灵敏度(56%~75%)低于 PCC(85%~88%),诊断头颈部 PGL 的灵敏度更低(18%~50%)[5]。该患者行 MIBG 显像阴性,考虑与其诊断灵敏度较低及阅片人员经验不足有关。另一种常用的功能定位检查为生长抑素受体显像,如本例患者应用的 ^{99m}Tc-奥曲肽显像,诊断 PGL 的灵敏度(80%~96%)高于 PCC(50%~60%),对头颈部 PGL 诊断灵敏度为 89%~100%,明显优于 MIBG[6]。近年来多种放射性核素标记的生长抑素类似物(如 ^{68}Ga-DOTATATE 和 ^{68}Ga-DOTATOC)

陆续应用于临床，与高分辨力 PET/CT 结合可较 ^{99m}Tc-奥曲肽 SPECT/CT 进一步提高 PGL 的检出，被认为是头颈部 PGL 的首选功能显像[5]。此外，传统 ^{18}F-氟代脱氧葡萄糖（^{18}F-FDG）PET/CT 成像检测高代谢性 PPGL，检出原发瘤的灵敏度为 77%，特异度为 90%，与 ^{123}I-MIBG 相似；检测转移性 PPGL 时灵敏度（83%）高于 ^{123}I-MIBG（50%）[6]。

　　有分泌功能的 PGL 确诊后，如本例患者为孤立头颈部肿瘤，应在充分应用选择性 α_1 受体阻滞剂或非选择性 α 受体阻滞剂及液体扩容（一般 2~4 周）后，尽早手术切除肿瘤，经大体病理和免疫组织化学染色，必要时行肿瘤组织基因检测，进一步明确 PGL 的病理诊断和基因诊断，指导预后判断（包括复发和转移）和进一步随访监测。多数头颈部 PGL 生长缓慢，可观察随访；但对于鼓室 PGL，伴有传导性听力损失、搏动性耳鸣或面神经麻痹的颈静脉 PGL，以及有脑干压迫、有内分泌功能、快速增长或侵袭性表现的患者，均建议尽早治疗。若肿瘤体积较小，可手术完整切除或手术风险较低者，建议首选手术治疗，必要时术前可先进行栓塞，减少手术出血及神经损伤。若肿瘤过大、生长迅速或双侧、多发、已经发生转移以及手术可能发生严重并发症者，可选择放射治疗、放射性核素治疗及化学治疗等非手术治疗[1]。术后根据患者临床及基因突变情况，定期进行影像学及内分泌学的随访。非转移性 PPGL 预后良好，手术后 5 年存活率>95%，复发率<10%；转移性 PPGL 5 年存活率<50%[6]。PPGL 患者须终身随访；推荐每年至少复查 1 次，有基因突变、转移性 PPGL 患者应 3~6 个月随访 1 次。对其直系亲属应检测基因和定期检查。

（丁连芹　郝素芳）

参 考 文 献

［1］LLOYD S，OBHOLZER R，TYSOME J. British skull base society clinical consensus document on management of head and neck paragangliomas［J］. Otolaryngol Head Neck Surg，2020，163（3）：400-409.

［2］HU K，PERSKY M S. Multidisciplinary management of paragangliomas of the head and neck，Part 1［J］. Oncology（Williston Park），2003，17（7）：983-993.

［3］GARCIA-CARBONERO R，MATUTE TERESA F，MERCADER-CIDONCHA E，et al. Multidisciplinary practice guidelines for the diagnosis，genetic counseling and treatment of pheochromocytomas and paragangliomas［J］. Clin Transl Oncol，2021，23（10）：1995-2019.

［4］LEE J A，DUH Q Y. Sporadic paraganglioma［J］ World J Surg，2008，32（5）：683-687.

［5］LENDERS J W，DUH Q Y，EISENHOFER G，et al. Pheochromocytoma and paraganglioma：An endocrine society clinical practice guideline［J］. J Clin Endocrinol Metab，2014，99（6）：1915-1942.

［6］中华医学会内分泌学分会. 嗜铬细胞瘤和副神经节瘤诊断治疗专家共识（2020 版）［J］. 中华内分泌代谢杂志，2020，36（9）：737-750.

病例 2

青年男性多汗、轻度高血压伴心脏肿瘤
——SDHB 基因突变的心脏副神经节瘤

【病史摘要】

患者男性,21 岁,因"发现血压升高 1 年余"入院。2018 年患者体检发现血压升高(134/92mmHg),未进一步诊治。2019 年 9 月自测血压 162/112mmHg,无明显大汗、头痛、面色苍白等症状,但近 5 年有持续多汗症状。2019 年 10 月于外院就诊,查超声心动图显示左心房(LA)33mm,左心室(LV)52mm,射血分数(EF)65%,右心占位(心包占位可能)。腹部超声、双下肢动静脉未见明显异常。心脏 CT 显示右侧房室沟区异常密度影,考虑富血供病变,右冠状动脉瘤? 正电子发射计算机断层扫描(PET/CT)提示右侧房室沟区葡萄糖代谢异常浓聚团块影,考虑恶性病变。2019 年 10 月 30 日行微创开胸探查,怀疑右心占位为恶性,建议心脏移植。予酒石酸美托洛尔片 25mg、2 次/d,硝苯地平控释片 30mg、1 次/d,头孢呋辛酯 0.25g、2 次/d 口服,监测血压(130~140)/(80~90)mmHg。后患者转入我院进一步治疗。

入院查体:血压 153/94mmHg,心率 104 次/min,BMI 20.34kg/m²。四肢动脉搏动无减弱或消失,未闻及血管杂音。

【辅助检查】

1. **实验室检查** 血常规、肝肾功能及电解质未见明显异常。

2. **血儿茶酚胺及代谢产物** 去甲肾上腺素 6.635ng/ml(参考值:<0.548ng/ml),多巴胺 0.331ng/ml(参考值:<0.08ng/ml),甲氧基去甲肾上腺素 0.913ng/ml(参考值:0.01~0.168ng/ml)。

3. **尿甲氧基去甲肾上腺素** 2 857μg/24h(参考值:28~615μg/24h)。

4. **超声心动图** LA 33mm,LV 53mm,EF 65%,心包实性占位(39mm×35mm×39mm)。

5. **四肢血压及踝肱指数(ABI)** 右上肢 139/90mmHg,左上肢 134/92mmHg,右下肢 151/90mmHg,左下肢 147/93mmHg。右侧 ABI 1.09,左侧 ABI 1.06。

6. **双肾、肾上腺及肾动脉 CT** 未见明显异常。

7. **生长抑素受体显像** 提示右侧房室沟异常所见,考虑为心脏副神经节瘤(图 2-1)。

8. **肾上腺髓质全身显像(MIBG)** 符合右侧房室沟副神经节瘤(图 2-2)。

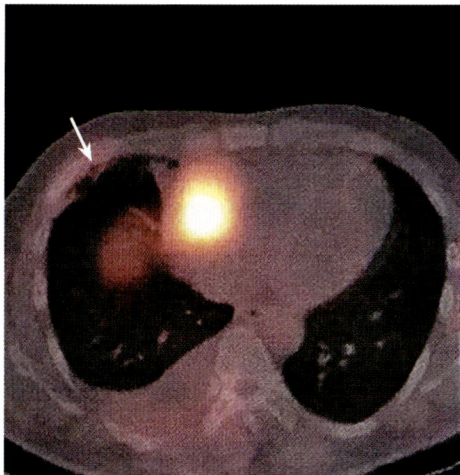

图 2-1　生长抑素受体显像

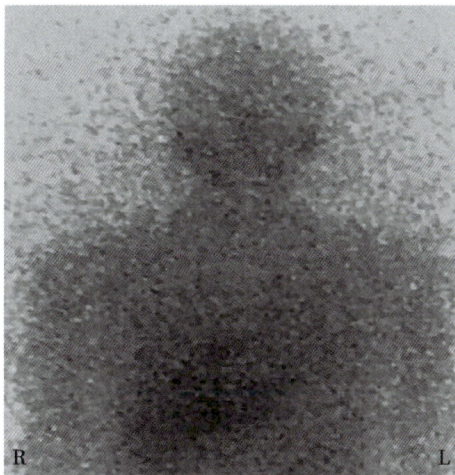

图 2-2　MIBG 显像

9. 冠状动脉造影　提示右冠状动脉供血(图 2-3)。

【诊断与治疗】

住院期间(2019 年 11 月 13 日)患者曾自觉胸痛,位于胸骨后,与呼吸有关,平卧位加重,坐起后稍缓解。暂停硝苯地平缓释片口服,予特拉唑嗪 2mg、1 次/d 及吗啡 3mg 静脉推注后症状减轻。术前 2 周开始高钠饮食,特拉唑嗪从 2mg、2 次/d(术前 2 周)逐渐加到 2mg、3 次/d(术前 1 周),美托洛尔加至 25mg、3 次/d(从术前 2 周开始);血压控制在(100~121)/(56~77)mmHg,心率 80~100 次/min。术前 3 天予羟乙基淀粉 500ml、1 次/d,生理盐水 500ml、1 次/d 静脉滴注。评估血容量恢复,血细胞比容<45%,体重增加,肢端皮肤温暖,微循环改善。2019 年 12 月 5 日行心脏肿瘤切除术,完整切除暗红色、质韧的瘤体(3cm×4cm,图 2-4)。

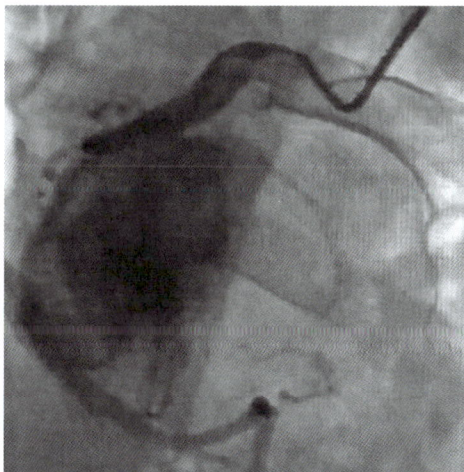

图 2-3　冠状动脉造影

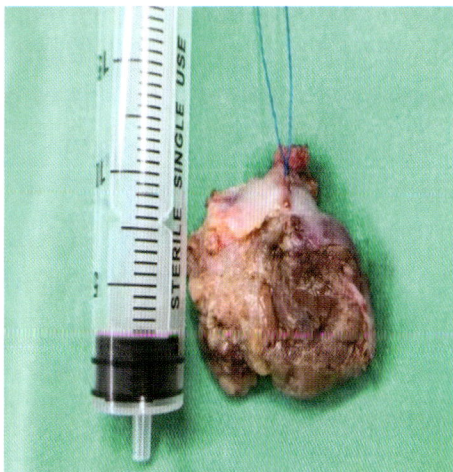

图 2-4　手术切除的肿瘤

病理诊断为心脏副神经节瘤。免疫组织化学染色显示 CgA（+），S100（+），NSE（+），CK（−），EMA（−），CD34（−），calretinin（+），CD68（−）。基因检测结果为 *SDHB* 基因变异，核苷酸变异 c.725G>A，氨基酸变异为 p.Arg242His（图 2-5）。

变异基因	核苷酸变异	氨基酸变异	染色体位置	转录本 外显子编号	变异状态	变异类型	位点致病性
SDHB	c.725G>A	p.Arg242His	Chrl: 17349143	NM_003000 exon7	杂合	错义变异	可能致病

SDHB: c.725G>A, p.Arg242His

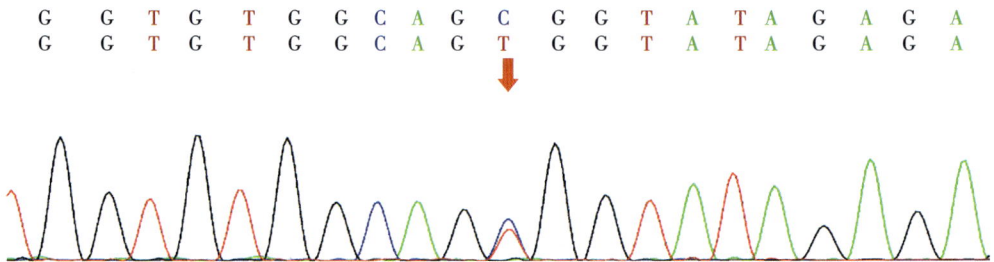

图 2-5　基因检测

【随访】

术后随访 5 个月，患者口服阿替洛尔片 6.25mg、3 次/d，血压恢复至 110/70mmHg，心率 80 次/min，复测血儿茶酚胺及儿茶酚胺代谢产物均呈阴性。

【讨论】

嗜铬细胞瘤和副神经节瘤（PPGL）是一种罕见的疾病，通常门诊的高血压患者中 PPGL 的患病率在 0.2%~0.6%[1-2]。PPGL 的临床表现各异，可不伴典型"4P"（头痛、面色苍白、心悸、出汗）症状。本例患者的大汗、头痛、面色苍白等症状并不明显，但常年持续有多汗的症状。此外，该患者 BMI 为 20.34kg/m²，属正常偏低，亦提示高代谢状态。高血压伴有心脏肿瘤患者，即使"4P"症状不典型，首先也要考虑副神经节瘤，应进行相关的神经内分泌检查。这些均提醒临床医师应注意识别 PPGL 的不典型症状，从而增加诊断的正确性。

自 1990 年以来，已经报道了 14 种不同的 PPGL 易感基因。与编码 SDH 亚单位 B（SDHB）相关的 PPGL 主要导致肾上腺外肿瘤[3]；据报道，30% 转移性 PPGL 患者有致病性 *SDHB* 突变[4]。因此，转移性疾病患者应进行 *SDHB* 基因突变检测。*SDHB* 基因突变的患者罹患恶性肿瘤的风险很高[3]。恶性肿瘤定义为非嗜铬组织中存在转移；患病率介于 10%~17%[5]。Pasini 和 Stratakis[6]记录了恶性 PPGL 中有 36% *SDHB* 突变患病率。

本例患者住院期间出现胸痛，考虑原因可能为儿茶酚胺大量释放引起冠状动脉痉挛，进而引起心肌缺血。另外可能为心脏副神经节瘤中有小灶坏死,引起的化学性刺激。PPGL 大多数都分泌过量的儿茶酚胺,若不及时治疗,心血管疾病的发病率和死亡率很高[7-8]。此外,副神经节瘤会逐渐增长,并可能侵犯邻近的组织和器官,因此及时手术切除很重要。术前 7~14 天进行药物治疗,使血压及心率恢复正常。β 受体阻滞剂的联合用药应在使用 α 受体阻滞剂后,以控制心率。建议目标血压低于 130/80mmHg,目标心率为 60~70 次/min;应根据年龄和伴随疾病进行调整。β 受体阻滞剂开始几天后,应开始高钠饮食和补液治疗,以逆转儿茶酚胺引起的血容量收缩,从而降低肿瘤切除后出现严重低血压的风险[9]。建议监测血压和心率,并在术后调整相关治疗。术后终身随访,检测血或尿儿茶酚胺及其代谢产物,以发现可能的复发或转移性疾病。

(吴　超)

参 考 文 献

[1] SINCLAIR A M,ISLES C G,BROWN I,et al. Secondary hypertension in a blood pressure clinic[J]. Arch Intern Med,1987,147(7):1289-1293.

[2] ANDERSON G H,BLAKEMAN N,STREETEN D H. The effect of age on prevalence of secondary forms of hypertension in 4 429 consecutively referred patients[J]. J Hypertens,1994,12(5):609-615.

[3] GIMENEZ-ROQUEPLO A P,FAVIER J,RUSTIN P,et al. Mutations in the *SDHB* gene are associated with extra-adrenal and/or malignant phaeochromocytomas[J]. Cancer Res,2003,63(17):5615-5621.

[4] BROUWERS F M,EISENHOFER G,TAO J J,et al. High frequency of *SDHB* germline mutations in patients with malignant catecholamine-producing paragangliomas:Implications for genetic testing[J]. J Clin Endocrinol Metab,2006,91(11):4505-4509.

[5] PLOUIN P F,FITZGERALD P,RICH T,et al. Metastatic pheochromocytoma and paraganglioma:Focus on therapeutics[J]. Horm Metab Res,2012,44(5):390-399.

[6] PASINI B,STRATAKIS C A. SDH mutations in tumorigenesis and inherited endocrine tumours:Lesson from the phaeochromocytoma-paraganglioma syndromes[J]. J Intern Med,2009,266(1):19-42.

[7] PREJBISZ A,LENDERS J W,EISENHOFER G,et al. Cardiovascular manifestations of phaeochromocytoma[J]. J Hypertens,2011,29(11):2049-2060.

[8] ZELINKA T,PETRÁK O,TURKOVÁ H,et al. High incidence of cardiovascular complications in pheochromocytoma[J]. Horm Metab Res,2012,44(5):379-384.

[9] PACAK K. Preoperative management of the pheochromocytoma patient[J]. J Clin Endocrinol Metab,2007,92(11):4069-4079.

病例 3

心悸,出汗,发作性高血压及低血压交替出现 ——腹膜后巨大副神经节瘤

【病史摘要】

患者女性,71 岁,因"发现血压升高 15 年,加重伴头晕、心悸、出汗 1 年"入院。患者 15 年前体检发现血压升高,波动在(140~150)/(70~80)mmHg,无头晕、头痛、心悸、面色苍白,规律服用苯磺酸氨氯地平片 5mg、1 次/d,缬沙坦 80mg、1 次/d,酒石酸美托洛尔片 25mg、1 次/d,血压控制在(130~140)/(70~80)mmHg。1 年来患者反复头晕,皮肤湿冷,心悸,伴面色苍白,症状持续 1min 至数分钟后缓解,自测血压高时达 220/130mmHg;低时为 80/50mmHg。1 年前曾行腹部超声发现"腹腔占位"(具体不详),腹部隐痛,部位不固定。2 个月前患者发作头晕、恶心,伴左侧肢体力弱,言语不利,测血压最高 230/130mmHg,当地医院行头部 CT 提示"脑梗死"。腹部 CT(图 3-1)显示右侧腹膜后巨大占位性病变,密度不均匀,呈分叶状,包绕下腔静脉,右侧髂总动脉局部分界不清。测红细胞沉降率波动在 92~93mm/h,肌酐 124μmol/L,后复查恢复正常,血钾 3.1mmol/L,予螺内酯 20mg、2 次/d,氯化钾缓释片 1g、3 次/d,1 周后血钾恢复至 4.9mmol/L。血促肾上腺皮质激素(ACTH)75.43pg/ml 轻度升高,但皮质醇节律良好,24h 尿皮质醇正常。患者 24h 尿去甲肾上腺素 901.06μg/24h,不除外腹腔占位为副神经节瘤可能,予酚苄明 10mg、2 次/d+美托洛尔缓释片 23.75mg、2 次/d 口服,血压控制在

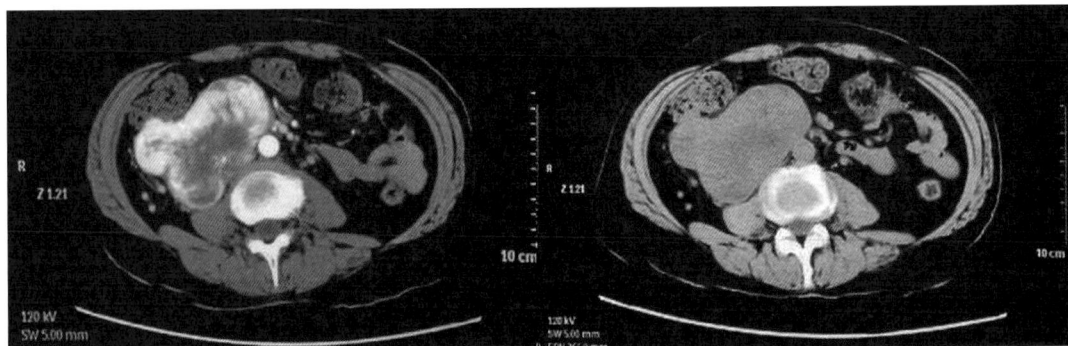

图 3-1 腹部 CT

(120~180)/(70~100)mmHg。因当地医院无法行手术治疗,停用酚苄明,建议转诊。后患者就诊于北京某医院,半个月前开始服用酚苄明10mg、2次/d,2天后加至20mg、2次/d,术前停用阿司匹林。1周前患者突发短暂性头晕伴左侧肢体无力加重,共发作3次,神经科会诊考虑短暂性脑缺血发作(TIA),加用阿司匹林,建议2个月后再评估是否行手术治疗。患者自测血压波动在(220~80)/(120~50)mmHg,服用酚苄明后自觉坐起后头晕,2天前将酚苄明调整为早15mg、中10mg、晚15mg,自觉头晕症状无明显缓解。现为进一步诊治入我院。

患者发病以来,自觉出汗较多,夜间明显。无毛发增多、满月脸,水牛背,向心性肥胖,无紫纹、多血质、痤疮。无周期性瘫痪。无夜间睡眠打鼾,无呼吸暂停,无白天嗜睡。无黑棘皮征,无下肢水肿,无夜尿增多。精神、饮食、睡眠尚可,小便正常,大便干燥,1年来体重无明显变化。

既往有高脂血症7年,2型糖尿病9年,无吸烟、饮酒史。3年前曾有消化道出血病史。

入院查体:体温36.5℃,脉搏100次/min,呼吸20次/min,血压130/90mmHg。身高168cm,体重65kg,BMI 23.03kg/m²。皮肤湿冷,双上肢及双下肢脉搏搏动正常。心率100次/min,律齐,各瓣膜区听诊区未闻及病理性杂音,双肺未闻及干、湿啰音,腹平软,肝、脾肋下未触及,无压痛及反跳痛。双下肢无水肿。左侧巴宾斯基征阳性。

【辅助检查】

(一) 实验室检查

1. **血常规**　白细胞计数12.45×10⁹/L↑,中性粒细胞百分率77.6%↑,中性粒细胞绝对值9.66×10⁹/L↑,红细胞计数4.73×10¹²/L,血红蛋白浓度140.00g/L,血小板计数598×10⁹/L↑。

2. **血清生化**　总蛋白89.9g/L↑,白蛋白38.9g/L↓,钾4.36mmol/L,肌酐96.13μmol/L,尿素氮10.03mmol/L↑,尿酸479.78μmol/L↑。

3. **N末端脑钠肽前体**　230.3pg/ml↑。

4. **尿儿茶酚胺代谢产物**　2016-07-07尿甲氧基去甲肾上腺素22 757.00μg/24h↑(参考值:0~1 464μg/24h),尿甲氧基肾上腺素98.00μg/24h(参考值:0~394μg/24h)。2016-07-15尿甲氧基去甲肾上腺素9 874.00μg/24h↑,尿甲氧基肾上腺素797.00μg/24h↑。

5. **血儿茶酚胺及代谢产物**　去甲肾上腺素、肾上腺素、多巴胺未见异常。

6. **血皮质醇**　未见异常。

(二) 影像学检查

1. **胸部X线检查**　右肺陈旧性病变。

2. **超声心动图**　LA 30mm,LV 41mm,左心室射血分数(LVEF)63%,室间隔增厚,左心室舒张功能减低。

3. **四肢血压及踝肱指数(ABI)**　右上肢177/106mmHg,左上肢176/113mmHg,右下肢209/101mmHg,左下肢200/108mmHg。右侧ABI 1.18,左侧ABI 1.13。

4. **24h动态血压**　24h平均血压150/94mmHg,心率107次/min;日间平均血压151/94mmHg,

心率 105 次/min;夜间平均血压 146/95mmHg,心率 117 次/min。

5. ^{131}I-MIBG 全身显像 静脉注射 ^{131}I-MIBG 后 24h 右腹部见一巨大放射性摄取增高灶,其内见小片状放射性摄取降低区(图 3-2)。ECT+CT 断层显像提示腹膜后第 3~4 腰椎右前方、紧邻腹主动脉及右侧髂总动脉见一分叶状软组织密度影,大小约 10.8cm×10.4cm×7.1cm,其内见小片状低密度影,肿物边缘尚光滑,边界尚清晰。肿物放射性摄取异常增高,其内低密度影未见明显放射性摄取。结合病史,考虑为副神经节瘤伴中心液化坏死可能性大。

6. 头部 CT 右侧基底节区、右侧侧脑室旁、左侧侧脑室前角旁及脑干腔隙性脑梗死。

【诊断与诊断依据】

1. 临床诊断 腹膜后外副神经节瘤,高血压 3 级(极高危),短暂性脑缺血发作,陈旧性脑梗死,冠状动脉粥样硬化性心脏病(可能性大),2 型糖尿病,高脂血症,上消化道出血(已纠正),便秘,低钾血症。

2. 诊断依据 患者临床表现为皮肤湿冷,发作性高血压,直立性低血压、心悸,伴面色苍白。

尿甲氧基去甲肾上腺素及尿甲氧基肾上腺素升高。

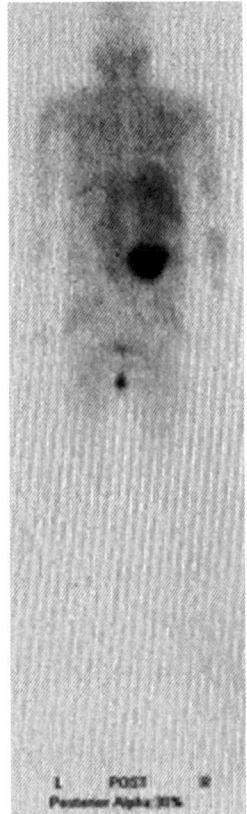

图 3-2 ^{131}I-MIBG 全身显像

^{131}I-MIBG 全身显像:腹膜后见一分叶状软组织密度影,大小约 10.8cm×10.4cm×7.1cm,其内见小片状低密度影,结合病史,考虑为副神经节瘤伴中心液化坏死可能性大。

【治疗】

患者入院后头晕症状与体位相关,多于站立位时出现,平卧位可缓解,测卧位血压 160/100mmHg,立位血压最低 80/50mmHg,为直立性低血压。因拟行 MIBG 检查以明确腹膜后占位,检查前将酚苄明逐渐减量,同时予维拉帕米缓释片和美托洛尔缓释片口服,维持目标值血压 140/90mmHg,心率 100 次/min。血压控制不佳时,临时予硝苯地平缓释片Ⅱ控制血压。后将硝苯地平缓释片Ⅱ改为苯磺酸氨氯地平片口服。后行 ^{131}I-MIBG 全身显像提示腹膜后见一分叶状软组织密度影,大小约 10.8cm×10.4cm×7.1cm,其内见小片状低密度影,结合病史,考虑为副神经节瘤伴中心液化坏死可能性大。患者诊断明确,停用苯磺酸氨氯地平及缓释维拉帕米,加用小剂量酚苄明。后根据患者血压、心率情况将抗高血压药调整为酚苄明早 10mg、晚 5mg,美托洛尔缓释片 47.5mg、2 次/d。外院泌尿外科和内分泌科医师会诊:患者肾上腺外副神经节瘤诊断明确,手术风险极高,建议保守形式治疗,可考虑行一次 ^{131}I-MIBG 治疗,后续治疗以控制血压及脑神经恢复为主。可进行基因检测。

【讨论】

嗜铬细胞瘤(pheochromocytoma,PCC)和副神经节瘤(paraganglioma,PGL)是分别起源于肾上腺髓质或肾上腺外交感神经链的罕见肿瘤。PGL 的发病率为 0.01‰ ~0.03‰[1]。PGL 可进一步分为交感神经和副交感神经类型。交感神经 PGL 占 PGL 的 80%,副交感神经 PGL 占 PGL 的 20%[2]。交感神经 PGL 来自胸部和腹部的交感神经。85% 交感神经 PGL 位于横膈膜下方、肾下极上方的主动脉旁区域[3]。副交感神经 PGL 起源于副交感神经节,通常位于头颈部区域。PGL 因合成与分泌大量儿茶酚胺,通常表现出与儿茶酚胺相关的症状和体征,包括持续性或阵发性高血压、出汗、心悸、头痛。有一部分 PGL 也可能是无症状的,随着肿瘤的进展,会逐渐出现各种与压迫相关的症状。

生化检测方面,血儿茶酚胺及代谢产物和尿儿茶酚胺代谢产物是 PGL 的定性诊断。血或尿甲氧基肾上腺素水平略微升高(略高于正常范围上限)不能绝对诊断 PGL,而高于参考值上限 4 倍,几乎 100% 与这些肿瘤相关[4]。本例患者虽然尿甲氧基肾上腺素和尿甲氧基去甲肾上腺素有升高,但血儿茶酚胺水平不高,考虑可能与当时我院只能检测血儿茶酚胺(去甲肾上腺素、肾上腺素、多巴胺),而不能检测血儿茶酚胺代谢产物(甲氧基去甲肾上腺素、甲氧基肾上腺素、3-甲氧酪胺)有关。血甲氧基去甲肾上腺素和甲氧基肾上腺素是推荐诊断 PCC 和 PGL 的首选生化检测。肿瘤分泌释放的血去甲肾上腺素和肾上腺素可为阵发性并且可被多种酶水解为其代谢产物,故当血去甲肾上腺素和肾上腺素测定水平为正常时,血甲氧基去甲肾上腺素和甲氧基肾上腺素水平可升高,故检测后两者能明显提高 PCC 和 PGL 的诊断灵敏度及降低假阴性率。影像学检查是 PGL 的定位诊断,也可应用于生化检测疑似 PGL 者,评估肾上腺外病变或转移病灶。CT 或 MRI 检查可评估肿瘤大小、血管侵犯、邻近的侵犯或转移的器官。对于腹部 PGL 的 CT 灵敏度约为 90%,可以检测直径>0.5cm 的病变[5]。随着 CT 成像的进步,目前 MRI 的特异度可能不如 CT。CT 还可用于鉴别腹腔其他占位病变,如腹膜后平滑肌肉瘤、脂肪肉瘤等。对于 PGL,131I-MIBG 全身显像比 CT 的灵敏度更高。

既往有文献报道以急腹症为首发表现的腹膜后 PGL 自发性破裂[5]。本例患者为腹膜后 PGL,虽然因合并脑血管疾病,采用保守治疗方式。但仍须警惕 PGL 破裂并伴大量出血,出现失血性休克可能会危及生命。因本例患者手术风险极高,建议保守形式治疗,可行一次 131I-MIBG 治疗。131I-MIBG 治疗是一种姑息性治疗,适用于不适合手术或转移性 PGL,不能达到根治的效果。PGL 的最终治疗方法是手术切除。腹腔镜手术可用于切除小的 PGL,但切除巨大肿瘤仍需外科手术。对于手术的患者,应进行充分的术前准备,可以预防危及生命的围手术期并发症。术前药物治疗,包括 α 受体阻滞剂、β 受体阻滞剂和钙通道阻滞剂。术前接受补液以增加血容量,防止切除肿瘤后血压快速降低(伴随儿茶酚胺负荷降低)。对于转移性 PGL 的治疗原则为控制儿茶酚胺过度分泌引起的症状,提高生活质量,减少其他并发症。PGL 具有更高的复发风险,因此对这些患者进行长期随访是必不可少的。PGL 具有一定遗传性,建议对患者及家庭成员进行相关基因检测。

（吴　超）

参 考 文 献

［1］PAPPACHAN J M,RASKAUSKIENE D,SRIRAMAN R,et al. Diagnosis and management of pheochromocytoma：A practical guide to clinicians［J］. Curr Hypertens Rep,2014,16(7):442.

［2］ZHENG X,WEI S,YU Y,et al. Genetic and clinical characteristics of head and neck paragangliomas in a Chinese population［J］. Laryngoscope,2012,122(8):1761-1766.

［3］JAWAD Z,FAJARDO-PUERTA A B,LEFROY D,et al. Complete laparoscopic excision of a giant retroperitoneal paraganglioma［J］. Ann R Coll Surg Engl,2017,99(5):e148-e150.

［4］ALGECIRAS-SCHIMNICH A,PREISSNER C M,YOUNG W F Jr,et al. Plasma chromogranin A or urine fractionated metanephrines follow-up testing improves the diagnostic accuracy of plasma fractionated metanephrines for pheochromocytoma［J］. J Clin Endocrinol Metab,2008,93(1):91-95.

［5］RENARD J,CLERICI T,LICKER M,et al. Pheochromocytoma and abdominal paraganglioma［J］. J Visc Surg,2011,148(6):e409-e416.

病例 4

花季少女突发胸痛、心肌酶增高——儿茶酚胺心肌病

【病史摘要】

患者女性，16岁，因"反复乏力、心悸 10 余天，突发胸痛 29h"入院。患者入院前 10 余天开始出现乏力、心悸，入院前 29h 自感恶心，呕吐胃内容物 1 次，伴左侧胸痛、心悸、大汗、面色发白、四肢湿冷。入院前 12h 患者在外院行心电图检查提示 I、aVL 导联 ST 段抬高，III、aVF 导联压低，心肌酶异常升高，肌钙蛋白、NT-proBNP 均明显增高。于 2018 年 8 月 7 日就诊我院急诊。

既往发现血压偶有升高，最高达 150/100mmHg，偶有排尿时心悸。个人史及家族史均无特殊。

入急诊时查体：体温 36.0℃，血压 102/68mmHg，心率 90 次/min，呼吸 20 次/min。神志清楚，口唇无发绀，颈静脉无充盈，双肺呼吸音清，未闻及干、湿啰音。心界不大，心律齐，未闻及心脏杂音。腹软，触诊无包块，无压痛，双下肢无水肿。入急诊时心电图见图 4-1。

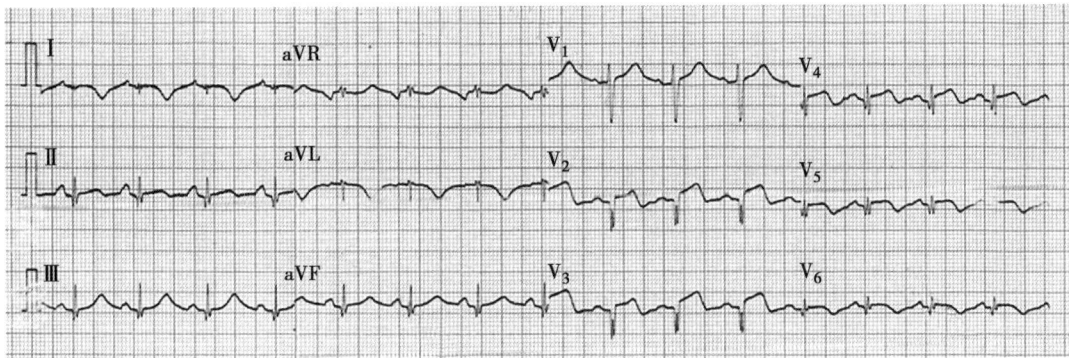

图 4-1　心电图

I、aVL 导联 T 波倒置，II、III、aVF 导联 ST 段抬高，胸前导联广泛 ST 段抬高伴 T 波倒置。

【辅助检查】

(一)常规检查

1. 血常规 白细胞计数 12.69×10⁹/L↑,中性粒细胞百分率 89.4%↑,血红蛋白 163g/L,血小板计数 293×10⁹/L。

2. 血清生化 谷丙转氨酶 36IU/L,谷草转氨酶 87IU/L↑,肌酐 85.52μmol/L,尿素氮 8.43mmol/L,血糖 7.96mmol/L↑,肌酸激酶(CK)675IU/L↑,乳酸脱氢酶(LDH)327IU/L↑,游离脂肪酸 1.09mmol/L↑。

3. 心肌梗死三项 肌酸激酶同工酶(CK-MB)41ng/ml↑,肌红蛋白 46.9ng/ml↑,肌钙蛋白 I 7.36ng/ml↑。

4. 脑钠肽(BNP) 4 599pg/ml↑。

(二)高血压靶器官损害

超声心动图:左心房 34mm,左心室舒张末径 50mm,射血分数 39%,除室间隔及左心室下壁运动幅度尚可外,余室壁运动幅度弥漫性明显减低,左心室收缩功能下降。

【诊断与鉴别诊断】

(一)诊断

患者年轻女性,以胸闷、心悸、乏力为主要表现,肌钙蛋白及心肌酶升高,心电图 ST-T 改变,超声心动图提示室壁运动幅度弥漫性减低,左心室收缩功能明显下降,诊断考虑急性心肌炎或急性冠状动脉综合征可能性大。予吸氧、营养心肌、抗病毒、对症治疗,并予糖皮质激素静脉冲击治疗 3 天。

(二)鉴别诊断

1. 急性心肌炎 患者青年女性,起病前无上呼吸道感染病史,各项病毒学相关检查未见异常,但血常规显示白细胞计数及中性粒细胞百分率增高,提示感染可能,同时心电图及超声心动图均提示广泛心肌受累改变,故完善心脏磁共振成像和心肌活检(图 4-2)。但是患者心脏磁共振成像结果提示左心室壁厚度正常高限,左心室心肌未见明显纤维化改变,心肌活检亦未见心肌炎改变。

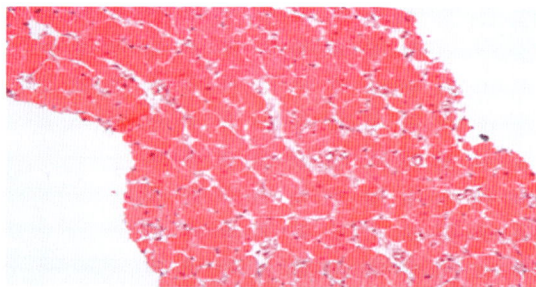

图 4-2 心肌活检(HE 染色,×10)
右心室间隔心内膜心肌活检病理未见心肌炎改变。

2. 急性冠状动脉综合征 青年女性,无冠心病危险因素,无典型心绞痛症状,完善冠状动脉 CT 提示:冠状动脉右优势型,平扫未见钙化,各支冠状动脉无明确狭窄(图 4-3)。

至此,患者的诊断似乎陷入"山重水复疑无路"的困境,这时患者的一些临床表现引

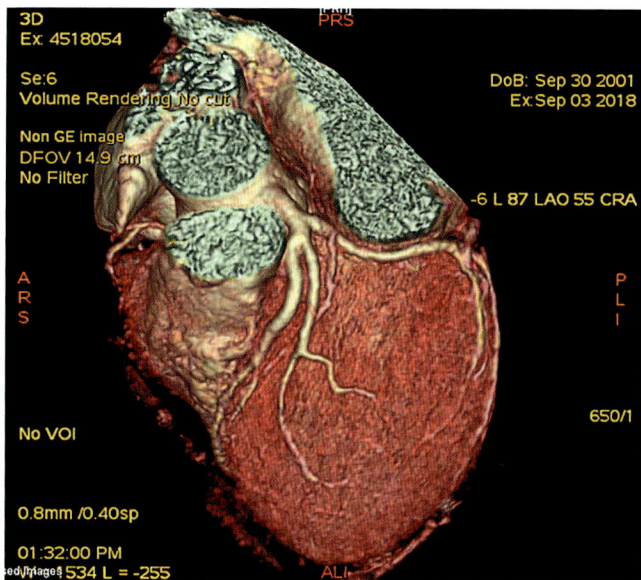

图 4-3　冠状动脉 CT 血管造影

起了主管医师的注意,患者诉 4 年前开始间断出现排尿时或排尿后胸闷、心悸、出汗,症状持续数分钟,伴阵发性血压升高,血压最高达 180/100mmHg,发作间歇期血压正常。上述症状反复发作,月经期上述症状更加明显,近期发作频繁。以上特点均提示患者可能存在"嗜铬细胞瘤",遂完善血儿茶酚胺及尿儿茶酚胺代谢产物以及腹部 CT 等检查,结果如下。

（1）血儿茶酚胺及代谢产物——定性检查:检测结果见表 4-1 和表 4-2。

表 4-1　血儿茶酚胺检测结果

单位:ng/ml

血儿茶酚胺	第一次	第二次	第三次	参考值
去甲肾上腺素(NE)	2.129↑	1.993↑	2.68↑	0.104~0.548
肾上腺素(E)	<0.005	<0.005	<0.005	0.02~0.08
多巴胺(DA)	2.59↑	0.13↑	0.199↑	<0.03

表 4-2　血儿茶酚胺代谢产物检测结果

单位:pg/ml

血儿茶酚胺代谢产物	结果	参考值
甲氧基去甲肾上腺素(NMN)	2 213↑	<163
甲氧基肾上腺素(MN)	21.9	<96.6
3-甲氧酪胺(3-MT)	7.3	<28

（2）尿儿茶酚胺代谢产物——定性检查:检测结果见表 4-3。

表 4-3　尿儿茶酚胺代谢产物检测结果

单位：μg/24h

尿儿茶酚胺代谢产物	第一次	第二次	第三次	参考值
甲氧基去甲肾上腺素（NMN）	1 878↑	4 512↑	4 276↑	0~1 464
甲氧基肾上腺素（MN）	6	37	49	0~394

（3）腹部 CT——定位检查：盆腔内不规则软组织肿块，与膀胱左前壁关系密切，最大截面约 44mm×39mm，血运丰富，考虑为异位嗜铬细胞瘤可能（图 4-4）。

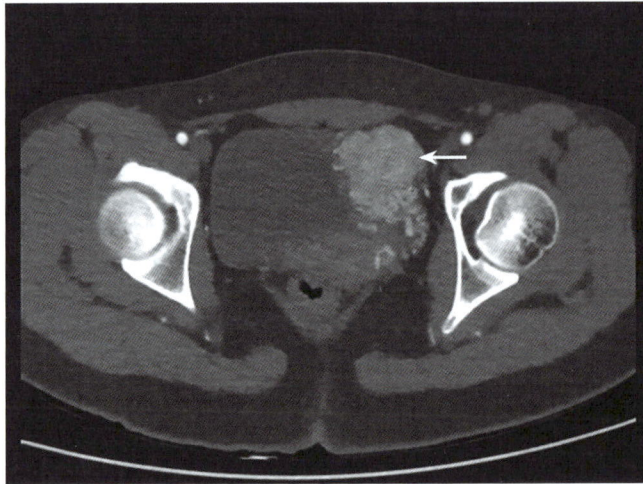

图 4-4　腹部 CT

患者腹部 CT 提示盆腔内占位性病变（箭头所示），动脉期不规则强化，CT 值 190HU。

（4）^{131}I-MIBG 显像——功能定位检查：膀胱前壁 MIBG 摄取增高灶，副神经节瘤可能性大，余全身未见明显异常（图 4-5）。

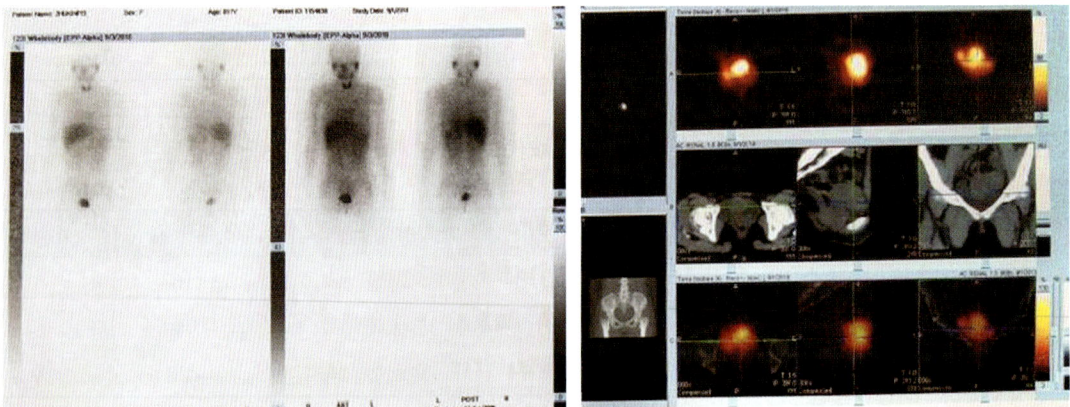

图 4-5　^{131}I-MIBG 显像

【治疗】

至此,该患者的诊断可谓"柳暗花明又一村",在明确患者副神经节瘤的诊断以后,立即调整治疗措施,药物治疗改为盐酸特拉唑嗪片 2mg、1 次/晚+美托洛尔 12.5mg、2 次/d。患者排尿后心悸症状明显缓解,血压平稳,波动于(100~120)/(70~80)mmHg。同时建议患者充分药物治疗 2~4 周后行副神经节瘤手术治疗(组织病理结果见图 4-6),并完善嗜铬细胞瘤相关的基因检测(图 4-7)。

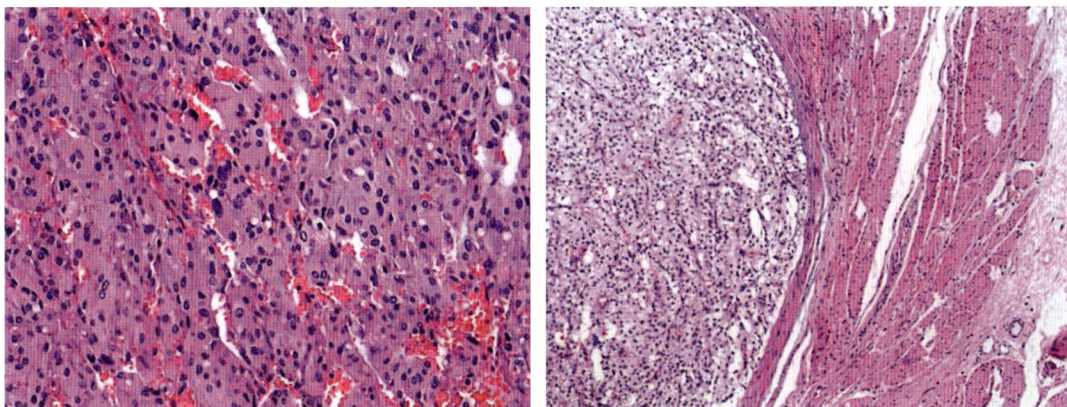

图 4-6　盆腔占位组织病理(HE 染色,左×40,右×10)

组织病理:肿物位于膀胱顶部偏前方,向腹腔内生长,大小约 4.7cm×3.3cm×3cm,鱼肉状,质韧;免疫组织化学染色显示 CgA(+),Syn(+),CD56(+),S100(+),Ki-67(5%+),符合膀胱嗜铬细胞瘤(副神经节瘤)。

变异基因	核苷酸变异	氨基酸变异	变异在染色体位置	转录本 外显子编号	变异状态	变异类型	位点致病性
SDHB	c.766-1G>A	-	Chr1: 17345454	NM_003000 exon8	杂合	剪切区 单核苷酸 变异	致病

SDHB: c.766-1G>A, -

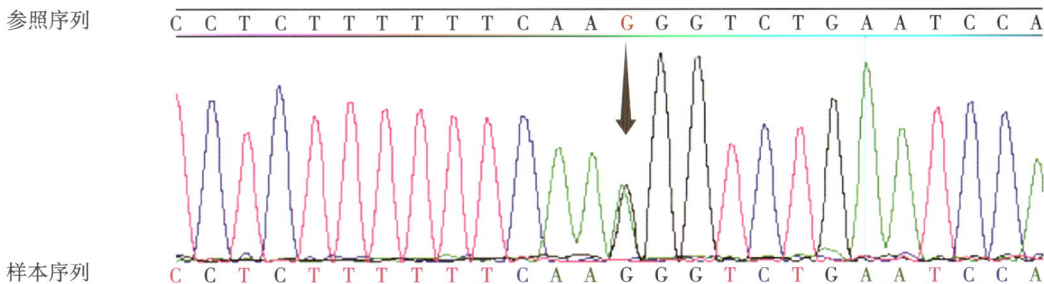

图 4-7　基因检测

基因检测结果提示 *SDHB* 基因突变(c.766-1G>A)。

【随访】

术后 1 个月患者门诊复查,心悸、胸闷症状完全消失,血压正常,心肌酶、心肌梗死三项均正常,复查心电图(图 4-8)、超声心动图完全恢复正常。

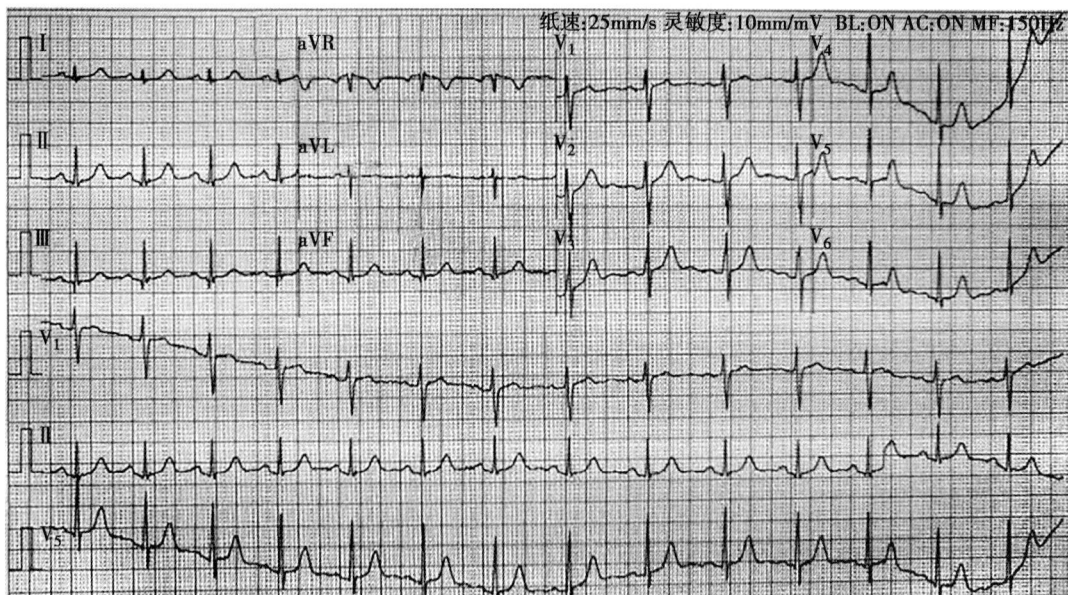

图 4-8　术后 1 个月心电图

【讨论】

嗜铬细胞瘤和副神经节瘤(PPGL)是分别起源于肾上腺髓质或肾上腺外交感神经链的肿瘤,肿瘤位于肾上腺称为嗜铬细胞瘤(PCC),位于肾上腺外则称为副神经节瘤(PGL)[1-3]。PPGL 合成和分泌大量儿茶酚胺(CA),引起患者血压升高等一系列临床表现,并可造成心、脑、肾等脏器严重并发症,这些并发症常是患者的主要死因。既往研究显示,58% PPGL 患者都存在心肌损害。PPGL 患者发生心肌损害的原因,除长期高血压导致心室肥厚外,还包括高儿茶酚胺血症可直接导致心肌损伤及心肌纤维化、心肌缺血和心律失常等。如明确诊断 PPGL 的患者有胸痛、心力衰竭症状和体征,心电图提示持续 3 个或 3 个以上导联 T 波低平或倒置,ST 段改变或心律失常,超声心动图提示心肌肥厚、左心室舒张功能减低、左心室射血分数降低或室壁运动异常,肿瘤切除后上述病变明显改善或消失,则可考虑儿茶酚胺心肌病的诊断。儿茶酚胺心肌病在 PPGL 患者中的患病率为 8%~11%[4-5]。本例患者为年轻女性,胸闷、心悸、乏力为主要表现,肌钙蛋白及心肌酶升高,心电图显示 ST-T 改变,超声心动图提示室壁运动幅度弥漫性减低,左心室收缩功能明显下降,经定性、定位、功能定位等检查确诊副神经节瘤后,予 α 受体阻滞剂充分药物准备并行手术切除治疗,术后患者心电图、超声心动图等改变完全恢复正常,故符合儿茶酚胺心肌病的诊断。

该病例启示心血管内科医师,临床上遇到心肌损伤的病例,尤其是年轻患者,除了应考虑常见的心肌炎、心肌缺血等原因外,还应注意其他少见原因,如嗜铬细胞瘤引起的儿茶酚胺心肌病。由于 PPGL 可发生在全身不同部位,同时肿瘤可分泌释放不同比例 CA,并与不同亚型的肾上腺素受体结合导致不同的病理生理过程,使 PPGL 的临床表现呈现多种多样、复杂、凶险等特点。当患者出现如下临床表现时,须警惕 PPGL。

(1) 阵发性高血压伴头痛、心悸、出汗症状:尤其是体位改变、压迫腹部、排便等可诱发上述症状,须引起注意。本例患者在入院前数年出现排尿后心悸、胸闷症状,偶测血压偏高,但当时症状不频繁,发作间歇期血压正常,患者及家属未予重视,此后随着肿瘤体积逐渐增大,释放的儿茶酚胺逐渐增多,上述症状逐渐明显。

(2) 高血压和低血压交替出现:本例患者入院初期血压无明显升高甚至偏低的原因包括①PPGL 瘤体大量分泌释放 CA 并作用于血管调节中枢,影响血管调节反射;②该患者 PPGL 瘤体除分泌 NE 以外,还分泌 DA,DA 与多巴胺 1(DA-1)受体结合可导致肾血管及冠状动脉血管扩张;③长期儿茶酚胺水平增高导致毛细血管床收缩、有效循环血容量减少、β 受体对儿茶酚胺反应性减弱以及自主神经功能受损等导致反射性外周血管收缩障碍;④患者出现儿茶酚胺心肌病后心脏泵功能衰竭。

(3) 合并血糖升高等代谢紊乱的表现:该患者入院初期出现明显血糖升高、游离脂肪酸升高、转氨酶升高、白细胞计数及中性粒细胞百分率增高、多汗等表现,上述症状与 PPGL 大量分泌儿茶酚胺导致糖、脂代谢紊乱,机体代谢率增高有关。

该患者较特殊的临床表现是阵发胸闷、心悸、出汗时心率偏慢(35~50 次/min),考虑其原因为肿瘤大量分泌的 NE 在收缩血管、升高血压的同时,还可以反射性兴奋副交感神经,使心率减慢、心输出量减少。

总之,作为心血管内科医师,临床上遇到不明原因心肌损伤的病例,尤其是年轻患者,应注意除外嗜铬细胞瘤和副神经节瘤。不放过临床表现的任何“蛛丝马迹”,坚持探寻异常临床表现背后的原因,才能抽丝剥茧,找到致病的真正“元凶”。

(娄 莹)

参 考 文 献

[1] 陈家伦,宁光,潘长玉.临床内分泌学[M].上海:上海科学技术出版社,2011.

[2] 中华医学会内分泌学分会.嗜铬细胞瘤和副神经节瘤诊断治疗专家共识(2020 版)[J].中华内分泌代谢杂志,2020,36(9):737-750.

[3] LENDERS J W,DUH Q Y,EISENHOFER G,et al. Pheochromocytoma and paraganglioma:An endocrine society clinical practice guideline[J]. J Clin Endocrinol Metab,2014,99(6):1915-1942.

[4] PARK J,KIM K S,SUL J,et al. Prevalence and patterns of left ventricular dysfunction in patients with pheochromocytoma[J]. J Cardiovasc Ultrasound,2011,19(2):76-82.

[5] GIAVARINI A,CHEDID A,BOBRIE G,et al. Acute catecholamine cardiomyopathy in patients with phaeochromocytoma or functional paraganglioma[J]. Heart,2013,99(19):1438-1444.

病例 5

排尿相关阵发性高血压
——膀胱副神经节瘤

━━━━━━━━ 病例 A ━━━━━━━━

【病史摘要】

患者女性,40 岁,因"阵发性血压升高 2 年,加重 2 个月"入院。患者自 2 年前起常于晨起排尿后出现头晕、心悸,严重时伴剧烈头痛、恶心、面色苍白、出冷汗,持续约 10min 自行好转,未监测血压。2 个月前上述症状明显加重,发作时自测血压最高达 200/120mmHg,症状消失后自测血压可恢复至 120/80mmHg。既往史、个人史无特殊,父亲患高血压。

入院查体:体温 36.0℃,血压 112/68mmHg,心率 78 次/min,呼吸 16 次/min。神志清楚,口唇无发绀,颈静脉无充盈,双肺呼吸音清,未闻及干、湿啰音。心界不大,心律齐,未闻及心脏杂音。腹软,触诊无包块,无压痛,双下肢无水肿。

【辅助检查】

1. 血儿茶酚胺及代谢产物 入院后患者仍反复发作排尿后血压升高,伴头痛、出汗,症状发作时检测血儿茶酚胺(质谱法)四次,其中两次去甲肾上腺素和肾上腺素高于正常值(表 5-1)。

表 5-1 血儿茶酚胺检测结果

单位:ng/ml

血儿茶酚胺	第一次	第二次	第三次	第四次	参考值
去甲肾上腺素	0.233	0.531	0.672↑	0.648↑	0.104~0.548
肾上腺素	<0.005	<0.005	0.102↑	0.095↑	0.02~0.08
多巴胺	<0.005	<0.005	<0.005	<0.005	<0.03

2. 尿儿茶酚胺代谢产物 两次测 24h 尿甲氧基去甲肾上腺素(NMN)均升高,即 1 550μg/24h、1 567μg/24h(参考值:1~1 464μg/24h);尿甲氧基肾上腺素(MN)正常,即 97μg/24h、111μg/24h(参考值:0~394μg/24h)。

3. 影像学检查　腹部+盆腔超声未见明显异常。盆腔增强 CT:膀胱后壁可见类圆形结节,大小约 8.2mm×10.5mm,边界清晰,增强后强化明显(图 5-1)。

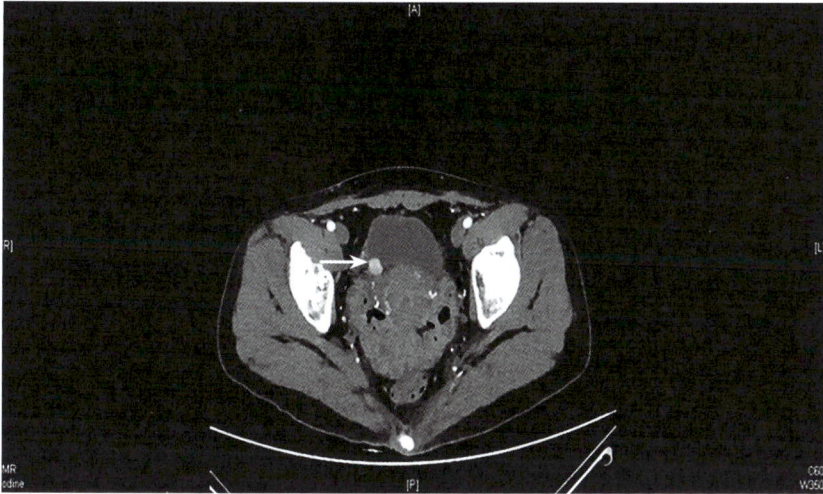

图 5-1　盆腔 CT

初步诊断膀胱副神经节瘤,进一步行生长抑素受体显像及 ^{131}I-MIBG 显像以确证,结果均为阴性(图 5-2)。

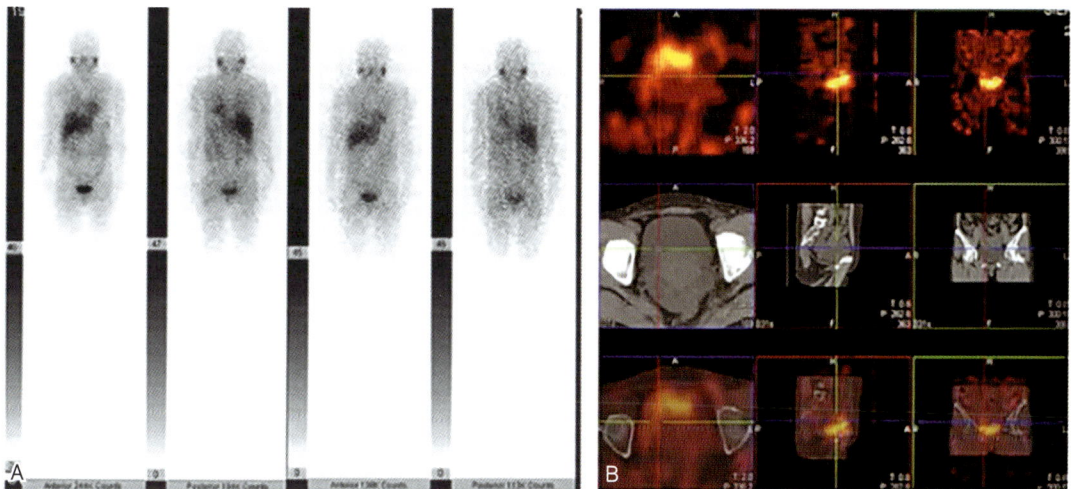

图 5-2　生长抑素受体奥曲肽显像(A)和 ^{131}I-MIBG 显像(B)

【治疗】

给予口服酚苄明 10mg、2 次/d,1 个月后行膀胱肿物切除术,病理诊断符合副神经节瘤(图 5-3)。

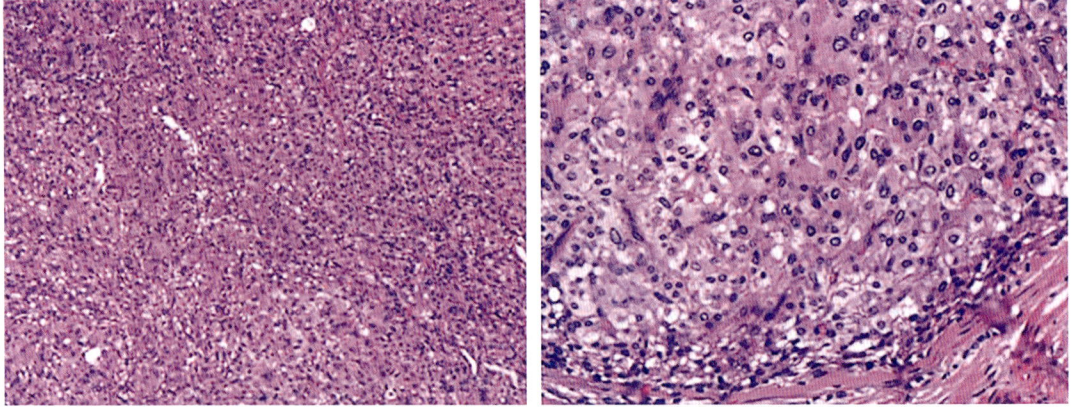

图 5-3　术后病理（HE 染色，左×10，右×40）

肿瘤细胞呈梭形，细胞中度异型；免疫组织化学染色显示 CgA（+），Syn（+），CD56（+），S100（+），Ki-67（<5%+），符合副神经节瘤。

【随访】

术后随访至今患者未再发作阵发性高血压。

病例 B

【病史摘要】

患者男性，50 岁，因"阵发心悸 10 年，发现阵发性血压升高 3 个月"入院。患者自 10 年前起无诱因出现一过性黑矇伴全身乏力、心悸，持续数分钟后好转，未重视。3 个月前患者心悸发作较前频繁，均于小便后 1~2min 出现，发作时自测血压（200~250）/（100~120）mmHg，上述症状不发作时自测血压 120/80mmHg 左右，伴多汗。血压升高时曾于外院检查血、尿儿茶酚胺水平均正常，卧、立位醛固酮肾素结果正常，肾动脉超声及肾上腺 CT 未见异常。既往史、个人史无特殊，父亲患高血压。

入院查体：体温 36.3℃，血压 120/78mmHg，心率 70 次/min，呼吸 16 次/min。神志清楚，口唇无发绀，颈静脉无充盈，双肺呼吸音清，未闻及干、湿啰音。心界不大，心律齐，未闻及心脏杂音。腹软，触诊无包块，无压痛，双下肢无水肿。

入院后患者晨起排尿后多次出现阵发性血压升高伴心悸、出汗。

【辅助检查】

1. 血儿茶酚胺及代谢产物　症状发作时四次检测血儿茶酚胺水平，肾上腺素及去甲肾上腺素水平均明显高于正常上限 2 倍（表 5-2）。

表 5-2　血儿茶酚胺检测结果

单位:ng/ml

血儿茶酚胺	第一次	第二次	第三次	第四次	参考值
去甲肾上腺素	1.524↑	2.149↑	1.434↑	2.554↑	0.104~0.548
肾上腺素	0.165↑	0.136↑	0.096↑	0.397↑	0.02~0.08
多巴胺	0.027	0.023	<0.005	0.025	<0.03

2. 尿儿茶酚胺代谢产物(质谱法)　尿甲氧基去甲肾上腺素 8 447.00μg/24h↑,尿甲氧基肾上腺素 454.00μg/24h↑。

3. 腹部超声　腹腔内膀胱前方探及一大小约 35mm×20mm 的等回声肿块,边界清,外形尚规整,周边可见血流信号环绕。

4. 盆腔增强 CT　膀胱前壁外可见一占位病变,大小约 35mm×27mm,形态欠规则,与膀胱壁分界欠清晰,增强扫描动脉期可见强化,周围可见多发细小动脉(图 5-4)。

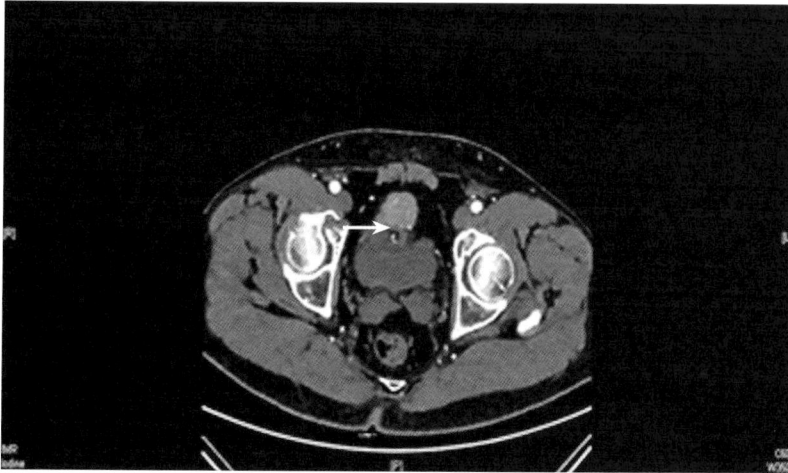

图 5-4　盆腔 CT

5. 生长抑素受体显像　阴性(图 5-5)。

6. ^{131}I-MIBG 检查　阳性,膀胱前方软组织 MIBG 摄取增高,副神经节瘤可能性大(图 5-6)。

【治疗】

给予口服酚苄明 10mg、2 次/d 后加至 15mg、2 次/d,1 个月后行膀胱肿物切除术,病理诊断符合副神经节瘤(图 5-7)。

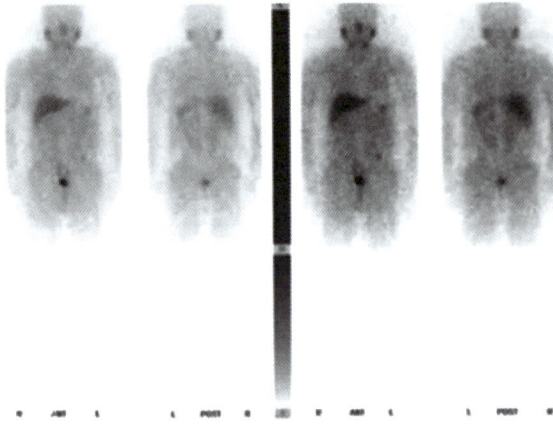

图 5-5　生长抑素受体显像

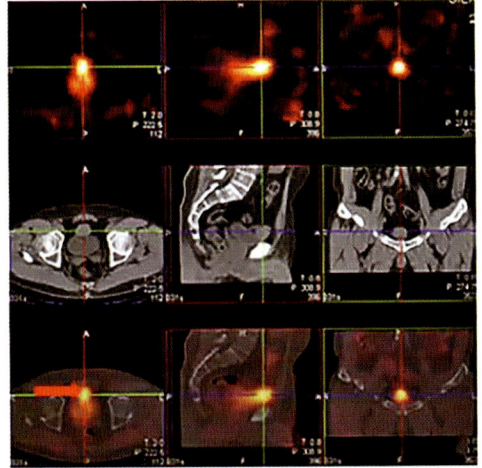

图 5-6　^{131}I-MIBG 显像

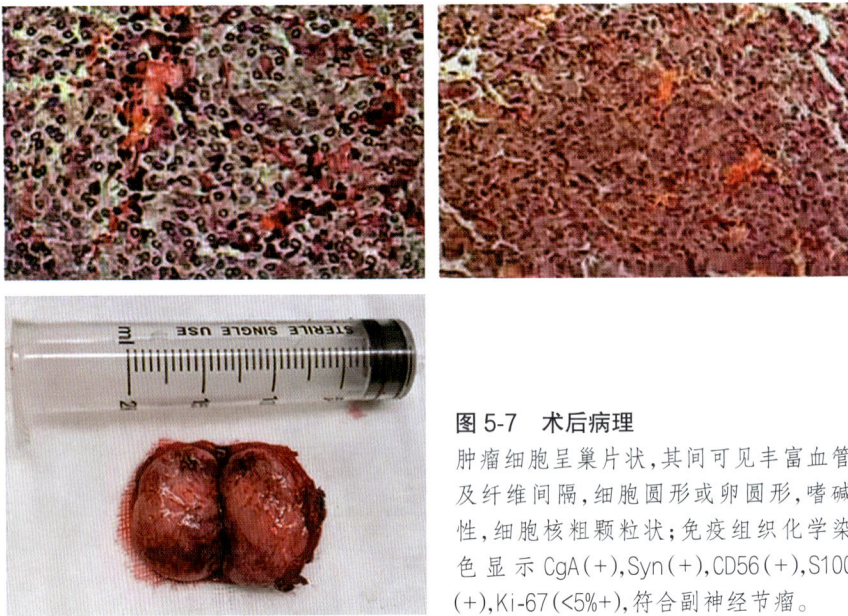

图 5-7　术后病理

肿瘤细胞呈巢片状,其间可见丰富血管及纤维间隔,细胞圆形或卵圆形,嗜碱性,细胞核粗颗粒状;免疫组织化学染色显示 CgA(+),Syn(+),CD56(+),S100(+),Ki-67(<5%+),符合副神经节瘤。

【随访】

术后随访至今患者未再发作阵发性高血压。

【讨论】

1. **嗜铬细胞瘤/副神经节瘤定性诊断**　嗜铬细胞瘤和副神经节瘤(PPGL)是分别起源于肾上腺髓质或肾上腺外交感神经链的肿瘤,肿瘤位于肾上腺称为嗜铬细胞瘤(PCC),位于肾上腺外则称为副神经节瘤(PGL)[1]。PPGL 合成和分泌大量儿茶酚胺(CA),如去甲肾上腺素(NE)、肾上腺素(E)及多巴胺(DA),引起患者血压升高等一系列临床表现,并造成心、脑、肾等器官严重并发症。CA 及代谢产物的测定是 PPGL 定性诊断的主要方法,包括测定血和尿 NE、E、DA 及其中间代谢产物甲氧基肾上腺素(MN)、甲氧基去甲肾上腺素(NMN)和终末代谢产物香草扁桃酸(VMA)浓度。MN 和 NMN(合称 MNs)是 E 和 NE 的中间代谢产物,它们仅在肾上腺髓质和 PPGL 瘤体内代谢生成并且以高浓度水平持续存在,故是 PPGL 的特异性标志物。而肿瘤分泌释放 NE 和 E 可为阵发性并且可被多种酶水解为其代谢产物,当 NE 和 E 的测定水平为正常时,其 MNs 水平可升高,故检测 MNs 能明显提高 PPGL 的诊断灵敏度、降低假阴性率。这样就可以解释病例 A 阵发性高血压发作时有"头痛、心悸、出汗"典型三联征,但检测 4 次血儿茶酚胺水平,只有 2 次 NE 和 E 水平略升高,而 2 次测尿 NMN 水平明显升高,同时该患者肿瘤体积较小,分泌儿茶酚胺量相对少也可导致血儿茶酚胺水平增高不明显。病例 B 患者肿瘤直径超过 3cm,分泌儿茶酚胺较多,故多次测血尿 CA 及代谢产物均明显升高。

2. 嗜铬细胞瘤/副神经节瘤定位诊断　病例 A 膀胱超声未发现肿瘤,而 CT 提示肿瘤位于膀胱后壁;病例 B 膀胱超声及 CT 均提示膀胱前壁存在直径大于 3cm 的肿瘤。膀胱部位的副神经节瘤是罕见的肿瘤,如肿瘤位于膀胱后壁或肿瘤瘤体较小,则盆腔超声可能漏诊,而增强 CT 对胸、腹和盆腔组织有很好的空间分辨力,诊断灵敏度高,可作为 PPGL 肿瘤定位的首选影像学检查手段。

3. 功能定位检查在 PPGL 诊断中的灵敏度和特异度　生长抑素受体显像、[131]I-MIBG 显像、[18]F-FDG PET/CT 等功能定位检查对于判断肿瘤是否有转移并指导下一步治疗有一定临床价值,但上述检查方法对于不同部位肿瘤的灵敏度和特异度不同。其中,生长抑素受体显像对头颈部肿瘤灵敏度较高,优于 MIBG 显像;MIBG 是肾上腺素能神经元阻断剂,与 NE 结构类似,可被肿瘤组织的小囊泡摄取并储存,患者静脉注射放射性 [131]I 标记的 MIBG 后 24h、48h 进行融合显像,如为高分泌功能的 PPGL 则表现为 ^{131}I-MIBG 显像阳性,但对低分泌功能、较小肿瘤的显影效果较差,可出现假阴性。病例 A 和 B 患者生长抑素受体显像均为阴性,考虑与膀胱 PGL 表达生长抑素受体较少有关,而病例 A 的 MIBG 显像也呈阴性,考虑与该患者肿瘤病灶较小(直径<2cm)、MIBG 摄取量少有关。

膀胱副神经节瘤是一种罕见的肿瘤,占所有膀胱肿瘤不到 0.05%,占所有嗜铬细胞瘤不到 1%[2],其主要临床表现包括与排尿相关的阵发性血压升高,伴头痛、心悸,而症状缓解后血压可完全正常,部分患者还可出现血尿。多中心研究表明,只有约 1/3 膀胱副神经节瘤患者在活检或术前被明确诊断,只有约 63% 患者进行了儿茶酚胺过量分泌的检查[3],因此需要更好的诊断路径实现尽早明确诊断。对于有阵发性血压升高,尤其是排尿后出现相关症状的患者,须考虑膀胱副神经节瘤的可能,诊断需结合血、尿儿茶酚胺及代谢产物检测、超声、CT 检查,必要时结合功能定位检查,实现早期识别、早期诊断、早期治疗,从而降低嗜铬细胞瘤导致的心血管并发症的发生风险。

（娄　莹）

参 考 文 献

［1］中华医学会内分泌学分会.嗜铬细胞瘤和副神经节瘤诊断治疗专家共识(2020 版)［J］.中华内分泌代谢杂志,2020,36(9):737-750.

［2］BEILAN J A,LAWTON A,HAJDENBERG J,et al. Pheochromocytoma of the urinary bladder:A systematic review of the contemporary literature［J］. BMC Urol,2013,13:22.

［3］YU K,EBBEHØJ A L,OBEID H,et al. Presentation,management,and outcomes of urinary bladder paraganglioma:Results from a multicenter study［J］. J Clin Endocrinol Metab,2022,107(10):2811-2821.

病例 6

发作性高血压，肾上腺及甲状腺占位
——以嗜铬细胞瘤为主要表现的
伴 *RET* Cys634Trp 突变的多发性内分泌腺瘤

【病史摘要】

男性患者，15岁，因"发作性头晕、心悸2年，加重半年余"入院。患者2年前开始无明显诱因出现活动后头晕、心悸症状，无明显胸痛、气短、大汗、面色苍白等其他不适，休息1~2min后可自行缓解，患者未予重视。近半年来患者自觉胸闷、心悸症状较前发作频繁，伴有头晕、面色苍白，偶有出汗，症状通常持续1~2min，休息后可缓解。症状多于活动及情绪激动时出现，静息状态下也有发作，发作时监测血压最高波动于220/150mmHg左右，心率超过100次/min。2022年1月于当地医院检查，心脏电生理检查提示心房扑动、间歇性预激综合征可能，术中行电生理检查，诱发典型心房扑动，于三尖瓣峡部行导管射频消融治疗，术中未诱发阵发性室上性心动过速。患者诉心悸较前好转，但仍有胸闷、头晕不适，性质同前，未服药物治疗，监测血压平素波动于(150~160)/(90~100)mmHg。患者为求进一步诊治，门诊于2022年7月15日以"心悸待查、高血压"收治入院。患者自发病以来，无毛发增多、满月脸、水牛背、悬垂腹、向心性肥胖、紫纹、多血质、痤疮；无乏力、腹胀，无周期性瘫痪、夜尿增多；无夜间睡眠打鼾，无呼吸暂停，无白天嗜睡；无黑棘皮征，无下肢水肿。

家族史：母亲2008年行甲状腺髓样癌切除术，2010年行右侧肾上腺囊实性占位(7.1cm×7.5cm)切除术(诉活检为良性，报告未见)，左侧肾上腺内侧支增粗，增生可能性大。

入院查体：体温36.2℃，脉搏98次/min，呼吸16次/min，右上肢血压154/93mmHg，左上肢血压150/98mmHg，身高173cm，体重68kg，BMI 22.72kg/m²。神志清楚，巩膜无黄染，无口唇发绀，甲状腺无肿大，颈静脉无怒张，颈部及锁骨下血管无杂音。双肺呼吸音清晰，两肺未闻及干、湿啰音。心率98次/min，律齐，心脏听诊未闻及病理性杂音。腹软，无压痛，肝、脾肋下未触及，肝颈静脉回流征阴性，双下肢无水肿。双侧肱动脉、股动脉、足背动脉搏动良好、对称，血管听诊未闻及杂音。性征发育正常。

【辅助检查】

（一）常规检查

1. 血常规 白细胞计数 $6.12×10^9$/L，中性粒细胞百分率 64.2%，红细胞计数 $5.44×10^{12}$/L，血红蛋白浓度 151.00g/L，血小板计数 $579×10^9$/L↑。

2. 尿、便常规 尿微量白蛋白/肌酐 7.11mg/g，尿钾 23mmol/24h，尿钠 34mmol/24h，尿蛋白定量 0.06g/24h。

3. 血清生化 血钾 4.43mmol/L，血钠 140.08mmol/L，血钙 2.62mmol/L（参考值：2.25~2.75mmol/L），血磷 1.52mmol/L（参考值：0.97~1.60mmol/L）。谷丙转氨酶 27IU/L，谷草转氨酶 34IU/L，肌酐 67.40μmol/L，估计肾小球滤过率（eGFR）155ml/min，尿酸 618.42μmol/L，同型半胱氨酸 15.10μmol/L，甘油三酯（TG）1.07mmol/L，TC 5.27mmol/L，HDL-C 1.52mmol/L，LDL-C 3.42mmol/L。空腹血糖 6.20mmol/L↑，糖化血红蛋白（HbA1c）5.8%。NT-proBNP、肌酸激酶同工酶、肌钙蛋白 I 均阴性。红细胞沉降率 4mm/h，C 反应蛋白 7.71mg/L。

4. 肿瘤标志物 甲胎蛋白 2.12ng/ml（参考值：0~10ng/ml），癌胚抗原 3.27ng/ml（参考值：0~9ng/ml），糖类抗原 19-9 5.50U/ml（参考值：0~31.3U/ml），糖类抗原 12-5 12.39U/ml（参考值：0~35U/ml），糖类抗原 15-3 5.06U/ml（参考值：0~35U/ml）。

5. 心电图 窦性心律，心率 70 次/min，QRS 波群起始延缓（图 6-1A）。

（二）血压水平评估

1. 24h 动态血压 24h 平均血压 154/91mmHg，心率 105 次/min；日间平均血压 156/94mmHg，心率 107 次/min；夜间平均血压 145/80mmHg，心率 98 次/min，呈非杓型。

2. 四肢血压及踝肱指数（ABI） 右上肢血压 168/96mmHg，左上肢血压 163/92mmHg，右下肢血压 178/98mmHg，左下肢血压 171/93mmHg。右侧 ABI 1.06，左侧 ABI 1.02。

（三）高血压靶器官损害

1. 超声心动图 LA 31mm，LV 44mm，LVEF 62%，室间隔厚度 13mm，左心室后壁厚度 12mm。

2. 眼底检查 双眼底所见部视网膜动脉痉挛伴视盘稍充血。

（四）继发性高血压原因筛查

1. 甲状腺功能 游离三碘甲状腺原氨酸（FT_3）4.06pg/ml（参考值：2.3~4.2pg/ml），游离甲状腺素（FT_4）1.34ng/dl（参考值：0.89~1.76ng/dl），总三碘甲状腺原氨酸（T_3）0.99ng/ml（参考值：0.60~1.81ng/ml），总甲状腺素（T_4）5.4μg/dl（参考值：4.5~10.9μg/dl），促甲状腺激素（TSH）2.62μIU/ml（参考值：0.51~4.94μIU/ml）。甲状腺过氧化物酶抗体（TPOAb）、甲状腺球蛋白抗体（TGAb）、促甲状腺激素受体抗体（TRAb）、甲状旁腺激素（iPTH）正常。

2. 甲状腺及淋巴结超声 甲状腺左叶下极可见实性低回声占位，大小为 4.1mm×3.3mm×3.5mm，边缘模糊，内可见粗大钙化，彩色多普勒血流成像（CDFI）显示其内无血流信号（黄色箭头所示）——TI-RADS 分级 4c（恶性率 50%~85%），建议密切随诊；另一实性低回声结节，

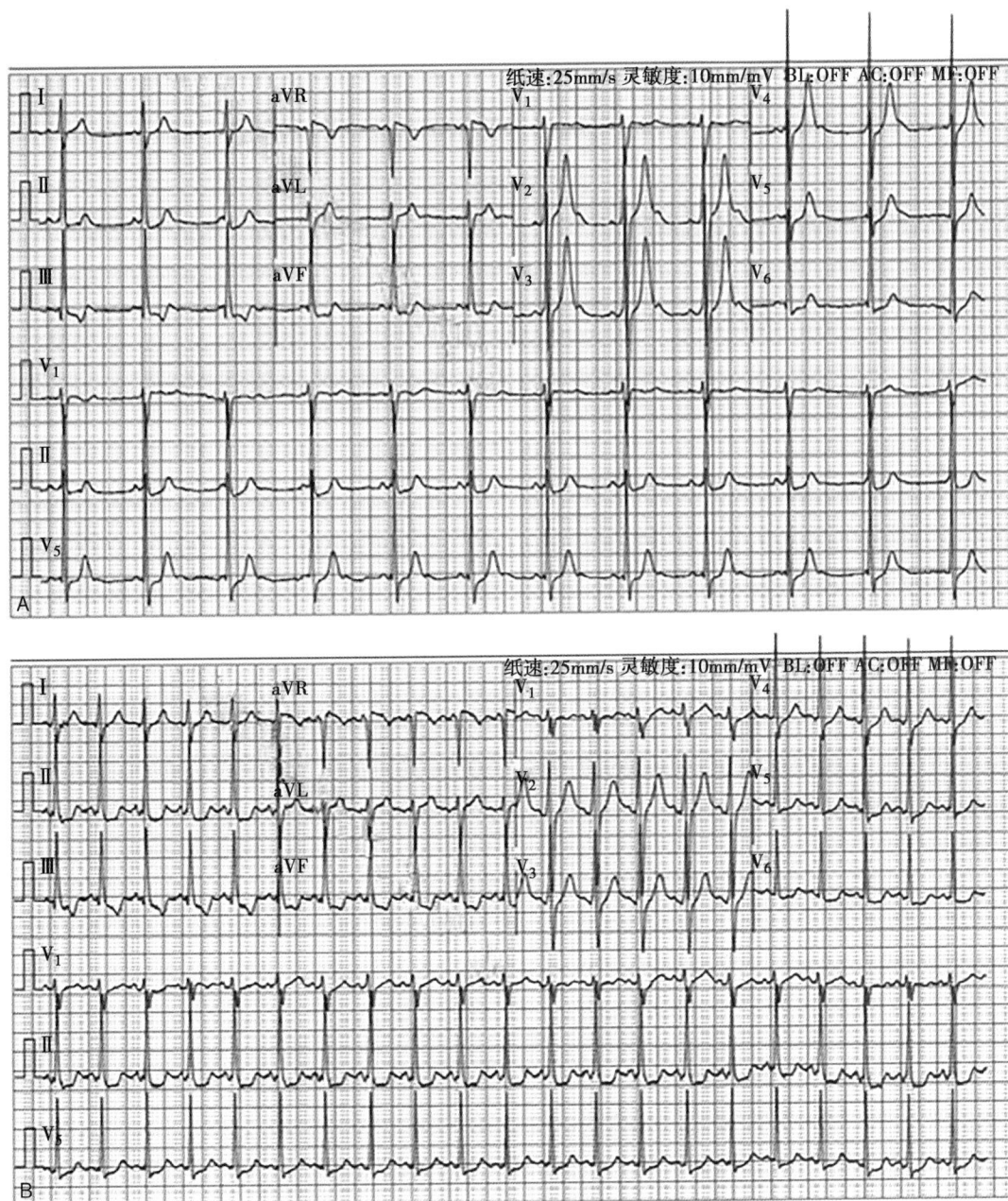

图 6-1　心电图

A.入院心电图;B.发作时心电图。

大小为 6.1mm×3.2mm×3.1mm,CDFI 显示其内无血流信号(白色箭头所示)(图 6-2)。

3. 腹部 CT 和全主动脉 CT 血管造影(CTA)　提示右肾上腺区团块影,呈不均匀较明显强化,大小约 57mm×43mm,紧贴肝脏、分界欠清,考虑右肾上腺占位性病变,包括嗜铬细胞瘤等(图 6-3)。

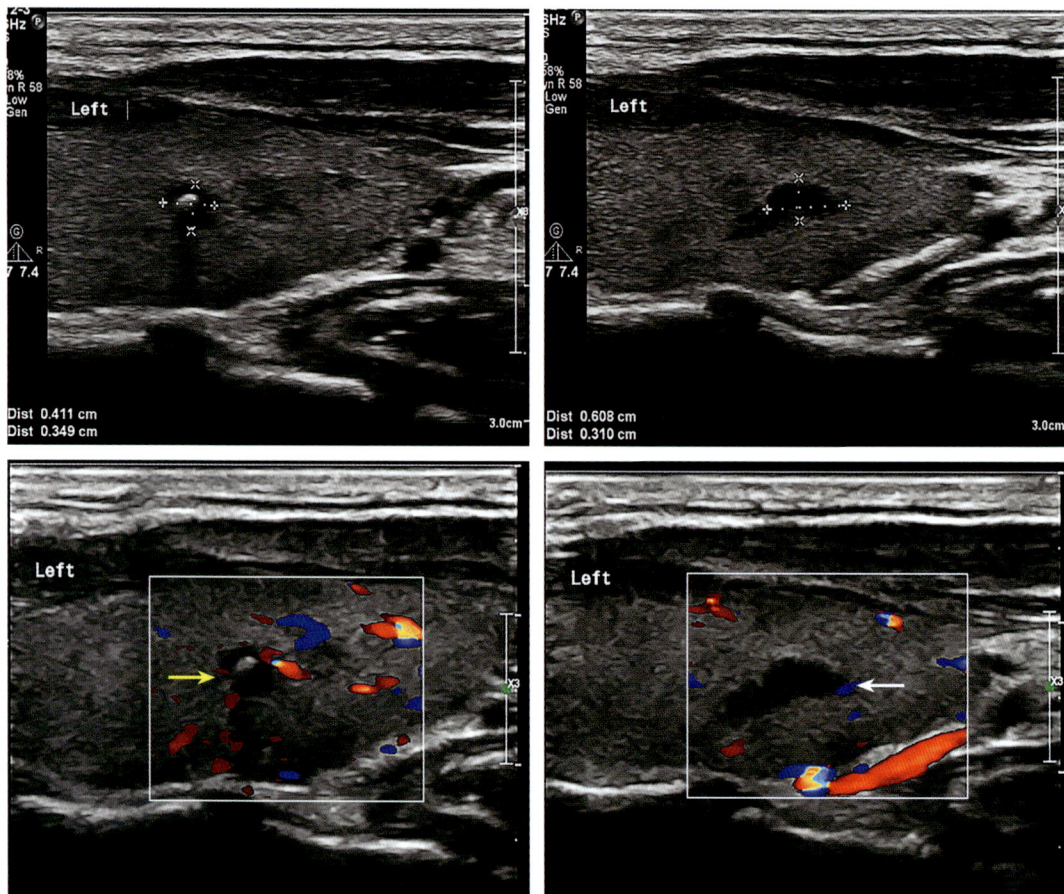

图 6-2　甲状腺及淋巴结超声

甲状腺左叶下极低回声占位,大小为 4.1mm×3.3mm×3.5mm(黄色箭头所示);另一实性低回声结节,大小为 6.1mm×3.2mm×3.1mm(白色箭头所示)。

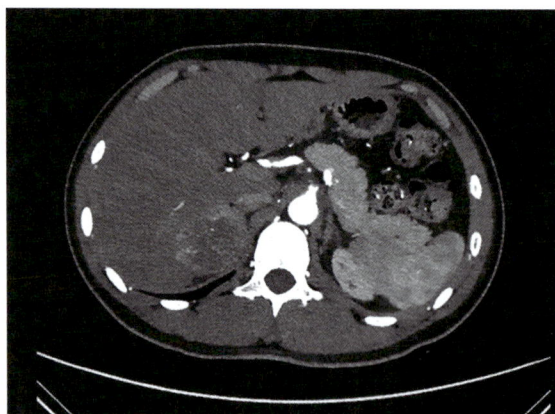

图 6-3　全主动脉 CTA

右肾上腺区团块影,呈不均匀较明显强化,大小约 57mm×43mm。

【诊断与鉴别诊断】

该患者为青少年男性,发作性病程,主要表现为阵发性血压升高、头晕、心悸、面色苍白,24h 血压呈非构型,出现心室壁增厚、眼底视网膜动脉痉挛伴视盘稍充血等靶器官受累表现,影像学检查提示右侧肾上腺占位。

鉴别诊断方面,患者主要表现为阵发性血压升高,临床较为常见,其发作的病理生理机制多为发作性交感神经过度激活,应重视详细的病史采集、体格检查、用药情况及合并症评估。既往我科总结过阵发性高血压鉴别流程要点[1](图 6-4),需要重点筛查有无内分泌疾病、心血管疾病、神经系统疾病、呼吸系统疾病、合并用药、精神心理及其他因素等。

因患者呈现典型阵发性血压升高伴"4P"症状,首先应疑诊嗜铬细胞瘤,入院后完善随机血儿茶酚胺及代谢产物(表 6-1)和 24h 尿儿茶酚胺代谢产物(表 6-2)检查。结果提示,

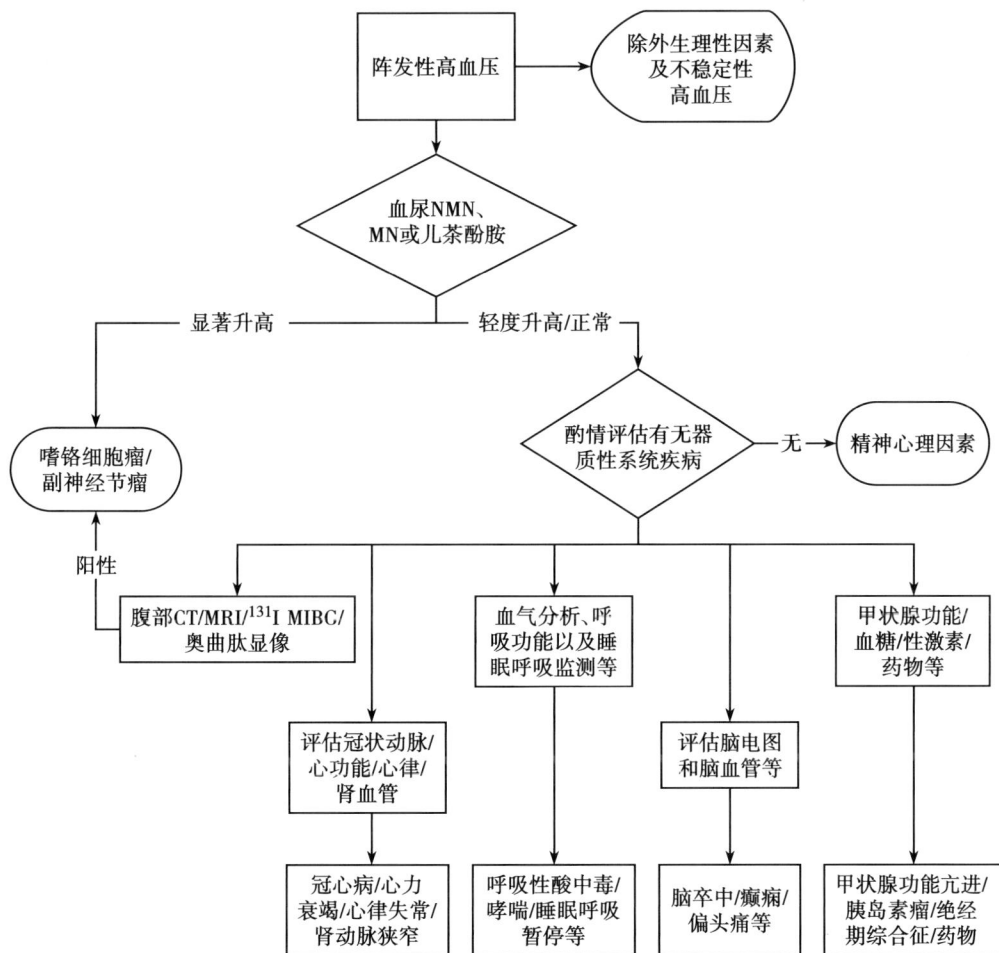

图 6-4 阵发性高血压鉴别诊断流程

NMN,甲氧基去甲肾上腺素;MN,甲氧基肾上腺素。

表 6-1　血儿茶酚胺及代谢产物水平

单位:ng/ml

检测项目	入院随机	发作时	参考值
去甲肾上腺素(NE)	9.490	41.552	<0.548
肾上腺素(E)	0.234	1.494	<0.2
多巴胺(DA)	0.133	0.217	<0.08
甲氧基去甲肾上腺素(NMN)	4.739	8.061	0.01~0.168
甲氧基肾上腺素(MN)	0.27	0.361	0.01~0.096
3-甲氧酪胺(3-MT)	0.045	0.062	0.004~0.028

表 6-2　24h 尿儿茶酚胺代谢产物水平

单位:μg/24h

检测项目	入院随机	参考值
甲氧基去甲肾上腺素(NMN)	7 371.22	28~615
甲氧基肾上腺素(MN)	1 713.76	14~282
3-甲氧酪胺(3-MT)	1 000.28	21~841

入院随机血儿茶酚胺及代谢产物、24h 尿儿茶酚胺代谢产物水平显著升高,以去甲肾上腺素(NE)和甲氧基去甲肾上腺素(NMN)为著,结合影像学检查显示右肾上腺占位性病变,嗜铬细胞瘤诊断基本成立。

入院检查未发现其他系统显著异常,但尚须与其他内分泌疾病相关的高血压鉴别,包括原发性醛固酮增多症和库欣综合征等。患者卧、立位醛固酮/肾素比值未见明显异常(表 6-3)。皮质醇节律:12.7μg/dl(8 时),1.7μg/dl(0 时)。过夜小剂量地塞米松抑制试验:皮质醇(用药后)2.9μg/dl。

表 6-3　卧、立位醛固酮肾素水平

检测项目	卧位	立位
醛固酮/(ng·dl^{-1})	15.1(参考值:3.0~23.6)	40.2(参考值:3.0~35.3)
肾素/(μIU·ml^{-1})	52.5(参考值:2.8~39.9)	107.1(参考值:4.4~46.1)
醛固酮/肾素/[(ng·dl^{-1})/(μIU·ml^{-1})]	0.288(参考值:<3.7)	0.375(参考值:<3.7)

结合患者临床表现,无低血钾、乏力、周期性瘫痪等表现,卧、立位醛固酮肾素试验正常,不支持原发性醛固酮增多症的诊断;患者无满月脸、水牛背的典型临床表现,皮质醇和促肾上腺皮质激素节律未见异常,亦不支持库欣综合征的诊断。患者住院期间影像学检查未见大动脉炎、主动脉缩窄等征象。患者血肌酐正常,尿蛋白阴性,全主动脉 CTA 可见双肾大小正常,未见肾动脉狭窄,不支持肾实质性和肾血管性高血压。

阵发性血压升高还应排除伪嗜铬细胞瘤,此类情况无明显的解剖学和影像学异常,发病主要与交感-肾上腺系统兴奋和肾上腺素受体高反应性相关,患者影像学表现为右肾上腺占位性病变,不支持此病。部分患者还应警惕严重的精神心理障碍所致的阵发性血压升高,如创伤后应激障碍、焦虑障碍、惊恐障碍、亚临床心理障碍、应激、过度通气、癔症、紧张、失眠、抑郁症等一系列精神心理疾病都有可能导致阵发性血压升高,但经入院后心理量表评估,患者无明显精神心理障碍,考虑可除外。

住院期间患者间断发作心悸、气短、头痛、面色苍白、潮热,伴血压升高,监测发作时最高血压达 220/130mmHg,持续数秒可自行缓解,血压恢复至(150~160)/100mmHg,发作时心电图见图 6-1B,最快心率 126 次/min,为窦性心动过速,指尖血糖 8.1mmol/L↑,发作时血儿茶酚胺及代谢产物显著升高(表 6-1),NE 和 NMN 可升高达参考值 20 倍以上,进一步支持嗜铬细胞瘤的诊断,符合疾病发作时交感神经过度激活和代谢亢进的表现。

【治疗】

嗜铬细胞瘤有"10% 原则",即 10% 呈恶性,10% 为双侧,10% 为多发,部分呈现家族性嗜铬细胞瘤,故建议患者完善 ^{131}I-MIBG 显像检查,警惕多发病灶的可能,但该患者及家属拒绝该项检查。嗜铬细胞瘤高血压长期药物控制效果差,手术切除肿瘤是首选治疗方案,术前需采用 α 受体阻滞剂降压至少 2 周,如患者反复发作心动过速或心律失常,可在 α 受体阻滞剂已起作用的基础上予 β 受体阻滞剂。切除嗜铬细胞瘤有一定危险性,必须由富有经验的外科医师和麻醉师实施。入院后予 α 受体阻滞剂和 β 受体阻滞剂口服,血压控制在(120~130)/(70~80)mmHg,心率 65~100 次/min,患者阵发性血压升高、心悸发作次数明显减少。

根据《嗜铬细胞瘤和副神经节瘤诊断治疗专家共识(2020 版)》推荐[2],嗜铬细胞瘤的诊断包括 3 个方面,即定性诊断、定位诊断、基因诊断。嗜铬细胞瘤患者中约 50% 存在基因突变,某些基因突变引起的嗜铬细胞瘤常是遗传综合征的一部分表现,因此,基因诊断有利于遗传综合征中嗜铬细胞瘤以外疾病的早期发现、早期诊断,也有利于家族成员中尚处于隐匿表现阶段的该遗传综合征患者的早期诊断。该患者尚缺乏基因诊断信息。

此外,患者母亲有甲状腺髓样癌和肾上腺肿瘤切除病史,须警惕多发性内分泌肿瘤(MEN)的可能,进一步对该患者行甲状腺超声提示多发性实性结节,建议患者及近亲属行基因检测。住院期间完善基因检测,结果提示 *RET* 基因 p.Cys634Trp(c.1902C>G)突变(图 6-5)。患者于 2022 年 8 月 26 日至外院泌尿外科在全身麻醉下行腹腔镜右侧肾上腺肿瘤切除术,术后病理(图 6-6):(右)肾上腺嗜铬细胞瘤,大小为 5.5cm×5cm×4cm,可见肿瘤浸润被膜,细胞有异型;免疫组织化学染色显示 CgA(+++),Syn(++),Inhibin(−),MelanA(−),Vim(+++),AE1/AE3(−),SDHB(++),CD34 血管(+++),Ki-67(约 1%)。

检测位点：*RET* c.1902C>G，p.Cys634Trp

A C G A G C T G T G C C G C A C G G T G A
A C G A G C T G T G G C G C A C G G T G A

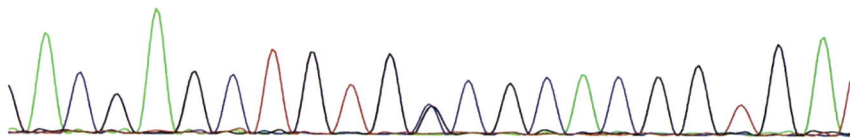

A

检测位点：*RET* c.1902C>G，p.Cys634Trp

A C G A G C T G T G C C G C A C G G T G A
A C G A G C T G T G G C G C A C G G T G A

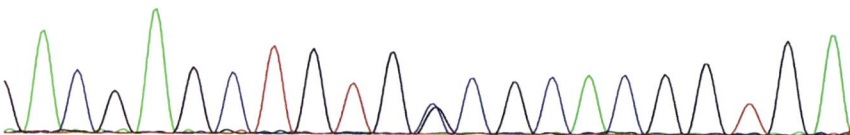

B

检测位点：*RET* c.1902C>G，p.Cys634Trp

A C G A G C T G T G C C G C A C G G T G A
A C G A G C T G T G G C G C A C G G T G A

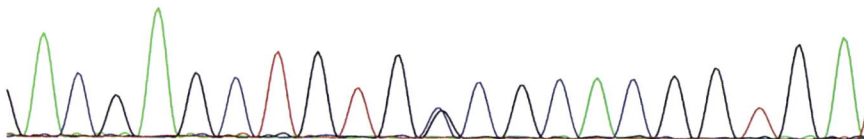

C

图 6-5　基因检测结果

A.患者的检测结果；B.患者母亲的检测结果；C.患者妹妹的检测结果。

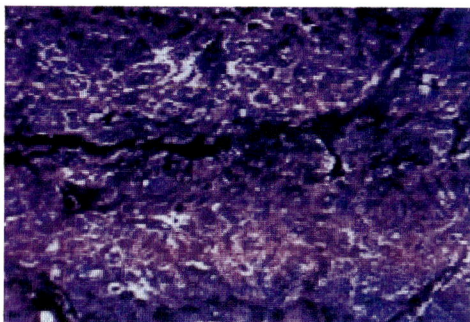

图 6-6　术后病理

（右）肾上腺嗜铬细胞瘤，大小为 5.5cm×5cm×4cm，可见肿瘤浸润被膜，细胞有异型。免疫组织化学染色显示 CgA（+++），Syn（++），Inhibin（−），MelanA（−），Vim（+++），AE1/AE3（−），SDHB（++），CD34 血管（+++），Ki-67（约 1%）。

【讨论】

该患者为青少年男性,发作性病程,主要表现为阵发性血压升高、头晕、心悸、面色苍白。患者入院后检测血儿茶酚胺及代谢产物明显升高,影像学检查提示右侧肾上腺占位,结合患者典型的临床表现、发作时显著升高的血儿茶酚胺及代谢产物,嗜铬细胞瘤诊断明确。患者一级亲属有甲状腺髓样癌和右侧肾上腺占位切除病史,需要高度警惕多发性内分泌肿瘤2型(multiple endocrine neoplasia type 2,MEN 2)诊断,住院期间完善基因检测,提示 *RET* 基因突变,支持该患者多发性内分泌肿瘤2A型诊断。

患者2年前主因心悸起病,既往有预激综合征病史,当地医院行心脏电生理检查,诱发典型心房扑动而行经导管射频消融术,未诱发房室折返性心动过速,未行房室旁路导管消融术,术后心悸改善不明显。嗜铬细胞瘤发作时伴有儿茶酚胺释放入血,交感神经兴奋,出现阵发性心悸,患者可因心悸就诊心律失常门诊,为患者误诊的常见表现之一。目前已发表文献中仅有4例嗜铬细胞瘤合并预激综合征的报道[3-5]。由于儿茶酚胺水平升高,导致房室旁路不应期缩短,引起阵发性室上性发作频繁,甚至心房扑动、心房颤动的发生[6]。此外,还有报道嗜铬细胞瘤可引起QTc间期延长,与本例心电图表现相似。通常术后儿茶酚胺水平恢复正常后,心悸发作缓解,目前文献报道的4例嗜铬细胞瘤合并预激综合征的患者均未行导管消融术,术后未见阵发性室上性心动过速发作。

多发性内分泌肿瘤2型(MEN 2)为常染色体显性遗传病,可呈家族性发病,主要表现为甲状腺、肾上腺和甲状旁腺多种内分泌细胞增生或瘤变的一种综合征,包括甲状腺髓样癌、嗜铬细胞瘤、甲状旁腺功能亢进、黏膜神经瘤(舌、唇、眼睑或胃肠道等受累),文献报道患病率为(1~10)/10万,主要由 *RET* (rearranged during transfection proto-oncogene)原癌基因或 *NTRK1* 基因突变引起。根据不同临床特征,可分为 MEN 2A、MEN 2B、家族性甲状腺髓样癌[7]。MEN 2A 又称西普勒综合征,多于青少年发病,主要表现为甲状腺髓样癌(几乎所有患者都有)、嗜铬细胞瘤(50%)和甲状旁腺增生(25%),约占55%。MEN 2B是指除嗜铬细胞瘤和甲状腺髓样癌外,发生在舌、唇、颊黏膜等处的多发性黏膜神经瘤等,发病率最低,占5%~10%,但病情最严重,预后最差,多数患者30岁前死亡。家族性甲状腺髓样癌占35%~40%,其主要表现为甲状腺髓样癌,而无嗜铬细胞瘤和甲状旁腺疾病,但可合并先天性巨结肠,一般在30~50岁发病,恶性程度最低,预后较好[8]。

RET 原癌基因定位在10号染色体上,其突变是 MEN 2A 发病的分子病理基础,*RET* 基因编码酪氨酸激酶受体超家族的跨膜蛋白,*RET* 基因突变导致编码蛋白磷酸化增强,激活下游信号通路,导致神经嵴细胞来源的细胞——甲状腺C细胞、甲状旁腺、肾上腺髓质、肠道神经节细胞发生病变,引起肿瘤发生或转化。本例患者、母亲及妹妹的基因检测结果显示,均有 *RET* 基因第11外显子的634密码子突变,从而使第634位半胱氨酸(Cys)被色氨酸(Trp)替代。p.Cys634Trp 为 MEN 2A 最常见的突变类型,占80%~85%。

本例患者以嗜铬细胞瘤起病,具有典型的临床表现,明确诊断后充分α受体阻滞剂准备后行肾上腺肿瘤切除手术。据文献报道,几乎100% MEN 2A患者合并甲状腺髓样癌,而甲状腺髓样癌是MEN 2A患者最主要的死亡原因。因此切除嗜铬细胞瘤后,应进一步筛查甲状腺髓样癌和甲状旁腺疾病,对合并 *RET* 基因突变的MEN 2A患者,可进行早期预防性全甲状腺切除术,改变疾病进程,改善患者的预后[9]。该患者目前尚未评估甲状腺和甲状旁腺疾病、五肽胃泌素刺激试验,虽然患者甲状腺功能和肿瘤标志物及钙、磷水平正常,但仍应密切监测,尽早干预。建议患者妹妹进一步完善相关腺体结构和功能评估,这对改善疾病进程和预后具有重要意义。

基因检测已经成为MEN 2A早期诊断的重要方法,对合并MEN 2A相关内分泌肿瘤病史或家族史的患者,应提高对该类疾病的警惕性,避免漏诊。*RET* 基因检测阳性的MEN 2A患者几乎100%发生甲状腺髓样癌,目前主张对 *RET* 基因检测阳性的患者进行预防性甲状腺切除手术。MEN 2A具有家族聚集现象,尚需要完善家系成员筛查。

(张 阔 牛冠男)

参 考 文 献

［1］赵青,马文君,娄莹,等.阵发性高血压鉴别诊断的实例溯因［J］.中华高血压杂志,2019,27(1):93-97.

［2］中华医学会内分泌学分会.嗜铬细胞瘤和副神经节瘤诊断治疗专家共识(2020版)［J］.中华内分泌代谢杂志,2020,36(9):737-750.

［3］ZHU K,SOLIN S,DEMING M S. When zebras collide:A case of synchronous Wolff-Parkinson-White syndrome and pheochromocytoma［J］. Am J Case Rep,2021,22:e934137.

［4］HOLLMAN A. The Wolff-Parkinson-White syndrome:A very long follow-up［J］. Am J Cardiol,2014,113(10):1751-1752.

［5］GÜRLEK A,EROL C. Pheochromocytoma with asymmetric septal hypertrophy and Wolff-Parkinson-White syndrome［J］. Int J Cardiol,1991,32(3):403-405.

［6］GU Y W,POSTE J,KUNAL M,et al. Cardiovascular manifestations of pheochromocytoma［J］. Cardiol Rev,2017,25(5):215-222.

［7］ENG C. Seminars in medicine of the Beth Israel Hospital,Boston. The *RET* proto-oncogene in multiple endocrine neoplasia type 2 and Hirschsprung's disease［J］. N Engl J Med,1996,335(13):943-951.

［8］MATHIESEN J S,EFFRAIMIDIS G,ROSSING M,et al. Multiple endocrine neoplasia type 2:A review［J］. Semin Cancer Biol,2022,79:163-179.

［9］MACHENS A,DRALLE H. Advances in risk-oriented surgery for multiple endocrine neoplasia type 2［J］. Endocr Relat Cancer,2018,25(2):T41-T52.

病例 7

中年女性满月脸合并高血压及低血钾
——皮质醇及醛固酮共分泌腺瘤

【病史摘要】

患者女性,44岁,因"发现血压增高9年",由门诊以"高血压查因、皮质醇增多症、慢性肾功能不全"收入院。患者9年来血压偏高,最高达200/120mmHg,无明显不适,平素规律服用美托洛尔、硝苯地平,一般控制在160/110mmHg。3个月前患者出现一过性言语不利,于当地医院住院,诊断为血管性认知功能障碍、一过性脑缺血发作、高血压3级(极高危)、高血压性心脏病、左侧肾上腺病变性质待定,给予尼莫地平、阿司匹林、瑞舒伐他汀、雷尼替丁、吲达帕胺、美托洛尔、硝苯地平治疗,自觉血压控制不佳。近期于我院门诊就诊,肝功能正常,实验室检查显示血钾3.42mmol/L↓,血糖4.18mmo/L,肌酐99.55μmol/L;心电图显示窦性心动过缓;超声心动图显示左心房32mm,左心室48mm,左心室射血分数50%,主动脉瓣少中量反流,左心功能轻度减低。患者可见满月脸、轻度向心性肥胖、多痤疮,双颊红血丝(图7-1);无阵发性血压升高、头痛、心悸、大汗、面色苍白或潮红;无乏力、腹胀,无周期性瘫痪、夜尿增多;无夜间睡眠打鼾,无呼吸暂停,无白天嗜睡;无黑棘皮征,无下肢水肿,无激素类用药史。为求进一步诊治收入院。患者自发病以来,精神、饮食、睡眠尚可,大小便正常,体重、体力未见明显变化。

入院查体:体温36.0℃,脉搏60次/min,呼吸16次/min,血压140/80mmHg。身高158cm,体重58kg,BMI 23.2kg/m^2。神志清楚,自主体位,眼睑无水肿,球结膜无水肿,巩膜无黄染,甲状腺无肿大,未闻及颈部血管杂音。双肺呼吸音清,未闻及干、湿啰音。心前区无隆起,心脏浊音界正常,心率60次/min,律齐,心音正常,A$_2$>P$_2$,各瓣膜听诊区未闻及杂音,未闻及心包摩擦音。腹软,无压痛、反跳痛和肌紧张,肝、脾肋下未触及,肾区叩击痛阴性,肠鸣音4次/min。无下肢水肿。双侧巴宾斯基征阴性。

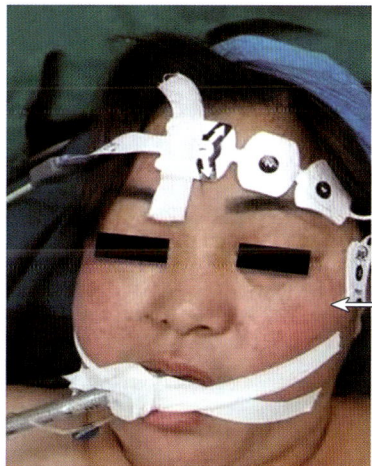

图7-1 患者面容

【辅助检查】

(一)常规检查

1. 血常规 白细胞计数 $5.47×10^9$/L,中性粒细胞百分率 61.8%,红细胞计数 $4.35×10^{12}$/L,血红蛋白浓度 119.00g/L,血小板计数 $158×10^9$/L。

2. 血清生化 血钾(未补钾)3.05mmol/L↓,(补钾后)4.55mmol/L。谷丙转氨酶 21IU/L,谷草转移酶 291IU/L。肌酐 90.00μmol/L,尿素氮 5.81mmol/L,尿酸 376.00μmo/L。

3. 胸部 X 线检查 两肺纹理大致正常,未见实变;主动脉结偏宽;肺动脉段平直;左心室圆隆;心胸比 0.53。

(二)血压水平评估

1. 24h 动态血压 24h 平均血压 139/89mmHg,心率 64 次/min;日间平均血压 136/90mmHg,心率 66 次/min;夜间平均血压 148/86mmHg,心率 59 次/min。

2. 四肢血压及踝肱指数(ABI) 右上肢 168/97mmHg,左上肢 169/96mmHg,右下肢 206/93mmHg,左下肢 207/99mmHg。右侧 ABI 1.22,左侧 ABI 1.22。

(三)高血压靶器官损害

1. 尿液检查 尿微量白蛋白/肌酐 12.62mg/g。

2. 超声心动图 LA 32mm,LV 48mm,LVEF 55%,主动脉瓣少中量反流,左心收缩功能大致正常。

3. 颈动脉、锁骨下动脉超声 未见明显异常。

4. 眼底检查 双眼底所见部双眼视网膜动脉痉挛。

(四)继发性高血压原因筛查

1. 甲状腺功能 FT_3 2.45pg/ml,FT_4 1.03ng/dl,总 T_3 0.95ng/ml,总 T_4 7.60μg/ml,TSH 2.05μIU/ml,TGAb 22.90U/ml,甲状腺微粒体抗体(TMAb)<28.00IU/ml。

2. 卧、立位醛固酮肾素试验(2018-08-27) 卧位:血浆醛固酮 10.5ng/dl,血浆肾素 0.8μIU/ml↓,醛固酮/肾素 13.125(ng·dl⁻¹)/(μIU·ml⁻¹)。立位:血浆醛固酮 34.7ng/dl,血浆肾素 4.5μIU/ml,醛固酮/肾素 7.711(ng·dl⁻¹)/(μIU·ml⁻¹)[参考值:<3.7(ng·dl⁻¹)/(μIU·ml⁻¹)]。

3. 血儿茶酚胺及代谢产物 未见异常。

4. 皮质醇节律 皮质醇(2018-08-26,8 时)8.8μg/dl,皮质醇(2018-08-27,0 时)8.1μg/dl;促肾上腺皮质激素(ACTH)(2018-08-26,8 时)7.03pg/ml,ACTH(2018-08-27,0 时)11.30pg/ml。

(1)1mg 过夜地塞米松抑制试验:皮质醇(2018-08-30,8 时)12.5μg/dl,皮质醇(2018-08-31,0 时)10.8μg/dl;用药后皮质醇(2018-08-31,8 时)13.2μg/dl。ACTH(2018-08-30,8 时)≤5.00pg/ml,ACTH(2018-08-31,0 时)≤5.00pg/ml。

皮质醇(2018-09-05,8 时)13.2μg/dl,皮质醇(2018-09-06,0 时)10.8μg/dl;用药后皮质醇(2018-09-06,8 时)10.9μg/dl。ACTH(2018-09-05,8 时)<<5.00pg/ml,ACTH(2018-09-06,0 时)12.40pg/ml。

(2)大剂量地塞米松抑制试验:基础(2018-09-07,8 时)皮质醇 13.2μg/dl,ACTH 19.10pg/ml;服药后(2018-09-09,8 时)皮质醇 15.6μg/dl,ACTH≤5.00pg/ml。

5. 尿儿茶酚胺代谢产物　尿醛固酮 13.57μg/24h（24h 尿量 1 250ml），尿甲氧基去甲肾上腺素、尿甲氧基肾上腺素未见异常。

6. 卡托普利抑制试验（2018-09-11）　用药前皮质醇 13.0μg/dl，醛固酮 53.1ng/dl，血浆肾素 5.1μIU/ml，醛固酮/肾素 10.4（ng·dl^{-1}）/（μIU·ml^{-1}）。用药后皮质醇 12.8μg/dl，醛固酮 17.5ng/dl，血浆肾素 7.7μIU/ml，醛固酮/肾素 2.27（ng·dl^{-1}）/（μIU·ml^{-1}）。

7. 盐水负荷试验（2018-09-12）　用药前皮质醇 9.6μg/dl，醛固酮 10.2ng/dl，血浆肾素 3.5μIU/ml，醛固酮/肾素 2.914（ng·dl^{-1}）/（μIU·ml^{-1}）。用药后皮质醇 8.3μg/dl，醛固酮 6.6ng/dl，血浆肾素 4.0μIU/ml，醛固酮/肾素 1.65（ng·dl^{-1}）/（μIU·ml^{-1}）。

8. 双肾、肾上腺及肾动脉 CT　左侧肾上腺多发结节，腺瘤可能，请结合临床及实验室检查（图 7-2）。

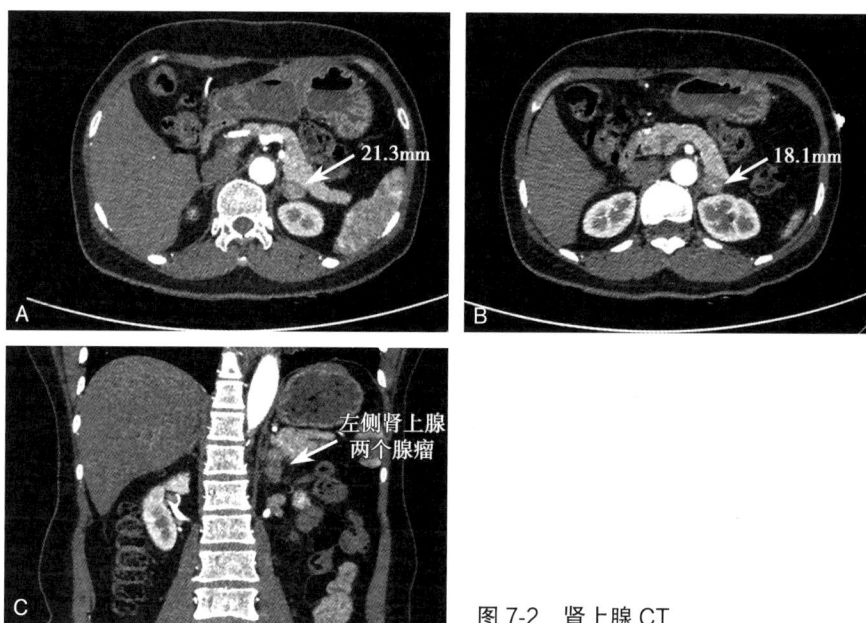

图 7-2　肾上腺 CT

泌尿外科会诊考虑存在行左肾上腺切除术指征，建议患者于泌尿外科就诊，行手术治疗。

一侧占位病理大体为黄褐色，富含脂褐质颗粒；HE 染色可见嗜酸性致密细胞和栅栏状透明细胞。另一侧占位病理大体为均一黄色；HE 染色仅可见透明细胞，形成小巢（图 7-3）。

【诊断与鉴别诊断】

（一）诊断

1. 临床诊断　①原发性醛固酮增多症；②皮质醇增多症（非 ACTH 依赖性）、继发性高血压、左侧肾上腺共分泌腺瘤、低钾血症、心脏瓣膜病、主动脉瓣轻中度关闭不全。

2. 诊断依据

患者中年女性，慢性病程，血压升高合并低血钾，卧、立位醛固酮肾素试验呈阳性，卡托

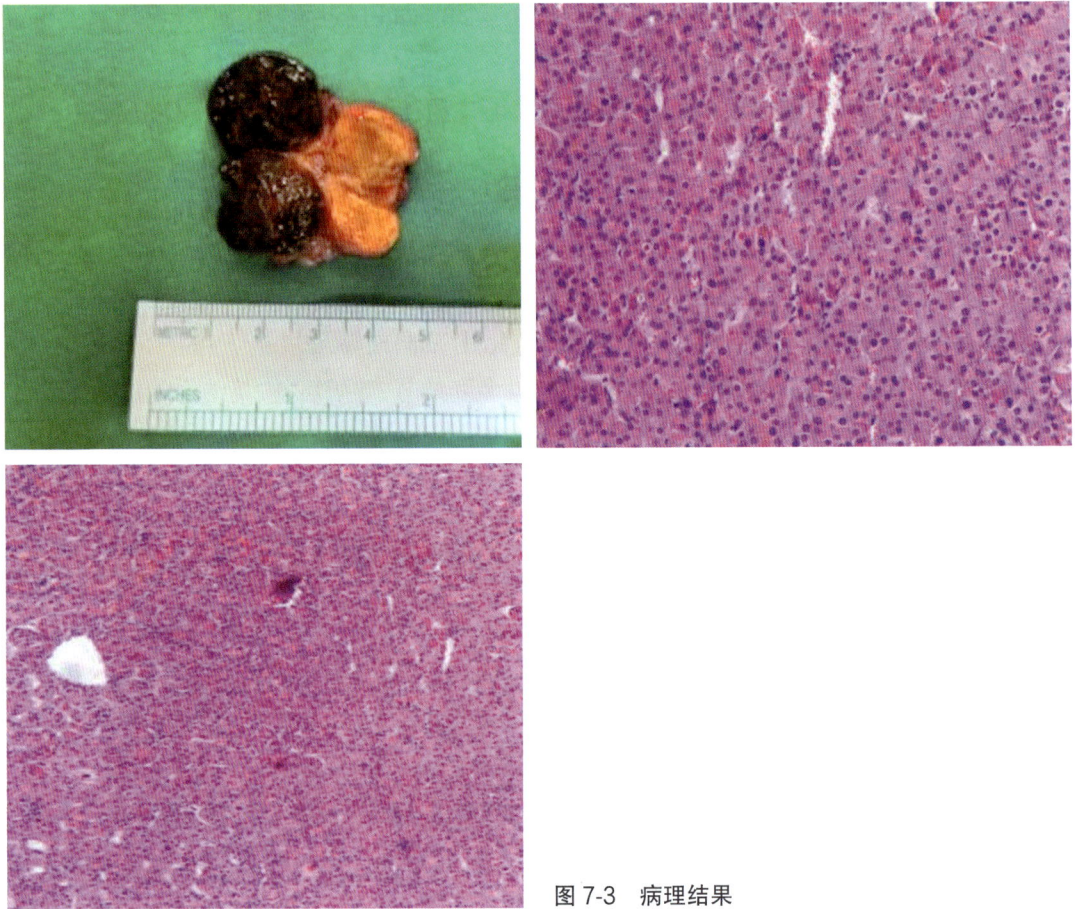

图 7-3　病理结果

普利抑制试验呈阳性,结合盐水负荷试验,肾上腺 CT 提示腺瘤,病理大体其中之一为均一黄色;HE 染色仅可见透明细胞,形成小巢,诊断明确为原发性醛固酮增多症。

患者中年女性,轻微满月脸、轻度向心性肥胖、多痤疮,双颊红血丝;皮质醇昼夜节律紊乱,ACTH<10.00pg/ml,1mg 过夜地塞米松抑制试验呈阳性,大剂量地塞米松抑制试验呈阳性,同时患者肾上腺腺瘤病理大体为黄褐色,富含脂褐质颗粒;HE 染色可见嗜酸性致密细胞和栅栏状透明细胞,考虑同时合并库欣综合征(非 ACTH 依赖性)。

(二) 鉴别诊断

该患者存在高血压、低血钾、皮质醇增多,须除外以下诊断。

1. 假性醛固酮增多症　为一种常染色体显性遗传病,可表现为高血压、低血钾。该病是由肾小管上皮细胞钠离子通道(ENaC)相关基因突变,异常激活该通道,导致钠重吸收过多、体液容量增多引起的,临床表现为高血压、低血钾。但该病肾素-血管紧张素-醛固酮系统(renin-angiotensin-aldosterone system,RAAS)受抑制,血浆醛固酮水平低。这与该患者情况不符。

2. 肾素增多导致继发性醛固酮增多症

(1) 肾动脉狭窄:可激活 RAAS,从而使醛固酮水平升高。该患者肾动脉 CT 结果不支持。

（2）肿瘤：如肾小球旁细胞肿瘤，可以分泌肾素，导致醛固酮浓度增高，从而引起高血压、低血钾，该患者肾素水平不高，可除外。

3. 非醛固酮所致盐皮质激素增多　如 11β-羟化酶缺陷、17α-羟化酶缺陷，前者引起高血压、低血钾、皮肤色素加深、低皮质醇、高 ACTH、双侧肾上腺增生、雄激素过多表现，后者临床主要表现为高血压、低血钾、碱中毒、性发育缺陷、血皮质类醇水平低下，醛固酮水平正常或下降。上述均与该患者情况不符。

4. 醛固酮癌　分泌大量醛固酮，肿瘤体积大，直径多在 5cm 以上，与该患者情况不符。

5. 药物引起的高皮质醇血症　如皮质醇激素、甘草制剂等，该患者无相关用药史。

6. 单纯性肥胖　匀称性肥胖、小剂量地塞米松抑制试验能够抑制激素分泌。与该患者情况不符。

7. 高雌激素血症　该病因妊娠、服用雌激素等导致皮质醇升高，但 24h 尿游离皮质醇正常。与该患者情况不符。

【治疗】

1. 于泌尿外科就诊，行手术治疗，术后第 1~3 天：血压 120/70mmHg，心率 70 次/min。

2. 泼尼松 10mg、1 次/d 早上 8 时，5mg、1 次/d 下午 4 时，加用激素后：血压 170/100mmHg，心率 80 次/min。

3. 抗高血压药，如比索洛尔 2.5mg、1 次/d+氯沙坦钾氢氯噻嗪片 100mg、1 次/d。

患者目前体重增加 2kg，无肾上腺皮质功能减退症状，外貌无变化，血压 140/90mmHg，心率 70~80 次/min。血钾恢复正常，血糖、肾功能正常。

【思考】

原发性醛固酮增多症（primary aldosteronism）是肾上腺皮质病变引起醛固酮分泌增加，导致水钠潴留、血压升高并抑制肾素-血管紧张素-醛固酮系统的一种疾病。高血压患者中原发性醛固酮增多症患病率为 5%~15%，为继发性高血压常见病因。具体分型包括醛固酮瘤、特发性醛固酮增多症、醛固酮癌等，前两者占绝大部分。从影像学角度来讲，醛固酮瘤一般为单侧，直径大多在 1~2cm，临床表现较为典型；而特发性醛固酮增多症是由于双侧肾上腺皮质增生导致醛固酮分泌过多，双侧肾上腺形态可表现为增生，甚至局限瘤样结节。本病例中肾上腺 CT 提示左侧肾上腺结节，腺瘤可能。较为遗憾的是，鉴于患者个人原因，未进行双侧肾上腺静脉采血，无法确定是单侧还是双侧肾上腺醛固酮分泌增多，尤法进一步明确原发性醛固酮增多症分型诊断。

皮质醇增多症（hypercortisolism）是由多种病因引起的肾上腺皮质长期分泌过量皮质醇所产生的一组疾病，也称为库欣综合征。国外数据显示，内源性皮质醇增多症的年发病率为（2~3）/100 万。病因分为 ACTH 依赖性和非 ACTH 依赖性。前者包括垂体性库欣综合征（库欣病）、异位 ACTH 综合征、异位 CRH 综合征，该类疾病 ACTH 增多，双侧肾上腺弥漫增生，糖皮质激素增多;后者包括肾上腺皮质腺瘤、肾上腺皮质腺癌、双侧大结节肾上腺皮质病、双侧小结节性肾上腺皮质病,该类疾病肾上腺自主分泌糖皮质激素增多,ACTH 受抑制。皮质醇增多症诊断分为定性诊断及定位诊断 2 步。定性诊断推荐先进行初步检测(测定 24h 尿游离皮质醇、午夜唾液皮质醇、血清皮质醇昼夜节律情况),当初步检测结果异常时,则应进行过夜或经典小剂量地塞米松抑制试验来进行确诊。本例患者皮质醇节律异常,故进行过夜地塞米松抑制试验,指南中推荐将服药后 8 时的血清皮质醇水平正常值定为 $1.8\mu g/dl$,本例患者过夜地塞米松抑制试验为阳性。在完成定性诊断后,须进行定位诊断。定位诊断包括血 ACTH 浓度测定、大剂量地塞米松抑制试验、促肾上腺皮质激素释放激素兴奋试验、去氨加压素兴奋试验。本例患者血 ACTH 浓度均小于 10.00pg/ml、大剂量地塞米松抑制试验不能被抑制,提示为非 ACTH 依赖性。患者肾上腺 CT 提示腺瘤,故考虑肾上腺皮质腺瘤可能性最大,有待病理进一步补充确诊。

【讨论】

1979 年日本学者[1]首次报道肾上腺腺瘤导致原发性醛固酮增多症合并肾上腺皮质醇增多症(adrenal Cushing syndrome)的病例,目前原发性醛固酮增多症合并肾上腺皮质醇增多症被认为是原发性醛固酮增多症的一种亚型,占比为 3.9%~21.1%[2-4]。其发病机制有 3 种可能:①在原发性醛固酮增多症患者肾上腺被膜下区域存在未分化的肾上腺皮质细胞,免疫荧光共定位检测发现此类细胞可同时表达醛固酮合成酶(CYP11B2)和皮质醇合成酶(CYP11B1);②原发性醛固酮增多症合并肾上腺皮质醇增多症患者肾上腺肿瘤中同时存在束状带样细胞和球状带样细胞,免疫组织化学检测发现这两类细胞分别表达 CYP11B1 和 CYP11B2;③双侧肾上腺腺瘤的原发性醛固酮增多症合并肾上腺皮质醇增多症患者,术后病理显示两侧腺瘤分别分泌皮质醇和醛固酮[5-7]。中国学者的研究表明,对于原发性醛固酮增多症患者,特别是高龄、肾上腺肿瘤比较大的患者,建议筛查是否合并肾上腺皮质醇增多症;原发性醛固酮增多症合并肾上腺皮质醇增多症患者的肾上腺双侧病变和术后病理提示增生的比例较高,但与单纯原发性醛固酮增多症患者相比差异无统计学意义;这类患者行肾上腺手术治疗后易出现肾上腺皮质功能不全,建议术后及时给予糖皮质激素替代治疗以减少肾上腺皮质功能不全的发生[8]。

本例患者可见轻微满月脸、轻度向心性肥胖、多痤疮,双颊红血丝,但临床上很多原发性醛固酮增多症合并肾上腺皮质醇增多症患者以合并亚临床肾上腺皮质醇增多症为主,即不具有满月脸、水牛背、向心性肥胖、毳毛增多、皮肤宽大紫纹等体征。中国医学科学院阜外医院曾针对原发性醛固酮增多症合并亚临床肾上腺皮质醇增多症进行相关研究,共入组 309 例原发性醛固酮增多症患者,发现 10.03% 患者合并亚临床肾上腺皮质醇增多症。原发性醛固酮增多症合并亚临床肾上腺皮质醇增多症组 0 时血清皮质醇水平高于原发性醛固酮增多症不合并亚临床肾上腺皮质醇增多症组[4.05(2.65~7.58)μg/dl *vs.* 2.30(1.50~3.93)μg/dl,$P<0.05$]。肾上腺 CT 检测结果显示,原发性醛固酮增多症合并亚临床肾上腺皮质醇增多

症组的多发结节者比例高于原发性醛固酮增多症不合并亚临床肾上腺皮质醇增多症组（15.38% *vs.* 3.56%，*P*<0.05）。该研究提示，部分原发性醛固酮增多症患者在醛固酮分泌异常的同时还异常分泌皮质醇，应注重筛查[9]。

　　本病例是少见的同侧肾上腺同时存在两个腺瘤，分泌醛固酮及皮质醇两种激素。它启发我们，继发性高血压是临床常见问题，高危人群需积极筛查继发性高血压的病因。继发性高血压通常为单一病变所致，应首先从"一元论"出发，做好诊断及鉴别诊断，但不除外少数患者同时合并两种病变。临床工作中应规范进行继发性高血压常见病因的筛查，如果遇到异常结果，需要追根溯源，这样才能保证诊疗过程的规范、完整。在原发性醛固酮增多症患者中，要注意是否合并肾上腺皮质醇增多症，肾上腺CT、双侧肾上腺静脉采血（AVS）检查，以及术后病理、术后标本免疫组织化学染色（CYP11B1、CYP11B2）在确定诊断中具有重要作用。本例患者诊疗过程中值得完善的是：术前AVS；近亲属高血压病因相关筛查以明确有无家族遗传倾向、家系基因检测；两个腺瘤大体病理的相关组织学免疫组织化学检测。未来需要进一步对此类患者发病机制、临床特点、诊治流程和预后进行更深入的研究。

（杨　旭　李　翔）

参 考 文 献

[1] KOMIYA I，KOIZUMI Y，KOBAYASHI R，et al. Concurrent hypersecretion of aldosterone and cortisol from the adrenal cortical adenoma[J]. Am J Med，1979，67（3）：516-518.

[2] FALLO F，BERTELLO C，TIZZANI D，et al. Concurrent primary aldosteronism and subclinical cortisol hypersecretion：A prospective study[J]. J Hypertens，2011，29（9）：1773-1777.

[3] FUJIMOTO K，HONJO S，TATSUOKA H，et al. Primary aldosteronism associated with subclinical Cushing syndrome[J]. J Endocrinol Invest，2013，36（8）：564-567.

[4] HIRAISHI K，YOSHIMOTO T，TSUCHIYA K，et al. Clinicopathological features of primary aldosteronism associated with subclinical Cushing's syndrome[J]. Endocr J，2011，58（7）：543-551.

[5] NAKAMURA Y，KITADA M，SATOH F，et al. Intratumoral heterogeneity of steroidogenesis in aldosterone-producing adenoma revealed by intensive double- and triple-immunostaining for CYP11B2/B1 and CYP17[J]. Mol Cell Endocrinol，2016，422：57-63.

[6] FALLO F，CASTELLANO I，GOMEZ-SANCHEZ C E，et al. Histopathological and genetic characterization of aldosterone-producing adenomas with concurrent subclinical cortisol hypersecretion：A case series[J]. Endocrine，2017，58（3）：503-512.

[7] REN K，WEI J，LIU Q，et al. Hypercortisolism and primary aldosteronism caused by bilateral adrenocortical adenomas：A case report[J]. BMC Endocr Disord，2019，19（1）：63.

[8] 虢晶翠，陈小宇，张俊清，等. 原发性醛固酮增多症合并肾上腺性库欣综合征的临床特点[J]. 中华医学杂志，2020，100（36）：2828-2833.

[9] 刘欣雨，马文君，娄莹，等. 31例原发性醛固酮增多症合并亚临床库欣综合征患者回顾分析[J]. 中国循环杂志，2020，35（10）：996-999.

病例 8

高血压伴喘憋
——原发性双侧大结节性肾上腺皮质增生

第一次住院

【病史摘要】

患者男性,39岁,因"发现血压升高5年,活动时胸闷、气短1年半,加重2个月"于2015年4月8日第一次入院。患者于5年前出现头晕,测血压180/110mmHg,无其他症状,于当地医院就诊,给予硝苯地平缓释片1片、1次/d口服1年,血压控制不佳,加用尼群地平1片、2次/d,血压在(150~160)/100mmHg。1年半前无明显诱因出现活动时胸闷、气短,夜间不能平卧,无胸痛等,2013年7月于我院门诊就诊。血清生化显示血钾3.35mmol/L,血糖6.83mmol/L,肌酐76.7μmol/L,LDL-C 4.04mmol/L;超声心动图显示LA 40mm,LV 65mm,EF 34%,室间隔厚度10mm,左心室后壁厚度11mm,提示心肌受累疾病;胸部X线检查显示两肺纹理大致正常,未见实变,主动脉结不宽,肺动脉段平直,左心室偏大,心胸比0.56。诊断考虑"高血压性心肌病?",给予卡维地洛3片、2次/d+非洛地平缓释片5mg、1次/d+螺内酯20mg、1次/d+托拉塞米40mg、1次/d口服,患者自觉上述症状好转,1年后停用上述药物,自行口服卡托普利12.5mg、2次/d+硝苯地平5mg、2次/d,血压控制情况不详。2个月前患者因感冒再次出现胸闷、气短,活动和休息时均有发作,夜间不能平卧,自行加用托拉塞米20mg、1次/d,上述症状有所减轻。为进一步诊治入院。患者自发病以来,精神、饮食尚可,睡眠不佳,夜间偶有打鼾,无毛发增多、满月脸,有下肢水肿,无夜尿增多,平素饮食清淡,二便如常,体重未见明显变化。

既往有高脂血症3年,糖尿病2年,未服药。肥胖史10年。无烟酒史,个人史无特殊;21岁结婚,育有1儿1女,子女体健。父亲健在,母亲有高血压、陈旧性脑梗死病史。1姐体健。

入院查体:血压160/110mmHg,心率100次/min,向心性肥胖,无明显库欣面容,无口唇发绀,无颈静脉怒张,双肺未闻及干、湿啰音,心律整齐,未闻及心脏杂音,肝、脾肋下未触及,下肢轻度凹陷性水肿。

【辅助检查】

（一）常规检查

1. 血、便常规及便隐血　未见明显异常。

2. 尿常规　蛋白（-），隐血（-），葡萄糖（4+）。

3. 血清生化　谷丙转氨酶 29IU/L，谷草转氨酶 15IU/L，血钾 3.98mmol/L，血钠 144.2mmol/L，血糖 7.37mmol/L（参考值：3.58~6.05mmol/L），肌酐 68.22μmol/L，尿酸 306.03μmol/L，TG 2.64mmol/L（参考值：0.38~1.76mmol/L），TC 6.54mmol/L（参考值：3.64~5.98mmol/L），HDL-C 1.34mmol/L，LDL-C 4.38mmol/L，NT-proBNP 1 387pg/ml（参考值：<150pg/ml），Hb1Ac 10.7%（参考值：4.5%~6.2%）。

心肌梗死三项、红细胞沉降率（ESR）、C 反应蛋白（CRP）均未见异常。

4. 胸部 X 线检查　两肺轻淤血，双侧胸膜改变，主动脉结不宽，肺动脉段平直，左心房室增大，心胸比 0.57。印象：左心增大，左心功能不全。

（二）血压水平评估

1. 24h 动态血压　24h 平均血压 130/93mmHg，心率 87 次/min；日间平均血压 129/91mmHg，心率 88 次/min；夜间平均血压 132/100mmHg，心率 83 次/min。

2. 四肢血压及踝肱指数（ABI）　右上肢 158/108mmHg，左上肢 164/102mmHg，右下肢 194mmHg，左下肢 198mmHg。右侧 ABI 1.18，左侧 ABI 1.21。

（三）高血压靶器官损害

1. 尿液检查　尿微量白蛋白/肌酐 164.38mg/g（参考值：0~30mg/g）；24h 尿蛋白定量 0.19g（参考值：0~0.1g）。

2. 超声心动图　LA 44mm，LV 68mm，LVEF 26.3%，室间隔厚度 11mm，左心室后壁厚度 10mm；左心增大，左心室壁轻度增厚，左心收缩功能明显减低。

3. 心脏磁共振成像　左心房室扩大，左心房 42mm，左心室舒张末期最大横径 76mm，左心室各节段室壁厚度正常或正常高限（室间隔 11~13mm，左心室壁 8~10mm，侧壁 9~10mm），左心室整体收缩运动明显减低。左心室流出道收缩期未见明确梗阻征象；右心房室不大，右心室流出道无增宽，右心室壁心肌未见脂肪浸润信号。左心室扩大并收缩功能减低，考虑高血压性心脏病心功能不全失代偿可能性大。

4. 眼底检查　双侧视网膜动脉狭窄（双眼高血压眼底改变Ⅰ级）。

（四）继发性高血压原因筛查

1. 睡眠呼吸监测　呼吸暂停低通气指数（apnea-hypopnea index，AHI）23.9 次/h，最低血氧 85%，最长呼吸暂停时间 13.3s，中度睡眠呼吸暂停低通气综合征，以阻塞性呼吸暂停及低通气为主，轻度低氧血症。

2. 甲状腺功能　甲状腺功能未见异常。

3. 血儿茶酚胺及代谢产物　血儿茶酚胺（NE、E 及 DA）未见异常。

4. 皮质醇节律　血皮质醇：33.3μg/dl（8 时，参考值：4.3~22.4μg/dl），36.8μg/dl（16 时，参考

值:3.09~16.66μg/dl),27.8μg/dl(24时)。

5. 双侧肾上腺、肾动脉及肾增强CT 双侧肾动脉未见狭窄性改变;双侧肾脏形态及结构未见异常;双侧肾上腺多发占位性病变,多发大小不等的结节及团块,呈串珠状(图8-1),内见血管影,早期强化不明显,CT值26HU,性质待定。

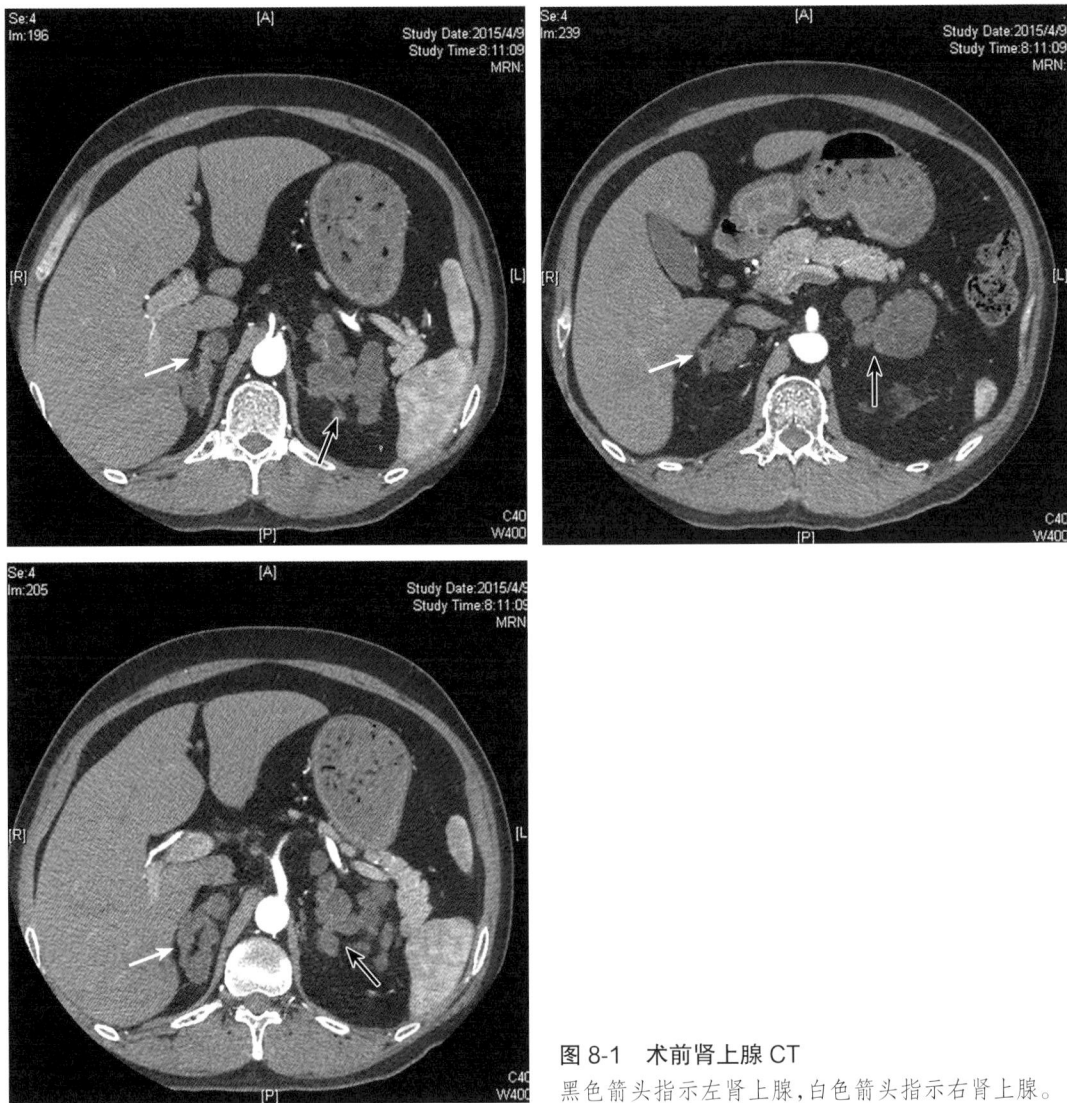

图8-1 术前肾上腺CT
黑色箭头指示左肾上腺,白色箭头指示右肾上腺。

【诊断与鉴别诊断】

(一)诊断

1. 临床诊断 皮质醇增多症(库欣综合征,可能性大),继发性高血压,高血压性心脏病,心脏扩大,心功能Ⅲ级(NYHA分级),阻塞性睡眠呼吸暂停综合征,2型糖尿病,高脂血症。

2. 诊断依据　患者年轻男性,临床表现为高血压,合并低钾血症、血糖和血脂代谢紊乱,查体有向心性肥胖、满月脸和水牛背及多血质貌不典型,血皮质醇偏高,节律异常,双侧肾上腺结节样占位,主要诊断考虑库欣综合征、继发性高血压可能大。患者以心力衰竭为主要临床表现,胸部 X 线检查提示肺淤血,超声心动图及 NT-proBNP 支持左心收缩功能不全。

(二) 鉴别诊断

患者年轻高血压,须鉴别。

1. 其他继发性高血压病因　患者双侧肾上腺占位,但无阵发性血压升高及头痛、心慌,血儿茶酚胺无明显异常,不支持嗜铬细胞瘤/副神经节瘤;发病初有低血钾,但可用库欣综合征解释,可进一步完善卧、立位肾素醛固酮试验以除外原发性醛固酮增多症;甲状腺功能未见异常,故不支持库欣综合征以外的其他内分泌性高血压。患者肾动脉 CT 排除肾动脉主干及主要分支狭窄,不支持肾血管性高血压;患者既往无肾病史,血肌酐正常,尿蛋白量不多,不合并尿隐血,肾脏 CT 形态与结构均未见异常,不符合肾实质性高血压;大动脉炎、主动脉缩窄及单基因遗传性高血压等均无证据支持。

2. 引起心力衰竭的病因　目前考虑皮质醇对心肌的直接损害及高血压加重心脏后负荷因素。患者既往无心肌炎病史,无大量饮酒史,无心肌病家族史,暂不考虑其他心肌病病因。待治疗后,观察心脏功能和结构的转归有助于回顾性诊断及鉴别。

【诊疗过程】

患者年轻男性,有高血压家族史,高血压病史 5 年,近年出现心功能不全,继发性高血压筛查发现向心性肥胖体貌,皮质醇水平增高,节律异常及双侧肾上腺多发结节样占位,相关检查可除外肾动脉及主动脉狭窄等继发性高血压原因;诊断考虑库欣综合征可能大。因检查条件受限,住院期间部分检查未能实施。建议进一步完善 ACTH 及垂体磁共振成像,明确是否为 ACTH 依赖性(垂体源性)库欣综合征,并建议完善立位肾素醛固酮和血、尿儿茶酚胺及代谢产物相关的检查,以明确排除原发性醛固酮增多症和嗜铬细胞瘤/副神经节瘤。心功能不全与高血压性心脏病、异常增高的皮质醇对心肌存在直接损害均相关。入院后给予控制血压、纠正心力衰竭、改善心室重塑及心力衰竭预后、降糖调脂等药物治疗:口服培哚普利叔丁胺 4~8mg、1 次/d,氨氯地平 5~10mg、1 次/d,地高辛 0.125mg、1 次/d,卡维地洛 12.5mg、2 次/d,呋塞米 20mg/托拉塞米 20mg 交替口服、1 次/d,螺内酯 20mg、1 次/d,枸橼酸钾颗粒和阿卡波糖 50mg、1 次/d,阿托伐他汀 20mg、1 次/晚,患者血压控制,无明显胸闷、气短发作,病情改善。2015 年 4 月 15 日出院,建议至综合医院泌尿外科进一步行肾上腺手术治疗库欣综合征。

第二次住院

【病史摘要】

患者出院后坚持服药,于 2015 年 9 月 16 日我院门诊复查超声心动图:LV 61mm,LVEF 47%,心功能较前改善。之后于外院泌尿外科行左肾上腺肿瘤切除术,术后病理提示肾上腺皮质腺瘤;术后停用抗高血压药 1 年,血压波动在(140~150)/(80~90)mmHg,1 年后患者自觉血压较前升高,可达(170~180)/(90~100)mmHg,自行加用硝苯地平缓释片,逐渐加至 20mg、3 次/d 口服,血压控制差。2019 年 4 月 14 日患者突发言语不利、饮水呛咳,就诊于外院,诊断为脑梗死,给予静脉及口服药物(不详),病情好转,出院后患者口服阿司匹林、辛伐他汀、吲达帕胺、螺内酯、卡维地洛治疗,血压波动在(140~180)/(80~100)mmHg,为进一步治疗于 2019 年 7 月 8 日再次住院,患者偶有胸闷、气短,无胸痛及夜间阵发性呼吸困难,无毛发增多、满月脸、水牛背、悬垂腹、紫纹、多血质、痤疮等。

入院查体:身高 173cm,体重 80kg,BMI 26.73kg/m^2,血压 175/106mmHg,心率 75 次/min,向心性肥胖,无明显库欣面容,余无明显异常。

【辅助检查】

(一)常规检查

1. 血、尿、便常规及便隐血　未见异常。

2. 血清生化　谷丙转氨酶 23IU/L,谷草转氨酶 28IU/L,血钾 3.98mmol/L,血钠 141.72mmol/L;血糖 7.07mmol/L(参考值:3.58~6.05mmol/L),肌酐 106.0μmol/L,尿素氮 7.56mmol/L,同型半胱氨酸 17.52μmol/L(参考值:6~15μmol/L),TG 3.08mmol/L(参考值:0.38~1.76mmol/L),TC 5.58mmol/L,HDL-C 1.11mmol/L,LDL-C 3.76mmol/L(一般人群参考值:<3.4mmol/L)。NT-proBNP 130.5pg/ml,心肌梗死三项未见异常;Hb1Ac 8.8%(参考值:4.5%~6.2%)。

3. 胸部 X 线检查　双肺上叶类圆形高密度结节,考虑良性或陈旧性病变。

(二)血压水平评估

1. 24h 动态血压　24h 平均血压 150/101mmHg,心率 73 次/min;日间平均血压 147/100mmHg,心率 77 次/min;夜间平均血压 156/103mmHg,心率 63 次/min。

2. 四肢血压及踝肱指数(ABI)　右上肢 151/96mmHg,左上肢 150/87mmHg,右下肢 195/89mmHg,左下肢 194/87mmHg。右侧 ABI 1.29,左侧 ABI 1.28,右侧脉搏波传导速度(pulse wave velocity,PWV)1 776cm/s,左侧 PWV 1 815cm/s。

(三)高血压靶器官损害

1. 尿液检查　尿微量白蛋白/肌酐 22.68mg/g,24h 尿蛋白定量 0.08g。

2. 超声心动图　LA 39mm,LV 58mm,LVEF 54%,节段性室壁运动异常、左心增大、二尖瓣少中量反流、左心室壁增厚(室间隔厚度12mm,左心室后壁厚度12mm)。

(四)继发性高血压原因筛查

1. 睡眠呼吸监测　AHI 17.6次/h,最低血氧82%,中度睡眠呼吸暂停低通气综合征,以阻塞性呼吸暂停及低通气为主,中度低氧血症。

2. 甲状腺功能、性激素九项检查　甲状腺功能未见异常;睾酮135.8ng/dl↓(参考值:241~827ng/dl),黄体生成素(luteinizing hormone,LH)10.61mIU/ml(参考值:1.5~9.3mIU/ml),雄烯二酮≤0.3ng/ml(参考值:0.6~3.1ng/ml),硫酸脱氢表雄酮(DHEAS)43μg/dl(参考值:80~560μg/dl)。

3. 卧、立位醛固酮肾素试验　卧位:血浆醛固酮3.9ng/dl,血浆肾素20.3μIU/ml,醛固酮/肾素0.192(ng·dl⁻¹)/(μIU·ml⁻¹)。立位:血浆醛固酮7.0ng/dl,血浆肾素76.5μIU/ml↑,醛固酮/肾素0.092(ng·dl⁻¹)/(μIU·ml⁻¹)。

4. 儿茶酚胺及代谢产物　血儿茶酚胺(NE、E及DA)及代谢产物(NMN、MN及3-MT)、尿儿茶酚胺代谢产物(NMN、MN和3-MT)未见异常。

5. 血皮质醇　第一次:21.1μg/dl(8时,参考值:4.3~22.4μg/dl),15.8μg/dl(24时)。第二次:19.4μg/dl(8时),21.5μg/dl(16时,参考值:3.09~16.66μg/dl),20.2μg/dl(24时)。

6. 地塞米松抑制试验　小剂量地塞米松抑制试验:(2019-07-10)给药后皮质醇22.5μg/dl,(2019-07-15)给药后皮质醇21.6μg/dl。大剂量地塞米松抑制试验(地塞米松2mg、1次/6h,2天):(2019-07-17)用药前皮质醇16.3μg/dl,ACTH≤5.00pg/ml;(2019-07-19)用药后皮质醇14.4μg/dl,ACTH≤5.00pg/ml。

7. 血促肾上腺皮质激素(ACTH)　(8时及24时)均≤5.00pg/ml(参考值:0~46pg/ml)。

8. 双肾、肾上腺及肾动脉CT　左肾上腺腺瘤切除术后:①左肾上腺少许残余腺体组织;右肾上腺多发大小不等的结节及团块,呈串珠状,部分融合,早期强化不明显,CT值30HU左右,性质待定,结合病史考虑腺瘤可能大。②腹主动脉轻度粥样硬化改变(图8-2)。

9. 冠状动脉CT　左前降支、右冠状动脉钙化,共积84分;冠状动脉呈右优势型;各支冠状动脉未见狭窄性改变;右肺上叶小结节。

10. 垂体磁共振成像　平扫:垂体形态未见异常,高度3.6mm,垂体右翼见囊性灶,边界清,大小约2.2mm×3.5mm×4.1mm;T_1W呈低信号,T_2W呈高信号,垂体柄居中,未见明显增宽;视交叉形态、信号均未见明显异常。双侧海绵窦区未见明确异常信号,双侧颈内动脉海绵窦段显示良好;另见左侧基底节区斑片异常信号,呈T_1W低信号,T_2W高信号。垂体右翼囊性灶,考虑囊肿可能性大。左侧基底节区腔隙性脑梗死灶。增强:上述病灶无明显强化,余垂体明显均匀强化。结论:①垂体右翼囊性灶,考虑囊肿可能性大;②左侧基底节区腔隙性脑梗死灶(图8-3)。

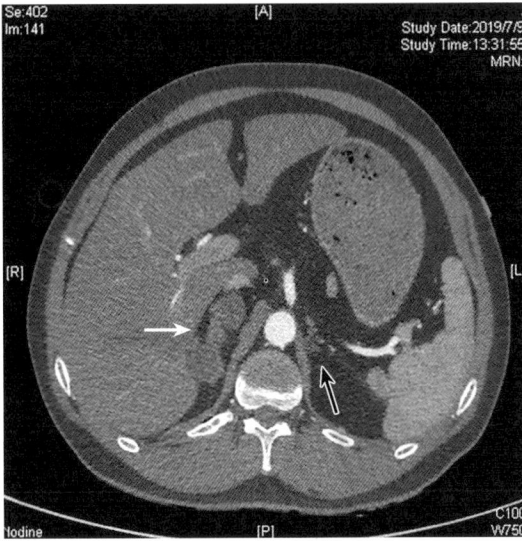

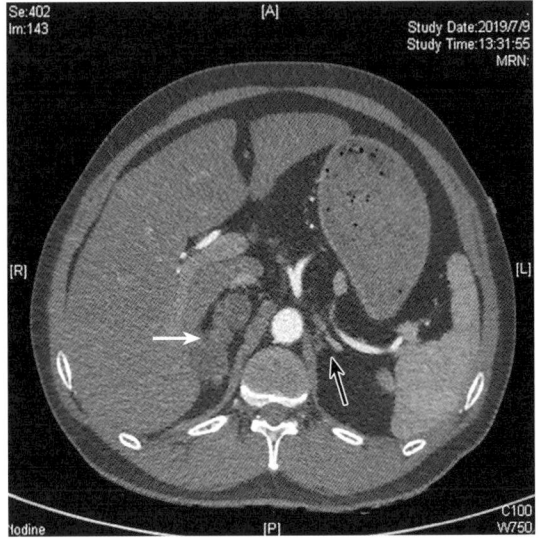

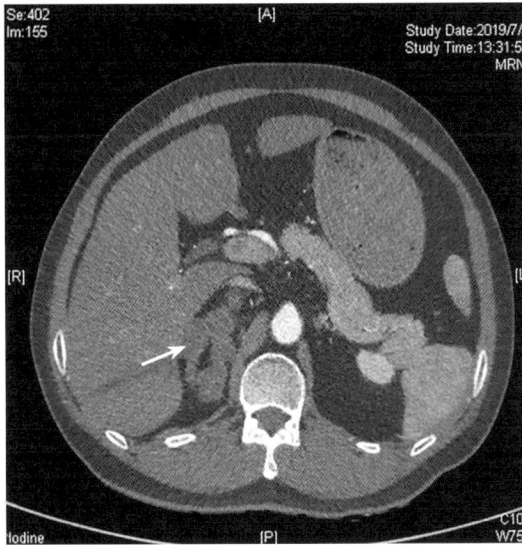

图 8-2　左肾上腺术后 CT

黑色箭头指示左肾上腺(术后),白色箭头指示右肾上腺。

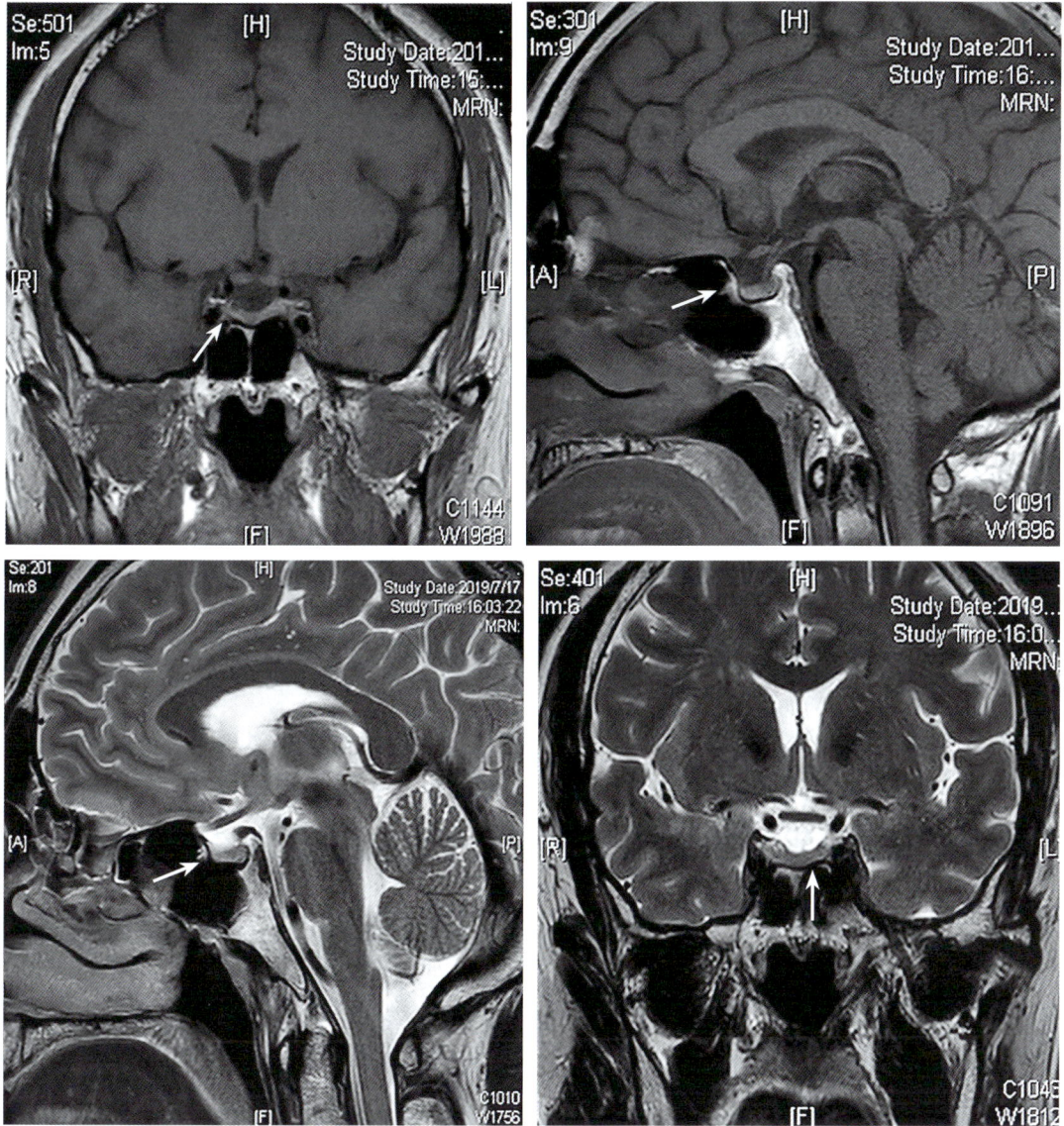

图 8-3 垂体磁共振 T₁ 成像

箭头指示垂体。

【诊断与鉴别诊断】

（一）诊断

1. 临床诊断 皮质醇增多症（库欣综合征），原发性双侧大结节性肾上腺皮质增生（PBMAH），继发性高血压，双侧肾上腺结节，左侧肾上腺腺瘤切除术后，心脏扩大，心功能Ⅰ级（NYHA 分级），睡眠呼吸暂停综合征（中度），2 型糖尿病，陈旧性脑梗死，高脂血症。

2. 诊断依据 患者年轻男性,高血压合并血糖、血脂代谢紊乱,查体有向心性肥胖,其他库欣貌不明显,血皮质醇偏高,节律异常,小剂量及大剂量过夜地塞米松均不能被抑制,血ACTH受抑制,双侧肾上腺可见大结节样增生,垂体磁共振成像未见明显异常。左肾上腺腺瘤切除术后,右肾上腺病变较前增大。患者曾以心力衰竭起病,治疗后心功能明显恢复,仍有左室肥大。近期发生言语不利、饮水呛咳,诊断"脑梗死",治疗后改善。

(二)鉴别诊断

非ACTH依赖性库欣综合征,双侧肾上腺病变,须鉴别。

1. 原发性醛固酮增多症和嗜铬细胞瘤 这两者也可表现为双侧肾上腺增生,但不伴有皮质醇升高的表现。

2. 库欣病 可表现为双侧肾上腺增生,但血浆ACTH水平升高。

3. 肾上腺腺瘤或肾上腺癌 实验室检查表现可能无异,但临床库欣表现常较典型,肾上腺CT多表现为单侧病变,双侧肾上腺腺瘤及癌罕见,须行病理进一步鉴别。

4. 原发性色素结节性肾上腺皮质病 原发性色素结节性肾上腺皮质病(primary pigmented nodular adrenocortical disease,PPNAD)为小结节性肾上腺增生(结节通常<1cm),肾上腺多轻度增生或正常大小,含有多个皮质色素性(脂褐质)小/微结节,病理较易鉴别。

5. 先天性肾上腺皮质增生症(congenital adrenal hyperplasia,CAH) 因为PBMAH患者也可能检测到17α-羟孕酮水平升高(CAH的标志),通过低水平ACTH和自主皮质醇分泌的证据可区别PBMAH与CAH。

【治疗】

主要给予抗高血压药(琥珀酸美托洛尔缓释片23.75mg、1次/d,缬沙坦胶囊80mg、1次/d)、降血糖、抗血小板、调脂及补钙治疗,病情进一步改善。于2019年7月19日出院,建议于外院泌尿外科进一步治疗。

【随访】

2019年8月15日于外院泌尿外科行右侧肾上腺切除术,病理提示肾上腺皮质腺瘤,大小约8cm×5cm×2.5cm,细胞增生较活跃。2021年患者去世,死因不详。

【讨论】

内源性库欣综合征(Cushing syndrome,CS)[1]中15%~20%由原发性肾上腺皮质醇分泌过多引起,即肾上腺(非ACTH依赖性)CS,大多数为单侧肾上腺腺瘤或肾上腺癌;而10%~15%为双侧病变,包括原发性双侧大结节性肾上腺皮质增生(PBMAH)、原发性色素结节性肾上腺皮质病(PPNAD)以及罕见的双侧腺瘤或癌[2]。PBMAH占内源性CS的比例不到1%,曾经被认为是一种罕见的疾病,因其他疾病进行腹部成像时偶然检测到临床上轻微或无症状的PBMAH病例,提示其实际患病率被低估。许多PBMAH患者无症状或仅有轻度皮质醇分泌增多的症状,需要 7~8 年才能发展为明显的 CS,故一般在 50~60 岁时被诊断,大于 PPNAD、库欣病和单侧肾上腺腺瘤的诊断年龄。PBMAH 可能与 ACTH 受体 MC2R(罕见)、PRKACA 和 PDE11A 的遗传改变有关。在极少数情况下,可能是遗传性家族性肿瘤综合征的一部分,包括多发性内分泌肿瘤 1 型、家族性腺瘤性息肉病(familial adenomatous polyposis,FAP)、遗传性平滑肌瘤病和肾细胞癌综合征。尽管大多数 PBMAH 病例具有散发性表现,但相当多的患者携带 ARMC5 基因的种系突变。ARMC5 突变导致类固醇生成受损,患者表现出低于预期的皮质醇水平,但类固醇前体分泌增加及肾上腺明显增大时,皮质醇的分泌亦随之缓慢增加,从而导致 CS 逐渐发展。重要的发病机制还包括:肾上腺正常存在的受体过表达,如精氨酸血管升压素受体等,以及异位表达,包括葡萄糖依赖性胰岛素释放肽(GIP)在内的多种受体,通过刺激异常表达的 G 蛋白偶联受体(GPCR)激活 cAMP/PKA 信号转导途径,导致肾上腺增生及皮质醇分泌过多;以及类固醇生成细胞自身产生局部 ACTH,从而形成自分泌和/或旁分泌环路,促进肾上腺生长和类固醇分泌。

　　通常根据 CS 的临床症状、非 ACTH 依赖性 CS 的实验室检查表现和 CT 图像上双侧肾上腺结节样增大来诊断。但 PBMAH 的临床表现具有很大的异质性,从有明显 CS 临床表现和明确非 ACTH 依赖性 CS 实验室生化证据的患者,到因无关原因进行腹部成像而确诊的皮质醇水平正常的无症状患者。PBMAH 若伴有明显 CS 临床症状,则较易诊断;更多情况是,患者皮质醇水平轻微升高,没有或仅有轻微的临床特征,影像学检查发现双侧肾上腺意外瘤之后才被诊断。虽然 PBMAH 的主要分泌产物是皮质醇,但类固醇生成受损,每日皮质醇分泌总量(24h 尿游离皮质醇水平)可能增高不明显甚至为正常水平,因此,实验室诊断主要依据小剂量地塞米松抑制试验和夜间唾液或血清皮质醇升高所体现出的肾上腺自主皮质醇分泌(ACS)。小剂量地塞米松抑制试验后,血浆皮质醇不能被抑制,皮质醇≤50nmol/L(1.8ng/dl) 排除 ACS,>140nmol/L(5ng/dl) 则证实存在 ACS,51~140nmol/L(1.9~5.0ng/dl) 提示 ACS 可能。受抑制的低 ACTH 水平支持 ACS 诊断,且排除垂体 ACTH 依赖性。但轻度皮质醇分泌过多的 PBMAH 患者中,ACTH 水平可能没有被完全抑制,随着疾病进展,血浆 ACTH 才逐渐降低。

　　在影像学上,肾上腺的首选成像方式是 CT 检查,PBMAH 可表现为双侧肾上腺弥漫性增生,伴有多个大结节(>1cm);或表现为每个肾上腺存在一个独立的大结节(可达 5cm 以上);还可表现为单侧结节性增生,数年后出现对侧肾上腺结节。在 MRI 上,腺体通常在 T_1 加权像上呈低信号,在 T_2 加权像上呈高信号。使用 ^{18}F-FDG PET/CT 显像时,PBMAH 摄取高于肝脏,但 PBMAH 一直被认为是一种良性疾病。对于双侧肾上腺结节,应单独评估每个肾上腺病变,因为在某些情况下,不同病理类型的病变可能同时存在于同一个或不同肾上腺。

　　目前还没有标准来筛选致病突变。由于不少散发病例存在 ARMC5 突变,故家族史不是一个可靠的指标,临床症状、实验室检查或成像特征可能更相关。皮质醇过多和巨大多结节肾上腺的患者更有可能携带 *ARMC5* 突变。对 *ARMC5* 突变患者的家庭成员进行基因筛查，可识别无症状或症状前病例。尽管携带种系 *ARMC5* 突变，但少数老年家庭成员在 CT 检查中肾上腺正常，地塞米松抑制后皮质醇正常，这表明 PBMAH 可能存在不完全或延迟外显率。

病理方面，PBMAH 可能存在两种不同的组织学亚型，即伴有萎缩性结节间皮质的 PBMAH 1 型、伴有结节和结节间组织增生的 PBMAH 2 型。结节通常由两种类型的细胞组成：大的透明细胞（富含脂质），也称为海绵细胞；以及较小的致密细胞（缺乏脂质）。与 ACTH 依赖性肾上腺增生和产生皮质醇的肾上腺皮质腺瘤相反，这两种类型的细胞分别对 3β-羟类固醇脱氢酶（3β-HSD）和 17α-羟化酶具有阳性免疫反应性，被认为是 PBMAH 的特征之一。

根据患者的一般情况、相关合并症、皮质醇过量的程度和患者偏好等，选择手术治疗。双侧肾上腺切除术（BA）通常被认为是 PBMAH 伴明显 CS 患者的首选治疗方法，但存在需要终身肾上腺皮质激素替代治疗以及发生肾上腺危象的风险。最近研究表明，单侧肾上腺切除术（UA）对 PBMAH 患者治疗有效[3]，且远期不良反应较少。超过 90% 的病例获得初期缓解，CS 也获得临床改善。虽有约 1/3 患者出现肾上腺功能不全，但通常是短暂的，术后复发和需要进一步行对侧肾上腺切除术的比例较低，为 10%~15%。国际内分泌学会指南主张在特定病例中可对较大的肾上腺行选择性 UA，一些研究者还提出了对 PBMAH 患者行对侧肾上腺次全切除术的替代性保守手术方法，将 BA、双侧肾上腺次全切除术和 UA+ 对侧肾上腺次全切除术进行对照研究，也获得了令人鼓舞的结果。对于具有正常 24h 尿游离皮质醇（urinary free cortisol，UFC）水平的轻度 CS 患者来说，治疗决策仍有争议。对于 UFC 和 ACTH 正常、1mg 过夜地塞米松抑制试验皮质醇<140nmol/L（5.0ng/dl）且没有出现并发症的患者，进行非手术治疗及监测可能是一个选择。但如果出现 CS 共病的进展，且由于中度皮质醇增多症患者发生感染、心血管事件甚至死亡的风险可能增加，这些患者人群建议进行手术治疗。腹腔镜肾上腺切除术已经被证明是安全、有效的，现在被广泛用于治疗 PBMAH 患者。

在 PBMAH 患者中选择 UA 时，一个重要的考虑因素是选择要切除哪一侧肾上腺。目前已经提出了几个标准来识别皮质醇主要来源的肾上腺，包括影像学上的肾上腺大小、[131]I-去甲胆固醇或 [123]I-碘甲氧咪酯闪烁扫描中的肾上腺摄取和使用双侧肾上腺静脉采血（AVS）的皮质醇梯度[4-5]。术前 CT 检查时较大的肾上腺与 [131]I-去甲胆固醇闪烁扫描的主要摄取的肾上腺，基本一致。AVS 主要在双侧肾上腺偶发瘤患者中进行，多为亚临床 CS 或轻度自主皮质醇分泌人群，常难以得出优势侧的结论，或优势侧为影像学上较大的肾上腺。因此，在不对称 PBMAH 中不建议常规使用 AVS。在更好的选择标准出现之前，UA 要切除的肾上腺是影像学上较大侧的腺体[6]。

由于肾上腺异常受体在 PBMAH 发病机制中的作用，对特定受体[如奥曲肽、普萘洛尔、长效促性腺激素释放激素（GnRH）激动剂或血管紧张素Ⅱ1 型（AT-1）受体拮抗剂，分别与 GIP 受体、β 受体、LH/人绒毛膜促性腺激素(hCG)受体或 AT-1 受体相关]有确认反应的患者可使用靶向治疗。使用生长抑素类似物来抑制餐后 GIP 的释放有效地消除了餐后皮质醇的激增,显示出临床和生化的改善。类固醇合成酶抑制剂如美替拉酮帮助恢复正常的皮质醇昼夜节律,可降低心血管疾病发生风险,需要进一步研究证实[7-8]。

　　PBMAH 仍然有很多待解决的诊治问题,需要我们细心去发现和诊断,并谨慎、合理地进行治疗。

(郝素芳)

参 考 文 献

[1] FLESERIU M, AUCHUS R, BANCOS I, et al. Consensus on diagnosis and management of Cushing's disease: A guideline update[J]. Lancet Diabetes Endocrinol, 2021, 9 (12): 847-875.

[2] ZHANG Q, XIAO H, ZHAO L, et al. Analysis of clinical and pathological features of primary bilateral macronodular adrenocortical hyperplasia compared with unilateral cortisol-secreting adrenal adenoma[J]. Ann Transl Med, 2020, 8 (18): 1173.

[3] MELOCHE-DUMAS L, MERCIER F, LACROIX A. Role of unilateral adrenalectomy in bilateral adrenal hyperplasias with Cushing's syndrome[J]. Best Pract Res Clin Endocrinol Metab, 2021, 35 (2): 101486.

[4] RUBINSTEIN G, OSSWALD A, BRAUN L T, et al. The role of adrenal venous sampling (AVS) in primary bilateral macronodular adrenocortical hyperplasia(PBMAH): A study of 16 patients[J]. Endocrine, 2022, 76 (2): 434-445.

[5] NIEMAN L K, BILLER B M, FINDLING J W, et al. Treatment of Cushing's syndrome: An endocrine society clinical practice guideline[J]. J Clin Endocrinol Metab, 2015, 100 (8): 2807-2831.

[6] OSSWALD A, QUINKLER M, DI DALMAZI G, et al. Long-term outcome of primary bilateral macronodular adrenocortical hyperplasia after unilateral adrenalectomy[J]. J Clin Endocrinol Metab, 2019, 104 (7): 2985-2993.

[7] VASSILIADI D A, TSAGARAKIS S. Diagnosis and management of primary bilateral macronodular adrenal hyperplasia[J]. Endocr Relat Cancer, 2019, 26 (10): R567-R581.

[8] MAILLET M, BOURDEAU I, LACROIX A. Update on primary micronodular bilateral adrenocortical diseases [J]. Curr Opin Endocrinol Diabetes Obes, 2020, 27 (3): 132-139.

病例 9

血压升高，面容改变，喘憋
——库欣病心力衰竭

【病史摘要】

患者女性，29 岁，因"肥胖 3 年，活动后气粗伴水肿 1 个月，加重 2 周"于 2017 年 1 月 10 日入院。患者于 3 年前第二胎顺产后自觉颜面及躯干肥胖明显，皮肤菲薄、红润且容易出现瘀斑，伴面部皮肤粗糙、痤疮及毛发增多，性格较前急躁，夜间休息不佳、易醒，月经不规律，每 1 个月至半年一次，每次持续 1 周，经量不规则；但曾自测血压无明显增高，无其他伴随表现，患者未就诊。1 个月前患者长距离步行后感明显气促、疲劳，休息后可好转，伴双下肢水肿及腹胀，随后数日患者出现咳嗽、咳血丝痰；至当地医院行喉镜检查发现"咽喉部出血点"，给予药物治疗（具体不详）后症状无明显改善。2 周前（2016 年 12 月 25 日）患者无明显诱因于休息时突发喘息、端坐呼吸、剧烈咳嗽及咳血丝痰，但无明显胸痛，无心悸等，紧急至医院就诊，查体显示血压 150/108mmHg，心率 113 次/min，双肺湿啰音，双下肢凹陷性水肿；血常规显示白细胞计数 $14.10×10^9$/L，中性粒细胞百分率 90.6%；NT-proBNP 6 479pg/ml；血气分析显示 pH 7.428，PaO_2 57.8mmol/L，$PaCO_2$ 35.5mmol/L（吸氧 4L/min）；血皮质醇 1 341nmol/L（参考值上限为 536nmol/L），ACTH 106.2pg/ml（参考值上限为 63pg/ml）；血钾 3.46mmol/L，LDL-C 3.98mmol/L，TG 2.26mmol/L，TC 6.29mmol/L，HDL-C 1.42mmol/L；胸部 CT 显示双肺炎症，双侧胸腔积液；超声心动图显示左心房 30mm，左心室 58mm，LVEF 26%，室间隔厚度 12mm；双侧肾脏、肾上腺及肾动脉超声未见明显异常。综上诊断为心力衰竭、肺部感染、胸腔积液、呼吸衰竭、高血压、低钾血症，给予呋塞米、氢氯噻嗪、螺内酯利尿，多巴酚丁胺强心，硝酸甘油、依那普利控制血压，头孢他啶抗感染并化痰平喘治疗，患者症状于次日基本缓解，血压降至 113/66mmHg，心率 68 次/min，复查超声心动图提示 LVEF 33%，NT-proBNP 下降至 430$^+$pg/ml，多次复查皮质醇及 ACTH 均无升高。出院后患者规律服用依那普利 5mg、1 次/d，美托洛尔 12.5mg、2 次/d，氢氯噻嗪 25mg、1 次/d，螺内酯 20mg、1 次/d，单硝酸异山梨酯缓释片 20mg、2 次/d，氯化钾缓释片 1.0g、3 次/d 治疗（至 2017 年 1 月 9 日），无喘息、端坐呼吸症状再发，双下肢水肿较前有消退，步行 1~2km 无明显气促发作，但患者自觉食欲欠佳并腹胀，曾出现突然站起后头晕及黑矇，无晕厥。为进一步诊治于 2017 年 1 月 10 日由门诊收入院。

病程中无阵发性血压升高、头痛、心悸、大汗、面色苍白或潮红;无夜间睡眠打鼾,无黑棘皮征。起病以来,患者睡眠不佳、易早醒,食欲减退,大便如常,小便较多、夜尿 2~3 次,体重近期无明显变化。

既往有银屑病 10 年,曾服用中药治疗,现遗留全身多处色素沉着;否认其他病史。无烟酒史,个人史无特殊;22 岁结婚,育有 2 女,体健。父亲有高血压,母亲及 1 姐健在,否认肥厚型心肌病等心血管疾病家族史。

入院查体:血压 160/94mmHg,心率 60 次/min,身高 163cm,体重 65kg,BMI 24.5kg/m²。神志清楚,库欣面容,无明显皮肤紫纹,无口唇发绀,无颈静脉怒张,未闻及颈部血管杂音,双肺呼吸音清晰,未闻及干、湿啰音。心律齐,未闻及明显心脏杂音。腹软,无压痛、反跳痛,肝、脾肋下未触及,下肢中度凹陷性水肿。

【辅助检查】

（一）常规检查

1. 血清生化　谷丙转氨酶 36IU/L,谷草转氨酶 28IU/L,血钾 4.66mmol/L,血钠 141.10mmol/L,血糖 6.57mmol/L（参考值:3.58~6.05mmol/L）,肌酐 81.32μmol/L,尿素氮 9.01mmol/L,同型半胱氨酸 18.95μmol/L（参考值:3~12μmol/L）。TG 2.48mmol/L（参考值:0.38~1.76mmol/L）,TC 7.12mmol/L（参考值:3.64~5.98mmol/L）,HDL-C 1.68mmol/L（参考值:0.7~1.59mmol/L）,LDL-C 5.10mmol/L（一般人群参考值:<3.4mmol/L）。NT-proBNP 481.6pg/ml（参考值:<150pg/ml）,心肌梗死三项未见异常;HbA1c 5.9%。

2. 血常规　白细胞计数 10.61×10⁹/L,中性粒细胞百分率 70.8%,血红蛋白浓度 124g/L,血小板计数 351×10⁹/L。

3. 尿常规　蛋白(±),余未见异常。

4. 胸部 X 线检查　两肺大致正常,未见实变;主动脉结不宽;肺动脉段饱满;左心室圆隆;心胸比 0.5。

（二）血压水平评估

1. 24h 动态血压　24h 平均血压 117/76mmHg,心率 62 次/min;日间平均血压 116/75mmHg,心率 64 次/min;夜间平均血压 122/81mmHg,心率 56 次/min。

2. 四肢血压及踝肱指数(ABI)　右上肢 146/86mmHg,左上肢 144/90mmHg,右下肢 181/84mmHg,左下肢 178/85mmHg。右侧 ABI 1.24,左侧 ABI 1.22。

（三）高血压靶器官损害

1. 尿液检查　24h 尿蛋白定量 0.03g,尿微量白蛋白/肌酐 36.55mg/g（参考值:0~30mg/g）。

2. 超声心动图　LA 35mm,LV 60mm,LVEF 55%,室间隔厚度 10mm,左心室增大。

3. 眼底检查　双眼底所见部双眼视网膜动脉狭窄（双眼高血压眼底改变Ⅰ级）。

（四）继发性高血压原因筛查

1. 甲状腺功能、性激素六项检查　甲状腺功能:TSH 0.42μIU/ml（参考值:0.55~4.78μIU/ml）,

余未见异常。性激素六项均未见明显异常。

2. 卧位醛固酮肾素试验 醛固酮 8.9ng/dl,肾素 35.0μIU/ml,醛固酮/肾素 0.254(ng·dl^{-1})/(μIU·ml^{-1})。

3. 血儿茶酚胺及代谢产物 血儿茶酚胺(包括去甲肾上腺素、肾上腺素、多巴胺)未见异常。

4. 尿儿茶酚胺代谢产物 尿儿茶酚胺代谢产物(包括尿甲氧基去甲肾上腺素、尿甲氧基肾上腺素)未见异常。

5. 双侧肾上腺、肾动脉及肾增强 CT 双侧肾动脉主干未见明确狭窄;右肾形态不规则,皮质厚薄不均;左肾上腺增粗;右肾上腺未见明显异常增生或结节改变(图 9-1)。

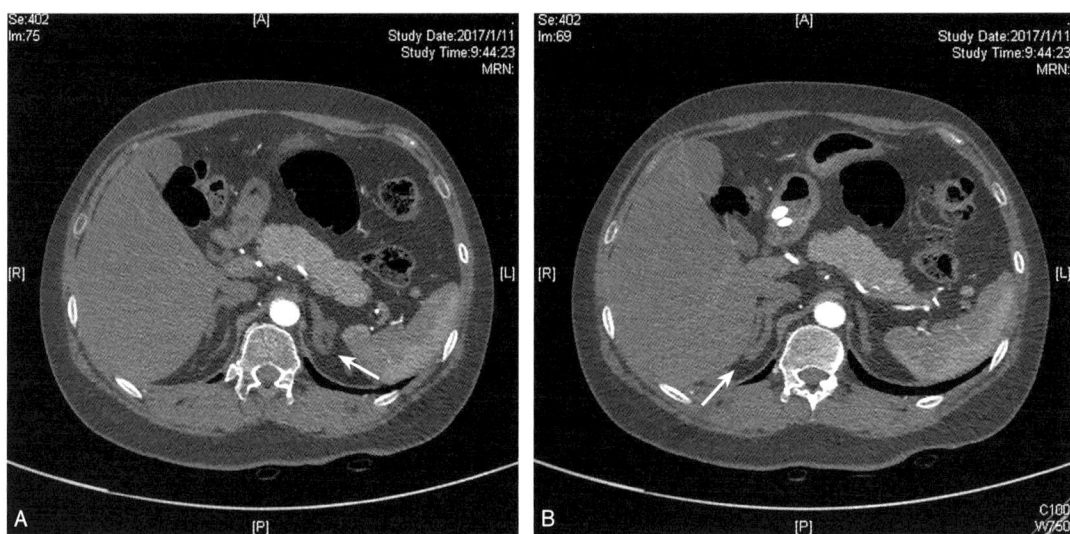

图 9-1 肾上腺 CT
A..可见左肾上腺增粗;B.右肾上腺未见明显异常增生或结节改变。

6. 核素肾小球滤过率 双肾肾小球滤过率(GFR)减低(左 30.7ml/min,右 26.8ml/min);左肾摄取及清除功能正常(左肾放射性高峰时间 4.0min,20min 清除率 51.2%),右肾体积稍小,右肾摄取及清除功能稍减低(右肾放射性高峰时间 9.0min,20min 清除率 7.4%)。

7. 血促肾上腺皮质激素(ACTH) 89.80pg/ml(8 时),43.90pg/ml(16 时),67.60pg/ml(24 时)(参考值:0~46pg/ml)。

8. 血皮质醇 31.7μg/dl(8 时,参考值:4.3~22.4μg/dl),20.6μg/dl(16 时,参考值:3.09~16.66μg/dl),28.7μg/dl(24 时)。

9. 地塞米松抑制试验 小剂量地塞米松后 8 时皮质醇 13.0μg/dl,大剂量地塞米松后 8 时皮质醇 3.1μg/dl。24h 尿游离皮质醇(参考值:≤80μg/24h):第一天基础值 509.8μg/24h,第二天基础值 398.9μg/24h,小剂量地塞米松抑制后 248.99μg/24h,大剂量地塞米松抑制后 81.01μg/24h。

10. 垂体磁共振成像（平扫+增强） 垂体增大（垂体高度12.8mm），上缘明显膨隆，垂体窝稍扩大；垂体信号不均匀，T_1WI呈中等及稍低混杂信号，T_2WI左侧见类圆形等信号，其周围可见高信号，垂体后叶正常T_1WI高信号存在。增强扫描见垂体不均匀强化，残余正常垂体明显强化。考虑：垂体瘤（2cm左右）并囊变及少许出血；左侧上颌窦黏膜下囊肿（图9-2）。

11. 心脏磁共振成像 左心房不大，左心室轻大（舒张末横径59mm），左心室心肌弥漫性肥厚（室间隔最厚17~18mm，下壁10~13mm，侧壁7~9mm，前壁9~11mm）伴舒张功能减退，左心室收缩运动轻度减低，LVEF 51%，心输出量（CO）5.7L/min，左心室流出道未见梗阻征象。心肌首过灌注及延迟扫描未见明显异常信号。右心不大，右心室壁未见明显脂肪浸润信号，右心室流出道无增宽。考虑：高血压性心脏病可能性大。

【诊断与鉴别诊断】

（一）诊断

1. 临床诊断 ACTH依赖性皮质醇增多症，心脏扩大，心功能Ⅰ级（NYHA分级），垂体瘤，高脂血症，高同型半胱氨酸血症，银屑病。

2. 诊断依据 患者年轻女性，3年前出现典型库欣体貌特征，当时未正规监测血压。以心功能不全、活动耐量下降起病，近2周心功能不全加重。查体可见满月脸、水牛背及多血质、多毛、痤疮等库欣体貌，血压升高。实验室检查提示空腹血糖高及高脂血症等代谢紊乱表现；CT提示左肾上腺增粗，未见腺瘤样结节；血皮质醇及ACTH昼夜节律消失，小剂量地塞米松不能抑制；24h尿游离皮质醇明显升高；库欣综合征诊断成立；ACTH增高，垂体MRI提示垂体瘤，大剂量地塞米松抑制试验被抑制，考虑为垂体瘤所致的ACTH依赖性皮质醇增多症。患者有急性心力衰竭发作，外院检测LVEF低至26%，经抗心力衰竭治疗后症状改善迅速，LVEF恢复至50%以上，但左心室仍明显扩大，心脏磁共振成像提示心肌肥厚，考虑高血压性心肌病可能性大，患者心力衰竭考虑与多种因素相关，除血压控制不良外，还存在皮质醇增多症导致水钠潴留、肺部感染等病因及诱因，以及增多的皮质醇可能对心脏产生直接损害。

（二）鉴别诊断

1. 非ACTH依赖性CS 实验室检查8时ACTH通常<10pg/ml，常发现有肾上腺腺瘤。

2. 异位ACTH依赖性CS 常有垂体外占位性病变，大剂量地塞米松抑制试验不能被抑制，必要时行双侧岩下窦静脉采血（BIPSS）进一步鉴别。

3. 其他类型继发性高血压 内分泌疾病如原发性醛固酮增多症、嗜铬细胞瘤/副神经节瘤，临床表现及实验室检查、影像学检查均不支持；甲状腺功能仅TSH轻度减低，T_3、T_4检查未见异常，考虑亚临床甲状腺功能亢进，与高血压关系不大；肾血管性或肾实质性高血压，患者肾动脉CT结果排除肾动脉主干及主要分支狭窄；患者既往无肾病史，血肌酐正常，尿蛋白量少，不合并血尿，不符合慢性肾小球肾炎相关的肾实质性高血压，但患者肾脏CT提示右肾

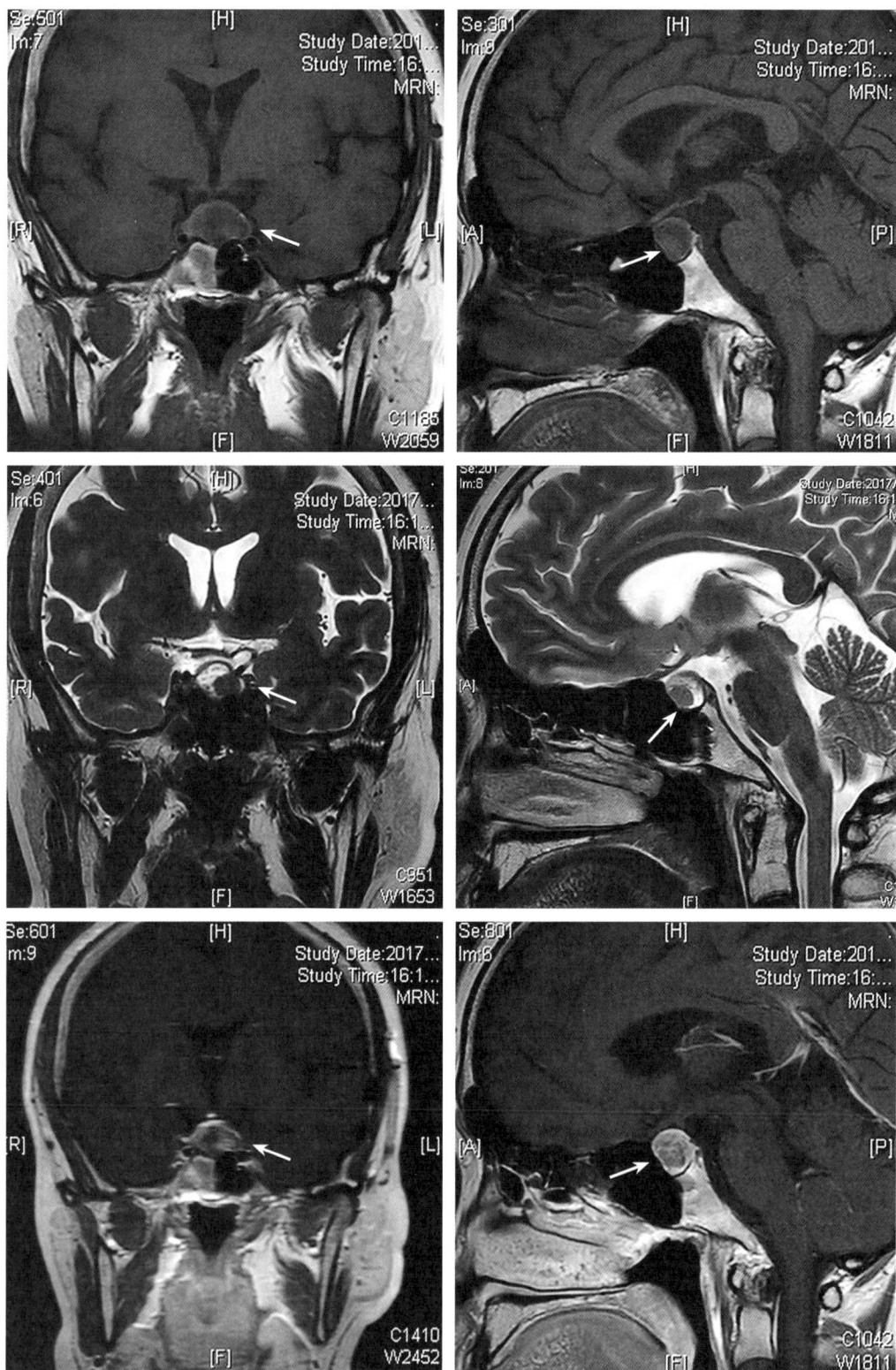

图 9-2　垂体磁共振成像

形态不规则,皮质厚薄不均,虽须进一步排除慢性肾盂肾炎及肾结核,但肾小球滤过率提示双肾 GFR 均有降低,考虑为高血压相关的肾损害而非肾损害引起高血压。大动脉炎、主动脉缩窄及单基因遗传性高血压等继发性原因无证据支持。

4. 引起心肌肥厚的高血压以外的病因　患者左心室心肌肥厚,室间隔增厚为主,但磁共振增强扫描未提示明显纤维化表现,肥厚型心肌病证据不足,待药物及手术治疗后,随访肥厚心肌的转归可进一步排除;心肌淀粉样变等心肌代谢性疾病,常表现为心电图低电压,且心功能较难在短时间内快速改善,暂不考虑。

【治疗】

给予控制血压、纠正心力衰竭、改善心室重塑及心力衰竭预后治疗:口服呋塞米 20mg、1 次/d,螺内酯 20mg、1 次/d,氯化钾缓释片 1.0g、3 次/d,培哚普利舒丁胺 2mg、1 次/d,美托洛尔 12.5mg、2 次/d,普伐他汀 40mg、1 次/晚;患者血压控制,无明显胸闷、气短发作,心力衰竭纠正。病情好转后出院,建议前往综合医院神经行外科手术切除垂体瘤以去除病因(皮质醇增多症)。

【随访】

因患者电话号码变更,未能获得后续手术治疗及随访资料。

【讨论】

皮质醇增多症,又称库欣综合征(Cushing syndrome,CS),临床表现为向心性肥胖、高血压、糖代谢异常、低钾血症和骨质疏松等。CS 可依据病因分为 ACTH 依赖性和非 ACTH 依赖性,前者包括垂体分泌 ACTH 的腺瘤和异位分泌 ACTH 的肿瘤,占 70%~80%;后者包括肾上腺肿瘤(腺瘤和腺癌)或肾上腺增生,自主分泌皮质醇过量所致,占 20%~30%。垂体性 ACTH 依赖性 CS,又称为库欣病,是内源性 CS 最常见的病因,占 CS 发病总数的70%,本例患者即为库欣病。CS 除直接影响糖、脂肪、蛋白质、水和电解质等各种物质代谢外,还影响全身多系统脏器功能,使机体免疫力下降;若未及时诊治,可引起重症感染及心、脑血管并发症,导致不良预后。

库欣病多数为散发,90% 与垂体微腺瘤相关。诊断除依据临床典型表现外,实验室检查必不可少。疑诊 CS 的筛查试验包括 24h 尿游离皮质醇(UFC,至少 2 次)、午夜血清/唾液皮质醇、小剂量地塞米松抑制试验(dexamethasone suppression test,DST;包括 1mg 过夜 DST 及经典小剂量 DST),上述 3 项筛查试验结果中若 2 项以上异常,则高度怀疑 CS。须进一步行 CS 定位相关检查,包括血 ACTH 测定和大剂量 DST。若 8 时血 ACTH<2.2pmol/L(10pg/ml),为非 ACTH 依赖性 CS;若 8 时血 ACTH>4.4pmol/L (20pg/ml),则为 ACTH 依赖性 CS。若为 ACTH 依赖性 CS,则进一步行经典大剂量 DST (地塞米松 2mg、1 次/6h×2 天),若 UFC 或血皮质醇值下降大于 50%,为阳性结果,支持库欣病诊断。库欣病为垂体分泌 ACTH 的腺瘤所致,影像学检查首选 MRI。由于多为垂体微腺瘤,常需要进行鞍区动态增强 MRI,以提高检出率。动态增强时微腺瘤的强化较正常垂体慢且弱,早期可形成较好对比。MRI 还可发现一些间接征象,包括垂体形态不对称、信号不均、垂体柄偏移、鞍底倾斜凹陷等。库欣病患者中约 1/3 垂体 MRI 检查阴性,应用 3T MRI 较 1.5T MRI 可提高检出率,检查阴性仍不能排除极小微腺瘤。可考虑进一步行双侧岩下窦静脉采血(BIPSS)明确诊断,岩下窦与外周血浆 ACTH 比值在基线状态≥2 和/或去氨加压素刺激后≥3 则提示库欣病。在怀疑库欣病而上述检查无阳性发现或不确定时,或怀疑术后复发而 CT、MRI 很难与术后改变进行区分时,可选用 ^{18}F-FDG PET/CT 显像。若考虑异位分泌 ACTH 相关 CS,须进一步行胸部 CT、腹盆部 CT 检查寻找异位分泌 ACTH 的肿瘤[1-3]。

本例患者临床表现出 CS 典型体貌特征,结合实验室检查和影像学检查,支持库欣病诊断,同时本例患者合并左心室肥大和失代偿性左心室收缩功能不全,经血管紧张素转化酶抑制剂(angiotensin converting enzyme inhibitor,ACEI)、β 受体阻滞剂及螺内酯为基础的药物治疗后心力衰竭可很快纠正,左心室 EF 值亦很快恢复。CS 患者的心血管并发症,包括心脏肥大、心肌缺血以及心功能不全[4],是库欣综合征患者死亡风险增加的主要因素,左心室肥大在 CS 中较为常见[5],而表现为失代偿性心力衰竭者较少见。CS 患者的左心室肥厚比原发性高血压或其他继发性高血压患者更严重,可表现为不对称室壁增厚。目前的研究表明,暴露于过量的皮质醇而非高血压,是心脏重塑和扩张型心肌病样表现的直接原因。治疗后,皮质醇水平恢复正常,心肌结构和功能也可恢复正常,但这种"可逆的"心功能不全的机制尚未完全阐明。

经蝶窦手术切除垂体瘤为库欣病的一线治疗方式。对于侵袭性或垂体大腺瘤,若经蝶窦入路暴露不充分,须行经颅手术。手术常见并发症包括垂体功能减退症(10%)、永久性尿崩症、脑脊液漏和静脉血栓栓塞(venous thromboembolism,VTE)。术后须终身监测有无复发,午夜唾液皮质醇检测是监测有无复发最灵敏的检测方法。对于无法手术、术后疾病持续或复发的患者,则可选择药物治疗、放射治疗或双侧肾上腺切除。

(郝素芳)

参 考 文 献

[1] FLESERIU M, AUCHUS R, BANCOS I, et al. Consensus on diagnosis and management of Cushing's disease: A guideline update[J]. Lancet Diabetes Endocrinol, 2021, 9(12): 847-875.

[2] NIEMAN L K, BILLER B M, FINDLING J W, et al. Treatment of Cushing's syndrome: An endocrine society clinical practice guideline[J]. J Clin Endocrinol Metab, 2015, 100(8): 2807-2831.

[3] 中国垂体腺瘤协作组. 中国库欣病诊治专家共识(2015)[J]. 中华医学杂志, 2016, 96(11): 835-840.

[4] DE LEO M, PIVONELLO R, AURIEMMA R S, et al. Cardiovascular disease in Cushing's syndrome: Heart versus vasculature[J]. Neuroendocrinology, 2010, 92 Suppl 1: 50-54.

[5] SHIBUSAWA N, YAMADA M, HASHIDA T, et al. Dilated cardiomyopathy as a presenting feature of Cushing's syndrome[J]. Intern Med, 2013, 52(10): 1067-1071.

病例 10

高血压,低血钾
——家族性醛固酮增多症I型家系

【病史摘要】

患者男性,38 岁,因"发现高血压 20 年"收入院。患者 20 年前发现血压高,间断头晕、疲倦,血压最高达 180/120mmHg。8 年前规律服用替米沙坦片、吲达帕胺片、苯磺酸左氨氯地平片、比索洛尔片等药物,平素血压控制在 120/80mmHg 左右。为进一步诊治"高血压"收入院。

既往有强直性脊柱炎病史。不吸烟,无长期饮酒史。父亲患高血压、原发性醛固酮增多症,因主动脉瘤去世;母亲健在;1 兄患高血压、脑出血;1 子 1 女体健。

入院查体:体温 36.0℃,脉搏 67 次/min,呼吸 16 次/min,左上肢血压 149/91mmHg,身高 176cm,体重 80kg,BMI 25.83kg/m^2。神志清,精神可,自动体位,查体合作。全身皮肤和黏膜无黄染,无紫纹,无色素沉着,无出血点。浅表淋巴结未触及肿大,双侧瞳孔等大等圆,对光反射灵敏。颈软,气管居中,甲状腺不肿大。两肺呼吸音清晰,未闻及干、湿啰音。心率 67 次/min,律齐,各瓣膜听诊区未闻及病理性杂音。腹平软,肝、脾肋下未触及,全腹无压痛和反跳痛,肠鸣音正常,双肾区叩击痛(-)。双下肢无水肿。神经反射正常。

【辅助检查】

(一) 常规检查

1. **血、尿、便常规** 未见异常。

2. **血清生化** 肝功能、肾功能、血脂、血电解质、糖化血红蛋白、甲状腺功能、性激素六项、心肌梗死三项、肿瘤标志物、D-二聚体、凝血功能、NT-proBNP 均未见异常。血钾 4.22mmol/L(参考值:3.5~5.3mmol/L)。

3. **心电图** 正常。

4. **胸部 X 线检查** 两肺纹理大致正常,主动脉结不宽,肺动脉段平直,脊柱轻度侧弯,心胸比 0.42。

（二）血压水平评估

1. 24h 动态血压 24h 平均血压 122/79mmHg，心率 70 次/min；日间平均血压 121/78mmHg，心率 77 次/min；夜间平均血压 123/82mmHg，心率 50 次/min。

2. 四肢血压及踝肱指数（ABI） 右上肢 151/91mmHg，左上肢 151/87mmHg，右下肢 175/95mmHg，左下肢 170/86mmHg。右侧 ABI 1.16，左侧 ABI 1.13。

（三）高血压靶器官损害

1. 尿液检查 尿蛋白定量 0.09g/24h（参考值：0.03~0.14g/24h）；尿钾 61.10mmol/24h（参考值：25~125mmol/24h），尿钠 174.87mmol/24h（参考值：130~260mmol/24h），尿量 2 900ml。

2. 超声心动图 左心室轻大。

3. 眼底检查 双眼底所见部双眼视网膜动脉细。

4. 双侧颈动脉超声 未见明显异常。

（四）继发性高血压原因筛查

1. 睡眠呼吸监测 阴性。

2. 卧、立位醛固酮肾素试验 卧位：血浆醛固酮 29.6ng/dl（参考值：3.0~23.6ng/dl），血浆肾素 0.7μIU/ml↓（参考值：2.8~39.9μIU/ml），醛固酮/肾素 42.286（ng·dl^{-1}）/（μIU·ml^{-1}）↑［参考值：<3.7（ng·dl^{-1}）/（μIU·ml^{-1}）］。立位：血浆醛固酮 39.4ng/dl（参考值：3.0~35.3ng/dl），血浆肾素 3.8μIU/ml↓（参考值：4.4~46.1μIU/ml），醛固酮/肾素 10.368（ng·dl^{-1}）/（μIU·ml^{-1}）↑［参考值：<3.7（ng·dl^{-1}）/（μIU·ml^{-1}）］。

3. 卡托普利试验 醛固酮肾素（用药前）：血浆醛固酮 18.0ng/dl（参考值：3.0~23.6ng/dl），血浆肾素 8.3μIU/ml（参考值：2.8~39.9μIU/ml），醛固酮/肾素 2.169（ng·dl^{-1}）/（μIU·ml^{-1}）［参考值：<3.7（ng·dl^{-1}）/（μIU·ml^{-1}）］。醛固酮肾素（用药后）：血浆醛固酮 39.3ng/dl，血浆肾素 10.2μIU/ml，醛固酮/肾素 3.853（ng·dl^{-1}）/（μIU·ml^{-1}）。

4. 血儿茶酚胺及代谢产物 去甲肾上腺素（NE）、肾上腺素（E）、多巴胺（DA）未见异常。

5. 尿儿茶酚胺代谢产物 尿甲氧基去甲肾上腺素（NMN）、尿甲氧基肾上腺素（MN）未见异常。

6. 双侧肾上腺、肾动脉及肾增强 CT 双侧肾动脉未见狭窄性改变；双侧肾脏形态及结构未见异常，左肾上腺结合部可疑结节 8mm，右肾上腺内、外侧支结节，大者位于内侧支 12.6mm，腺瘤可能性大（图 10-1）。

7. 皮质醇节律 血清皮质醇：1.0μg/dl（0 时），23.9μg/dl（8 时）。1mg 地塞米松抑制试验用药后血清皮质醇 1.2μg/dl。

8. 促肾上腺皮质激素 0 时，<5.0pg/ml；8 时，8.88pg/ml（参考值：0~46pg/ml）。

9. 双侧骶髂关节 所见符合强直性脊柱炎改变。

10. 双侧肾上腺静脉采血 提示左侧采血未成功（表 10-1）。

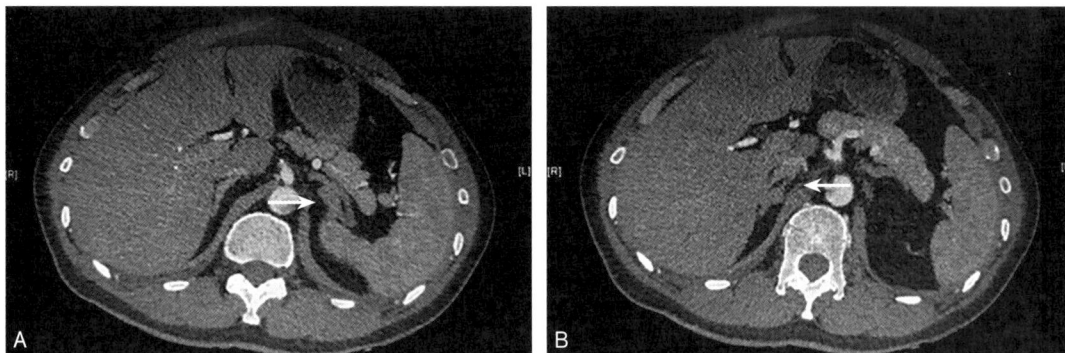

图 10-1　双侧肾上腺、肾动脉及肾增强 CT

A.左肾上腺结合部可疑结节 8mm（箭头）；B.右肾上腺内、外侧支结节，大者位于内侧支 12.6mm（箭头）。

表 10-1　双侧肾上腺静脉采血结果

检测项目	近端	远端	左侧	右侧
皮质醇/（μg·dl^{-1}）	11.5	19.2	17.4	61.7
醛固酮/（ng·dl^{-1}）	19.3	30.5	38.2	391.0
肾素/（μIU·ml^{-1}）	8.8	9.1	9.0	9.3
醛固酮/肾素/[（ng·dl^{-1}）/（μIU·ml^{-1}）]	2.193	3.352	4.244	42.043

11. 基因检测　单基因遗传性高血压的 Panel 基因检测结果提示，与家族性醛固酮增多症相关的 *CYP11B1*、*KCNJ5*、*CACNA1H*、*CACNA1D* 基因均未发现明确致病变异位点。抽取血标本行长片段聚合酶链反应（XL-PCR），利用 F1/F2 引物进行扩增，得到一条约 3.9kb 的条带（图 10-2B 箭头所示），因此推测 *CYP11B1* 和 *CYP11B2* 基因发生了同源重组，形成了 *CYP11B1/CYP11B2* 嵌合基因。上述提示患者作为先证者（Ⅲ7）首先诊断为家族性醛固酮增多症Ⅰ型，即糖皮质激素可抑制性醛固酮增多症（GRA）。

明确诊断先证者（Ⅲ7）后，发现其家系具有较强的父系高血压家族史（图 10-3）。其父（Ⅱ3）15 岁时发现高血压，最高血压达 200/100mmHg，年轻时诊断为原发性醛固酮增多症，未正规治疗，51 岁时（2006 年 3 月）因主动脉瘤去世。其兄（Ⅲ6）12 岁时发现高血压，最高血压达 200/120mmHg，20 岁时发生脑出血，近 10 年长期规律口服替米沙坦、左旋氨氯地平、吲达帕胺、富马酸比索洛尔降压治疗，平素血压 125/84mmHg，心率 57 次/min。抽取Ⅲ6 立位 2h 血液样本并进行检测：血浆醛固酮 20.5ng/dl（参考值：3.0~35.3ng/dl），血浆肾素 3.9μIU/ml↓（参考值：4.4~46.1μIU/ml），醛固酮/肾素 5.256（ng·dl^{-1}）/（μIU·ml^{-1}）↑[参考值：<3.7（ng·dl^{-1}）/（μIU·ml^{-1}）]；血钾 4.70mmol/L（参考值：3.5~5.3mmol/L）。患者的侄子（Ⅳ3）在我院诊断为原发性醛固酮增多症。患者的 4 位叔叔（与其父同父同母）均患高血压（30 岁左右发现），1 位伯伯（与其父同母异父）也患有高血压（40 岁左右发现）。因此，在征得到患者及家属知情同意后，对其家系的高危亲属进行基因分析。分别对Ⅱ4、Ⅱ5、Ⅱ7、Ⅱ8、Ⅱ9、Ⅱ10、Ⅲ2、Ⅲ3、Ⅲ5、Ⅲ6、Ⅲ7、Ⅳ1、Ⅳ3 抽取血液样本行 XL-PCR，结果显示除先证者外，Ⅲ6 和Ⅳ3 也发现 *CYP11B1/CYP11B2* 嵌合

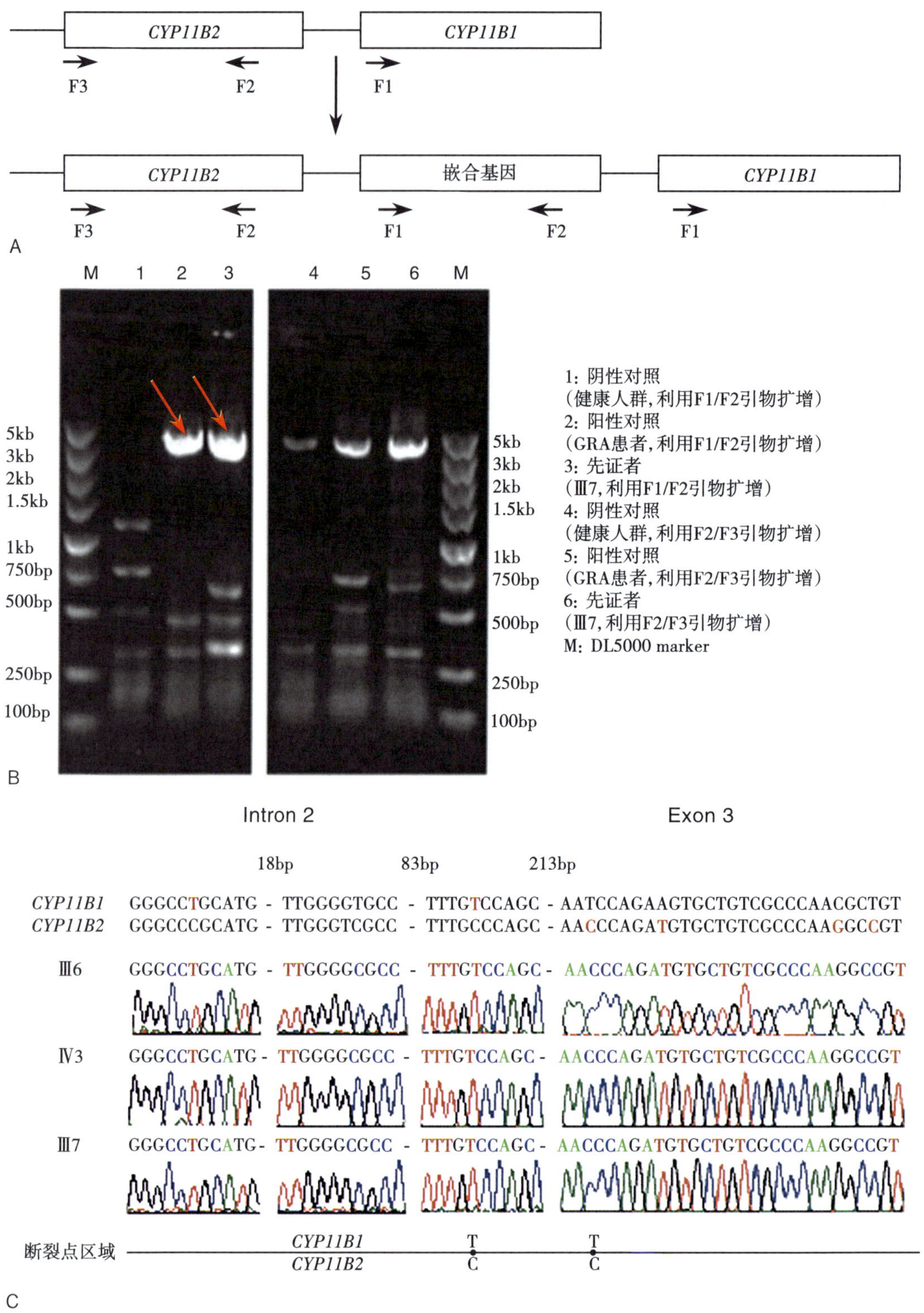
CYP11B2
CYP11B1
F3
F2
F1
CYP11B2
嵌合基因
CYP11B1
F3
F2
F1
F2
F1
A
M 1 2 3 4 5 6 M
5kb
3kb
2kb
1.5kb
1kb
750bp
500bp
250bp
100bp
1：阴性对照
（健康人群，利用F1/F2引物扩增）
2：阳性对照
（GRA患者，利用F1/F2引物扩增）
3：先证者
（Ⅲ7，利用F1/F2引物扩增）
4：阴性对照
（健康人群，利用F2/F3引物扩增）
5：阳性对照
（GRA患者，利用F2/F3引物扩增）
6：先证者
（Ⅲ7，利用F2/F3引物扩增）
M：DL5000 marker
B
Intron 2
Exon 3
18bp
83bp
213bp
CYP11B1 GGGCCTGCATG - TTGGGGTGCC - TTTGTCCAGC - AATCCAGAAGTGCTGTCGCCCAACGCTGT
CYP11B2 GGGCCCCGCATG - TTGGGTCGCC - TTTGCCCAGC - AACCCAGATGTGCTGTCGCCCAAGGCCGT
Ⅲ6 GGGCCTGCATG - TTGGGGCGCC - TTTGTCCAGC - AACCCAGATGTGCTGTCGCCCAAGGCCGT
Ⅳ3 GGGCCTGCATG - TTGGGGCGCC - TTTGTCCAGC - AACCCAGATGTGCTGTCGCCCAAGGCCGT
Ⅲ7 GGGCCTGCATG - TTGGGGCGCC - TTTGTCCAGC - AACCCAGATGTGCTGTCGCCCAAGGCCGT
断裂点区域
CYP11B1
CYP11B2
T
C
T
C
C

图 10-2　基因检测

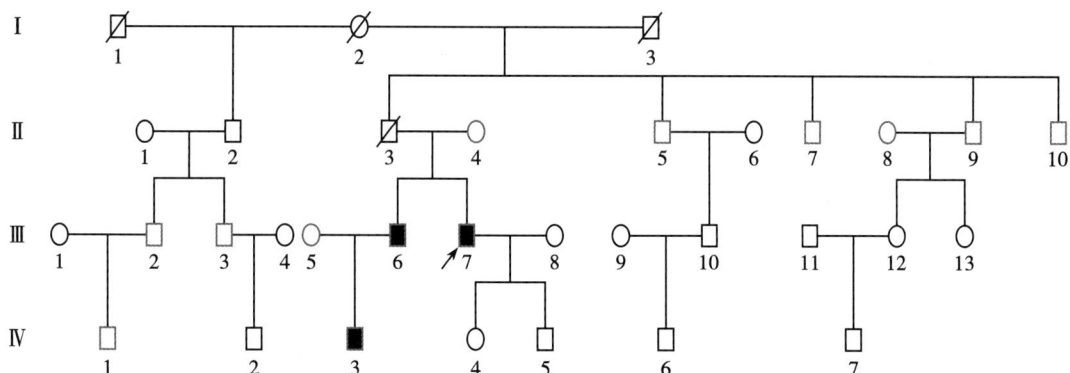

图 10-3　家系图

基因,其余家族成员呈阴性。结合家族史,提示Ⅱ3 临床高度可疑,但因患者已去世,无法取到标本验证嵌合基因,推测Ⅲ6 与Ⅲ7 患病基因可能来自父系遗传。

【诊断】

1. 临床诊断　家族性醛固酮增多症Ⅰ型,即糖皮质激素可抑制性醛固酮增多症(GRA)。

2. 诊断依据　患者临床表现早发高血压(18 岁)。血浆醛固酮、肾素检测结果符合原发性醛固酮增多症的诊断标准。基因检测发现 *CYP11B1/CYP11B2* 嵌合基因。故诊断为家族性醛固酮增多症Ⅰ型,即糖皮质激素可抑制性醛固酮增多症(GRA)。

【治疗】

患者诊断为原发性醛固酮增多症后,给予依普利酮 50mg、1 次/d+比索洛尔 5mg、1 次/d+氨氯地平 5mg、1 次/d。

【随访】

8 个月后复查 24h 动态血压:24h 平均血压 113/71mmHg,心率 72 次/min;日间平均血压 115/73mmHg,心率 73 次/min;夜间平均血压 105/64mmHg,心率 66 次/min。立位:血浆醛固酮 32.5ng/dl(参考值:3.0~35.3ng/dl),血浆肾素 0.5μIU/ml(参考值:4.4~46.1μIU/ml),醛固酮/肾素 65.000(ng·dl^{-1})/(μIU·ml^{-1})[参考值:<3.7(ng·dl^{-1})/(μIU·ml^{-1})]。基因检测结果更正诊断为 GRA 后,与患者沟通后调整治疗方案为地塞米松 0.375mg、1 次/d+比索洛尔 5mg、1 次/d。

2 个月后复查 24h 动态血压:24h 平均血压 119/74mmHg,心率 76 次/min;日间平均血压 121/75mmHg,心率 79 次/min;夜间平均血压 111/69mmHg,心率 67 次/min。血钾 4.54mmol/L。立位:血浆醛固酮 8.3ng/dl,血浆肾素 97.6μIU/ml,醛固酮/肾素 0.085(ng·dl^{-1})/(μIU·ml^{-1})。

4 个月后患者因焦虑、心悸、失眠、无力等症状停用地塞米松,调整为依普利酮 50mg、1 次/d+比索洛尔 5mg、1 次/d+氨氯地平 5mg、1 次/d。

【讨论】

家族性醛固酮增多症Ⅰ型(GRA)为一种特殊类型的原发性醛固酮增多症,属于常染色体显性遗传病,除原发性醛固酮增多症的一些临床表现外,尚有发病年龄小(患者发现高血压年龄多<20岁)、呈家族聚集性且可用小剂量糖皮质激素治疗的特点。本病1966年由Sutherland等[1]首次报道,以后有关报道逐年增多,但由于发病率低,多为个案报道。分布于多个国家,在具有爱尔兰血统的白种人中似更常见[2],黑种人中未见报道。GRA在原发性醛固酮增多症中的发病率为0.5%~1.0%[3],而原发性醛固酮增多症在高血压患者中的检出率目前为5%~9.5%[4-5]。但同时,GRA也是目前认为最常见的单基因致病高血压[6]。1992年,Lifton和他的同事们首次阐明了GRA的遗传机制[7]。正常情况下,在肾上腺皮质球状带,醛固酮合成酶受血管紧张素Ⅱ调控合成醛固酮;在束状带,11β-羟化酶受促肾上腺皮质激素(ACTH)调控合成糖皮质激素。而GRA是由于在减数分裂期间,两条8号染色单体联会时配对不精确和不等交叉,造成8号染色体在醛固酮合成酶基因(CYP11B2)和11β-羟化酶基因(CYP11B1)间相互嵌合,形成一个新的嵌合基因,即由CYP11B1的启动子区(调控区)和CYP11B2的编码区嵌合而成,该嵌合基因不受血管紧张素Ⅱ和血钾调控,而受ACTH调控,在束状带合成具有醛固酮作用的蛋白而致病。应用外源性糖皮质激素,通过负反馈减少ACTH分泌,可以显著降低血浆醛固酮水平,临床症状和生化异常也可以逆转。

在本病例家系中通过DNA序列分析,发现三例阳性患者嵌合基因的不均等交叉位点一致,都是在CYP11B1基因的内含子2和CYP11B2基因的外显子3之间。虽然三例阳性患者发现高血压的年龄均小于20岁,但血压升高的程度不尽相同,Ⅳ3患者为高血压1级(轻度),而Ⅲ7和Ⅲ6均为高血压3级(重度)。此家系中其他阴性患者的高血压发病年龄均大于30岁。在我们的既往认知中,GRA以早发(<20岁)且中、重度高血压为特征。既往报道的家系中也存在同一家系中嵌合基因不均等交叉位点相同,但高血压外显程度并不相同的现象[8-9],目前原因并不清楚,可能包括饮食、年龄、生活习惯等不同,同时伴有的降低血压的基因导致家系嵌合基因外显率降低等原因[10]。GRA表型变异的另一个潜在原因是与醛固酮合成酶基因的等位基因连锁不平衡[11]。父系、母系遗传也有所不同,有报道显示,母系遗传嵌合体的个体在没有高醛固酮水平的情况下平均动脉压显著升高,这表明在子宫内暴露于异常浓度的母体盐皮质激素[12]可上调醛固酮反应的过程[11]。

本家系三例阳性患者均表现为高血浆醛固酮、低肾素,且高醛固酮不能被卡托普利抑制,符合原发性醛固酮增多症的生化改变,但血钾正常。此外,先证者Ⅲ7曾使用排钾利尿剂作为抗高血压药,也未出现低钾血症。既往报道的GRA家系中,有伴随低钾血症的,也有血钾正常或使用噻嗪类利尿剂后出现低钾血症的[13]。GRA患者在高醛固酮血症的背景下血钾水平正常的原因尚不清楚。

一项GRA与早发脑血管并发症相关性的回顾性研究显示[14],在27个GRA家系中共分析了 167 例 GRA 患者,早发出血性脑卒中是特征之一,平均发生年龄为 32 岁,其中 48% GRA 家系和 18% GRA 患者发生颅内动脉瘤破裂导致的出血,与高死亡率相关。相反,非 GRA 的家庭成员未发生脑卒中。因此这项研究建议,GRA 患者从青春期开始每 5 年进行一次磁共振血管造影筛查,以发现颅内隐匿动脉瘤。本家系中III6 患者 20 岁时发生过脑出血,颅内动脉造影提示烟雾病,并未发现颅内动脉瘤。IV3 患者行颅内动脉造影未发现明显异常。

目前,地塞米松抑制试验仍被广泛应用于 GRA 诊断。但有研究显示,与直接筛查 CYP11B1/CYP11B2 嵌合基因相比,地塞米松抑制试验可能有较高的假阳性率。Mulatero 等[15]研究显示,在 60 例高醛固酮血症且地塞米松抑制试验阳性的患者中,有 10% 患者 GRA 相关基因检测呈阴性,而直接筛查嵌合基因对 GRA 的诊断具有 100% 的灵敏度和特异度。之前,该嵌合基因的检测主要通过 DNA 印迹法(Southern blotting)完成,但近年来 XL-PCR 技术也取得了较好的结果。

治疗方面,小剂量糖皮质激素通过负反馈抑制垂体释放 ACTH 从而减少醛固酮的异常分泌,可改善患者高血压及生化异常[16]。但是,须避免药物过量导致的医源性库欣综合征和儿童生长发育受抑制。治疗目标应该是血压正常,而不是生化标志物如尿 18-羟皮质醇(18-OHF)和 18-氧皮质醇(18-oxoF)或血清醛固酮水平的正常化[17]。若血压控制不理想,可联合应用醛固酮受体拮抗剂(依普利酮、螺内酯)。本家系中先证者III7 通过小剂量地塞米松治疗后,血压及血浆醛固酮均明显下降。

综上所述,我们分析了一个中国家系的 3 例 GRA 患者的临床资料及嵌合基因情况,虽然早发高血压及家族聚集性是其临床特征,但同一家系的不同 GRA 患者所伴随的血压及血钾情况可各不相同,而 CYP11B1/CYP11B2 嵌合基因的检测对于 GRA 的确诊具有重要意义。因此,对有早发高血压(年龄<20 岁)家族史的患者,尤其是伴有早发脑出血(年龄<40 岁)家族史且对常规抗高血压药治疗效果不佳的高血压患者,应建议筛查 CYP11B1/CYP11B2 嵌合基因。

(刘小宁)

参 考 文 献

[1] SUTHERLAND D J, RUSE J L, LAIDLAW J C. Hypertension, increased aldosterone secretion and low plasma renin activity relieved by dexamethasone[J]. Can Med Assoc J, 1966, 95(22): 1109-1119.

[2] DLUHY R G, LIFTON R P. Glucocorticoid-remediable aldosteronism[J]. Endocrinol Metab Clin North Am, 1994, 23(2): 285-297.

[3] PIZZOLO F, TRABETTI E, GUARINI P, et al. Glucocorticoid remediable aldosteronism(GRA)screening in hypertensive patients from a primary care setting[J]. J Hum Hypertens, 2005, 19(4): 325-327.

[4] FARDELLA C E, MOSSO L, GÓMEZ-SÁNCHEZ C, et al. Primary hyperaldosteronism in essential hypertensives: Prevalence, biochemical profile, and molecular biology[J]. J Clin Endocrinol Metab, 2000, 85

（5）：1863-1867.

［5］ LOH K C,KOAY E S,KHAW M C,et al. Prevalence of primary aldosteronism among Asian hypertensive patients in Singapore［J］. J Clin Endocrinol Metab,2000,85（8）:2854-2859.

［6］ MCMAHON G T,DLUHY R G. Glucocorticoid-remediable aldosteronism［J］. Arq Bras Endocrinol Metabol, 2004,48（5）:682-686.

［7］ LIFTON R P,DLUHY R G,POWERS M,et al. Hereditary hypertension caused by chimaeric gene duplications and ectopic expression of aldosterone synthase［J］. Nat Genet,1992,2（1）:66-74.

［8］ DLUHY R G,ANDERSON B,HARLIN B,et al. Glucocorticoid-remediable aldosteronism is associated with severe hypertension in early childhood［J］. J Pediatr,2001,138（5）:715-720.

［9］ MULATERO P,DI CELLA S M,WILLIAMS T A,et al. Glucocorticoid remediable aldosteronism:Low morbidity and mortality in a four-generation Italian pedigree［J］. J Clin Endocrinol Metab,2002,87（7）:3187-3191.

［10］ DLUHY R G,LIFTON R P. Glucocorticoid-remediable aldosteronism（GRA）:Diagnosis,variability of phenotype and regulation of potassium homeostasis［J］. Steroids,1995,60（1）:48-51.

［11］ JAMIESON A,SLUTSKER L,INGLIS G C,et al. Glucocorticoid-suppressible hyperaldosteronism:Effects of crossover site and parental origin of chimaeric gene on phenotypic expression［J］. Clin Sci（Lond）,1995,88（5）: 563-570.

［12］ WYCKOFF J A,SEELY E W,HURWITZ S,et al. Glucocorticoid-remediable aldosteronism and pregnancy［J］. Hypertension,2000,35（2）:668-672.

［13］ RICH G M,ULICK S,COOK S,et al. Glucocorticoid-remediable aldosteronism in a large kindred:Clinical spectrum and diagnosis using a characteristic biochemical phenotype［J］. Ann Intern Med,1992,116（10）: 813-820.

［14］ LITCHFIELD W R,ANDERSON B F,WEISS R J,et al. Intracranial aneurysm and hemorrhagic stroke in glucocorticoid-remediable aldosteronism［J］. Hypertension,1998,31（1 Pt 2）:445-450.

［15］ MULATERO P,VEGLIO F,PILON C,et al. Diagnosis of glucocorticoid-remediable aldosteronism in primary aldosteronism:Aldosterone response to dexamethasone and long polymerase chain reaction for chimeric gene ［J］. J Clin Endocrinol Metab,1998,83（7）:2573-2575.

［16］ LITCHFIELD W R,NEW M I,COOLIDGE C,et al. Evaluation of the dexamethasone suppression test for the diagnosis of glucocorticoid-remediable aldosteronism［J］. J Clin Endocrinol Metab,1997,82（11）:3570-3573.

［17］ STOWASSER M,BACHMANN A W,HUGGARD P R,et al. Treatment of familial hyperaldosteronism type Ⅰ: Only partial suppression of adrenocorticotropin required to correct hypertension［J］. J Clin Endocrinol Metab, 2000,85（9）:3313-3318.

病例 11

不简单的妊娠期高血压
——肾素瘤

【病史摘要】

患者女性,29 岁,因"发现血压升高 4 年"于 2019 年 1 月 18 日入院。患者 4 年前妊娠时发现血压升高,无头晕、头痛等伴随症状,测血压(140~150)/(90~100)mmHg,服用拉贝洛尔 100mg、3 次/d,血压控制在 140/90mmHg 左右。产后患者口服缬沙坦氢氯噻嗪片 1 片、1 次/d,血压控制欠佳,血压维持在(140~190)/(100~120)mmHg,并伴头痛、心悸、出汗,2019 年 1 月 12 日就诊于外院,检查腹部 CT 显示:①可疑左肾上腺结合部增生结节;②右肾中部稍低密度影,考虑囊肿可能。3 天前开始服用培哚普利 8mg、1 次/d,血压在 150/100mmHg 左右。为进一步诊治由门诊收入院。患者病程中无夜尿增多,无乏力及周期性瘫痪等伴随表现。既往史及个人史均无特殊,父母无高血压病史。

入院查体:身高 160cm,体重 50kg,BMI 19.5kg/m²。体温 36.5℃,脉搏 92 次/min,呼吸 18 次/min,血压 141/98mmHg。神志清,无特殊病容。双肺呼吸音清晰,未闻及干、湿啰音。心率 92 次/min,律齐,未闻及心脏杂音。腹部软,无压痛、反跳痛。双下肢无水肿,颈部及后背、腹部未闻及血管杂音。

【辅助检查】

(一) 常规检查

1. 血清生化 总蛋白 61.3g/L,白蛋白 39g/L,谷丙转氨酶 9IU/L,谷草转氨酶 19IU/L,葡萄糖 3.78mmol/L,肌酐 52μmol/L,尿酸 193μmol/L,TG 0.99mmol/L,HDL-C 1.32mmol/L,LDL-C 2.66mmol/L;HbA1c 5.0%;NT-proBNP 35.8pg/ml(参考值:<150pg/ml);心肌梗死三项未见异常;ESR 2mm/h;CRP 1.21mg/L(参考值:0~8mg/L)。

血钾、血钠、血氯见表 11-1。

2. 血、尿、便常规 未见异常。

3. 胸部 X 线检查 两肺纹理大致正常,主动脉结不宽,肺动脉段平直,心脏各房室不大,心胸比 0.44;心、肺未见明显异常。

表 11-1　血钾、血钠、血氯变化

单位：mmol/L

项目	日期				参考值
	2019-01-18	2019-01-19	2019-01-22	2019-01-22（补钾后）	
血钾	4.01	3.83	3.10↓	4.04	3.5~5.3
血钠	134.83↓	139.64	132.82↓	135.57↓	137~147
血氯	98.50↓	101.90	94.69↓	99.18	99~110

（二）血压水平评估

1. 24h 动态血压　24h 动态血压（用药：缓释维拉帕米 240mg、1 次/d）：24h 平均血压 126/85mmHg，心率 81 次/min；日间平均血压 126/85mmHg，心率 85 次/min；夜间平均血压 123/85mmHg，心率 65 次/min。

2. 四肢血压及踝肱指数（ABI）　右上肢 119/78mmHg，左上肢 116/65mmHg，右下肢 133/86mmHg，左下肢 136/79mmHg。右侧 ABI 1.12，左侧 ABI 1.14。右侧肱踝脉搏波传导速度（baPWV）1 187cm/s，左侧 baPWV 1 137cm/s。

（三）高血压靶器官损害

1. 尿液检查　尿蛋白定量 0.05g/24h；尿微量白蛋白/肌酐 10.6mg/g；尿钾（2019-01-18）25.16mmol/24h；尿钠 25.99mmol/24h。

2. 超声心动图　LA 30mm，LV 46mm，LVEF 60%，室间隔厚度 13mm，左心室壁增厚（后壁 12mm）。

（四）继发性高血压原因筛查

1. 睡眠呼吸监测　AHI 0.2 次/h，呼吸暂停发作次数 0 次，低通气发作次数 1 次，最长低通气时间 16s；最低血氧值 91%；平均血氧值 98%。结论：不符合睡眠呼吸暂停低通气综合征。

2. 甲状腺功能、性激素六项检查　甲状腺功能未见异常；性激素六项：睾酮（T）、黄体生成素（LH）、催乳素（PRL）、卵泡刺激素（FSH）均在正常范围内，孕酮 1.39ng/ml（参考值：3.34~25.56ng/ml）；雌二醇 39.61pg/ml（参考值：55.8~214.2pg/ml）。

3. 卧、立位醛固酮肾素试验　结果见表 11-2。

表 11-2　卧、立位醛固酮肾素试验

检查日期	体位	醛固酮/(ng·dl^{-1})	肾素/(μIU·ml^{-1})	醛固酮/肾素/[(ng·dl^{-1})/(μIU·ml^{-1})]
2019-01-21	立位	29.3	971.0	0.030
	卧位	9.9	794.0	0.012
2019-01-22	立位	43.9	591.0	0.074
	卧位	25.3	859.0	0.029

4. **血儿茶酚胺及代谢产物**　未见异常。

5. **尿儿茶酚胺代谢产物**　未见明显异常。

6. **双侧肾上腺、肾动脉及肾增强 CT**　双侧肾上腺形态、大小正常,未见异常密度影;增强后右肾中段皮质可见一低密度结节,大小约 8mm,边界清晰,增强及延迟 CT 值分别约为 53HU 及 81HU;左肾形态、结构和密度未见异常。

上腹部及下腹部动脉 CT 三维成像:腹主动脉显影良好,管壁未见增厚钙化,管腔未见狭窄及扩张改变;腹腔干、肠系膜上动脉显影良好,未见斑块及狭窄;双肾动脉显影良好,未见狭窄和斑块;双侧附件区可见囊性水样低密度灶。

结论:右肾低密度结节,建议进一步检查。双侧肾动脉和肾脏未见异常;双侧附件囊肿(图 11-1)。

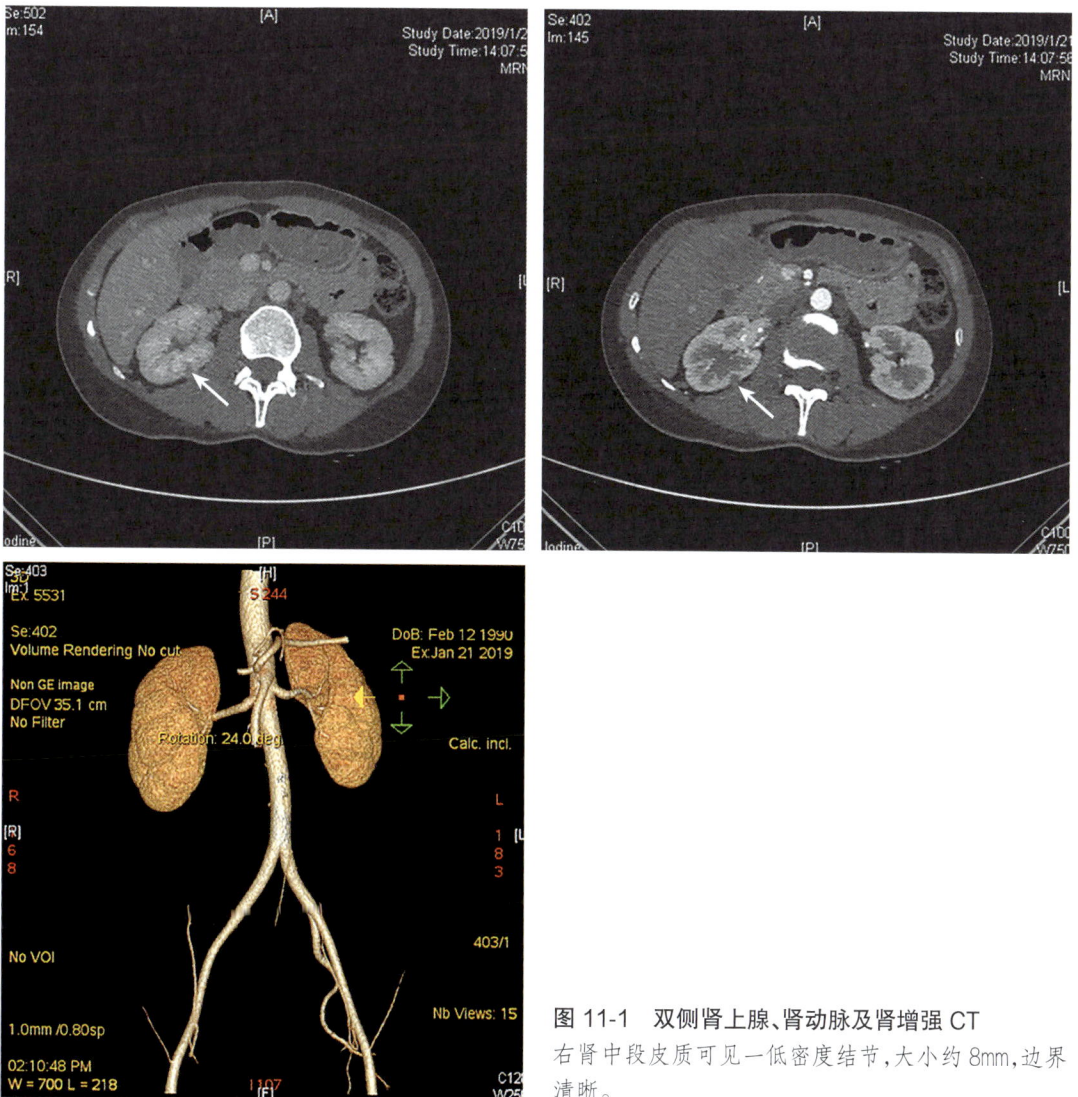

图 11-1　双侧肾上腺、肾动脉及肾增强 CT
右肾中段皮质可见一低密度结节,大小约 8mm,边界清晰。

7. 血清皮质醇 皮质醇:(0 时)3.0μg/dl,(8 时)21.1μg/dl。ACTH:(0 时)<<5pg/ml,(8 时)6.83pg/ml。1mg 过夜地塞米松抑制试验:(用药后)1.0μg/dl。

8. 经右肘正中静脉肾静脉造影及采血术 结果见表 11-3。

表 11-3 经右肘正中静脉肾静脉造影及采血术

检测项目	下腔静脉远端	下腔静脉近端	右肾静脉下	右肾静脉上	左肾静脉	左肾静脉主干	参考值
醛固酮/(ng·dl^{-1})	86.0	58.7	46.0	36.8	36.3	59.0	3.0~23.6
肾素/(μIU·ml^{-1})	1 721.0	1 745.0	1 754.0	1 978.0	1 681.0	2 660.0	2.8~39.9
醛固酮/肾素/[(ng·dl^{-1})/(μIU·ml^{-1})]	0.05	0.034	0.026	0.019	0.022	0.022	<3.7

【诊断与鉴别诊断】

(一) 诊断

肾素瘤可能大,继发性高血压。

诊断依据:患者年轻女性,主要表现为高血压,无肥胖及高血压家族史;实验室检查表现为间断低钾以及血肾素卧位和立位均明显升高,CT 提示右肾 8mm 低密度结节。

(二) 鉴别诊断

患者明显肾素升高,醛固酮偏高,为继发性醛固酮增多症。需鉴别:①肾动脉狭窄:患者肾动脉 CT 未见肾动脉主干及主要分支的狭窄,不支持;②肾实质性高血压:也可表现为高肾素,但患者无肾病史,肌酐水平正常,尿常规及尿微量白蛋白/肌酐在正常范围,不支持;③恶性高血压:患者血压水平虽偏高,但未见明显心、脑、肾血管等急性损伤所导致的临床表现,不支持;④睡眠呼吸暂停综合征:重度睡眠呼吸暂停患者可合并肾素升高,RAAS 激活,但肾素升高程度不重,患者睡眠呼吸监测结果不符合。

【治疗】

主要用药为缓释维拉帕米 240mg、1 次/d 口服→240mg、2 次/d 口服;2019 年 1 月 25 日逐渐替换为比索洛尔 5mg、1 次/d+雷米普利 5mg、1 次/d;2019 年 1 月 29 日出院前换为厄贝沙坦 150mg、1 次/d。行双侧肾静脉采血,未能发现优势侧。诊断为右肾肾素瘤、继发性高血压。2019 年 2 月 25 日患者于外院行右肾部分切除术。术后病理:肉眼可见直径为 0.5cm 的灰白色结节,紧邻被膜;组织病理显示(右肾肿瘤)符合肾小球旁器细胞瘤(图 11-2);免疫组织化学染色显示 CD117(+),

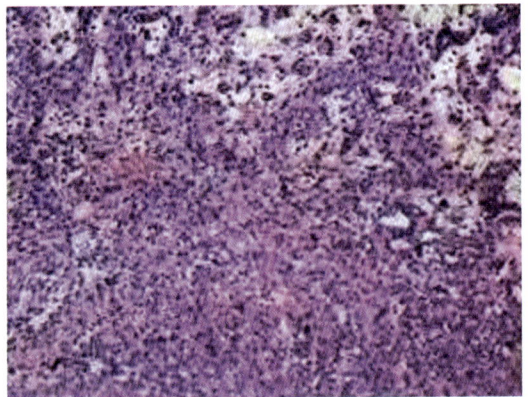

图 11-2 术后病理

Actin(−),CD34(+),AE1/AE3(−),Vimentin(+),S100(−),PAX-8(−),PSA(−)。特殊染色结果：PAS 染色(+)。

【随访】

术后当晚血压正常,之后血压持续正常,复查血钾未再发生低钾血症。

【讨论】

肾素瘤,也称为肾球旁细胞瘤(juxtaglomerular cell tumor,JCT),是一种罕见的良性肾脏肿瘤,1967 年由 Robertson 及同事首次报道。肾素瘤分泌过多的肾素激活肾素-血管紧张素-醛固酮系统,导致高肾素及继发性醛固酮增多症,主要临床表现为高血压、低钾血症、头痛、头晕、恶心、呕吐、心悸和出汗[1]。截至目前,关于肾素瘤的文献以个案病例报道为主,少数为医疗中心的病例系列,缺乏大样本量研究。一般认为肾素瘤好发于年轻人,女性多发(女性与男性发病率比约 2∶1)。北京协和医院研究者于 2010 年首次提出,将肾素瘤按临床表现分为典型(高血压、低血钾)、非典型(有高血压,无低血钾)和无功能型(血压、血钾均正常)3 种类型,后两种类型血浆肾素、血钾可能为正常水平,因而漏诊率较高[2]。但肾素水平正常的肾素瘤,是间歇性分泌肾素还是循环水平无法检测或不分泌肾素,均有待进一步探讨。

肾素瘤的诊断率低,除该病发病率低外,还有血浆肾素醛固酮检查的应用尚不普及,以及肾素瘤通常直径较小,肾脏超声和 CT 影像上容易误诊为囊肿或其他分泌肾素的肿瘤性疾病(如肾母细胞瘤、先天性中胚层细胞肾瘤、肾细胞癌等)的原因。血浆肾素醛固酮水平在典型病例中表现为卧位和立位肾素均明显升高,继发性醛固酮增多[3-4]。在排除肾动脉狭窄、主动脉狭窄/缩窄、肾实质性疾病、睡眠呼吸暂停综合征等引起继发性醛固酮增多症的疾病,并除外原发性醛固酮增多症、皮质醇增多症、嗜铬细胞瘤/副神经节瘤、甲状腺功能异常等其他继发性高血压的病因后,须考虑肾素瘤[5]。

影像学检查对于肾素瘤的诊断同样重要。超声表现为低回声的圆形或椭圆形肿块,壁薄,边界清楚,常误诊为肾脏囊肿。CT 平扫显示肾素瘤位于肾皮质,边界清楚,呈等密度或低密度,增强相呈低密度,易与囊肿混淆;肾素瘤早期无强化,晚期显示低度强化,其延迟低度强化这一特征所表现出的低血供或无血管表现可能是由血管紧张素Ⅱ的强局部血管收缩效应和/或缺乏新生血管导致的,与肾脏恶性肿瘤不同。当 CT 鉴别困难时,建议进行肾脏 MRI 检查[6]。肾素瘤在 MRI 的 T_1 加权像上呈等信号或低信号,在 T_2 加权像上呈低信号、等信号或不均匀高信号。对比增强低,略不均匀,且延迟。弥散加权成像(diffusion weighted imaging,DWI)对检测易被 CT/T_1WI 和 T_2WI 漏诊的等密度小瘤体高度灵敏,从而增加肾素瘤的检出;在 DWI 上,肾素瘤呈现高信号,并可通过表观扩散系数(apparent diffusion coefficient,ADC)进行定量分析。尚有不少肾素瘤的 MRI 可观察到薄的外围"假包膜",T_2 加权像呈低信号,T_1 加权像及增强像均不存在;为受压的正常肾实质和纤维组织,但不特异(亦可见于肾细胞癌)。尚有个案报道因应用抑制肾素-血管紧张素系统的药物,掩盖了肾素瘤相关的低钾血症,从而导致延误诊断。

分侧肾静脉采血可确定肾素活性,理论上被认为有助于肾素瘤的定性及定位诊断。研究均采用两侧肾素浓度比值>1.5来定义分泌优势侧(即患侧),统计显示比值为1.5时判断肾素分泌的患侧定位的特异度最高,灵敏度和特异度分别为56%和94%。这提示分侧肾静脉采血阳性率不高,部分病例研究报道阳性率仅25%。少数研究认为,操作过程中应用利尿剂及肾素-血管紧张素系统(RAS)阻滞剂可促进肾素分泌并能提高阳性率,但需要更多研究证实;由于该检查的阳性率低且复杂度高,既往研究并未推荐常规使用。

肾素瘤的最终诊断依赖于术后病理检查。从组织学上看,肿瘤细胞呈多边形或梭形,中央有一圆形的规则细胞核,核内有丰富的颗粒状嗜酸性胞质,PAS染色呈阳性,免疫组织化学检查显示肾素(renin)、肌动蛋白(actin)、波形蛋白(vimentin)和CD34染色呈阳性。大量棱角分明的菱形肾素原颗粒具有特征性的诊断意义。

肾素瘤通常很小且为良性,手术切除肿瘤是治愈肾素瘤的唯一方法。肿瘤多较小,且位置浅表,可行保留肾单位的部分肾切除术;对于深部和中央部位的肿瘤,应酌情行根治性肾切除术。腹膜后腹腔镜肾部分切除术疗效确切,创伤小,越来越普及。个案研究还报道了经皮射频消融术治疗肾素瘤,并发症更少及创伤更小,但缺乏长期随访数据,亦缺乏与手术治疗的对照研究,有待更深入的探索。术后局部复发和转移罕见。术后绝大多数患者血压和血浆肾素水平恢复正常。少数患者在术后高血压复发,一种原因是患者发生了原发性高血压,另一种可能则是肿瘤的复发或转移。故建议对于肿瘤体积较大或侵犯周围组织和血管的肾素瘤病例以及老年患者,术后应进行密切随访。

(郝素芳)

参 考 文 献

［1］ CHO M J,SUNG E Y,PARK J A,et al. Congestive heart failure as an initial manifestation of reninoma［J］. J Pediatr Endocrinol Metab,2011,24(11/12):1085-1087.

［2］ DONG D,LI H,YAN W,et al. Juxtaglomerular cell tumor of the kidney:A new classification scheme［J］. Urol Oncol,2010,28(1):34-38.

［3］ WONG L,HSU T H,PERLROTH M G,et al. Reninoma:Case report and literature review［J］. J Hypertens,2008,26(2):368-373.

［4］ LIU K,WANG B,MA X,et al. Minimally invasive surgery-based multidisciplinary clinical management of reninoma:A single-center study［J］. Med Sci Monit,2019,25:1600-1610.

［5］ KANG S,CHEN F,ZHONG Y,et al. Preoperative diagnosis of juxtaglomerular cell tumors in eight patients［J］. J Clin Hypertens(Greenwich),2016,18(10):982-990.

［6］ FAUCON A L,BOURILLON C,GRATALOUP C,et al. Usefulness of magnetic resonance imaging in the diagnosis of juxtaglomerular cell tumors:A report of 10 cases and review of the literature［J］. Am J Kidney Dis,2019,73(4):566-571.

病例 12

高血压，顽固性低血钾，反复胸闷气短
——老年肾素瘤

【病史摘要】

患者女性，73岁，因"发现血压升高14年，血压控制欠佳3年"入院。患者于2005年出现间断头晕，严重时伴恶心，无呕吐，监测血压高于140/90mmHg，最高达220/？ mmHg，服用复方利血平氨苯蝶啶片，血压控制平稳。近3年来无诱因，血压控制欠佳，波动在（160~180）/（90~100）mmHg，服用氨氯地平5mg、1次/d，血压仍波动在（140~150）/（80~90）mmHg，同时出现双下肢水肿，晨轻暮重，且近1年来较前加重。2017年9月出现乏力、心悸，当地医院查血钾3.05mmol/L，补钾治疗后恢复正常，未诊治。2019年6月患者住院查血钾为2.95mmol/L，8月在当地医院查血钾为2.49mmol/L。此后患者服用螺内酯20mg、1次/d+氯化钾缓释片1g、3次/d+氨氯地平5mg、2次/d，监测血压150/90mmHg左右。2019年9月于外院行肾上腺CT检查提示双侧肾上腺局部略增厚，延迟期左侧肾上腺小结节（5.7mm×5.2mm），双肾小囊肿，左肾中部增强扫描可疑略低密度灶，性质待定。近1年来夜尿多，3~5次/晚，无夜间打鼾及其他伴随症状。为求进一步诊治收入院。入院后完善相关检查，考虑肾素瘤诊断可能性大，予调整为洗脱药物特拉唑嗪片2mg、2次/d，盐酸维拉帕米缓释片240mg、1次/d，并予阿托伐他汀钙片20mg、1次/晚调脂，氯化钾缓释片1g、3次/d补钾治疗，病情好转后出院。出院后患者继续服用上述药物，监测血压在（150~180）/（90~100）mmHg。2019年11月15日于外院行肾脏MRI后，于2019年11月20日第二次住我院，入院前1个月患者明显乏力，伴食欲减退及剑突下不适，入院当日晨4时恶心、呕吐多次，数次为胃内容物，呕血1次。发病以来，精神、食欲差，体力下降。

2009年曾因直肠肿瘤行手术治疗，病理为良性；2009年右侧眼底出血，目前右眼视力0.2；2019年8月当地医院头颅CT提示腔隙性脑梗死。否认糖尿病、冠心病病史。患者无烟酒史，个人史无特殊。24岁结婚，育有2子，体健。父母已故，高血压病史不详。无家族性心血管疾病史。

入院查体：身高152cm，体重52kg，BMI 22.5kg/m²。血压156/93mmHg（第二次住院血压172/100mmHg），神志清，无特殊病容，双肺呼吸音清晰，未闻及干、湿啰音。心率69次/min，

律齐,未闻及心脏杂音。腹部软,无压痛、反跳痛,双下肢无水肿,颈部及后背、腹部未闻及血管杂音。

【第一次住院辅助检查】

(一) 常规检查

1. **血清生化** 谷丙转氨酶 15IU/L,谷草转氨酶 33IU/L,钾 3.47mmol/L(参考值:3.5~5.3mmol/L),钠 133.8mmol/L(参考值:137~147mmol/L),氯 91.4mmol/L(参考值:99~110mmol/L),血糖 5.64mmol/L,肌酐 72μmol/L,尿酸 250μmol/L,同型半胱氨酸 22.63μmol/L(参考值:15~20μmol/L),TG 1.33mmol/L,HDL-C 2.47mmol/L(参考值:0.7~1.59mmol/L),LDL-C 4.51mmol/L;心肌梗死三项显示高敏肌钙蛋白(hs-cTnI)0.041ng/ml(参考值:0~0.016ng/ml),肌酸激酶同工酶(CK-MB)、肌红蛋白在正常范围;HbA1c 5.6%,NT-proBNP 331pg/ml(参考值:<150pg/ml)。

2. **血常规、便常规、便隐血** 未见异常。

3. **尿常规** 蛋白 1+~2+,隐血阴性。

4. **胸部 X 线检查** 两肺纹理大致正常,主动脉结宽,肺动脉段平直,左心室圆隆,心胸比 0.53。

(二) 血压水平评估

1. **24h 动态血压** 24h 平均血压 149/95mmHg,心率 76 次/min;日间平均血压 148/95mmHg,心率 79 次/min;夜间平均血压 151/95mmHg,心率 70 次/min。

2. **四肢血压及踝肱指数(ABI)** 右侧上肢 159/98mmHg,右侧下肢 175/97mmHg,左侧上肢 147/92mmHg,左侧下肢 175/98mmHg。右侧 ABI 1.10,左侧 ABI 1.10。右侧 baPWV 2 364cm/s,左侧 baPWV 2 514cm/s。

(三) 高血压靶器官损害

1. **尿液检查** 24h 尿蛋白定量 0.9g(参考值:0.03~0.14g);尿微量白蛋白/肌酐 1 725.28mg/g(参考值:0~30mg/g);尿钾(2019-10-21)65.27mmol/24h;尿钠 151.21mmol/24h。

2. **超声心动图** LA 38mm,LV 47mm,LVEF 60%,静息状态下心内结构及血流未见明显异常。

(四) 继发性高血压原因筛查

1. **甲状腺功能、性激素六项检查** 甲状腺功能:TSH 6.59μIU/ml(参考值:0.55~4.78μIU/ml),余未见异常。性激素六项:睾酮(T)<7ng/dl(参考值:14~76ng/dl),孕酮、雌二醇、黄体生成素(LH)、催乳素(PRL)、卵泡刺激素(FSH)均在正常范围。

2. **血儿茶酚胺及代谢产物** 血儿茶酚胺(包括去甲肾上腺素、肾上腺素及多巴胺)及代谢产物(包括甲氧基去甲肾上腺素、甲氧基肾上腺素及 3-甲氧酪胺)未见异常。

3. **尿儿茶酚胺代谢产物** 尿儿茶酚胺代谢产物(包括甲氧基去甲肾上腺素、甲氧基肾上腺素和 3-甲氧酪胺)未见异常。

4. **双侧肾上腺、肾动脉及肾增强 CT** 双侧肾上腺结合部增粗(约 10mm),可疑稍低密度小结节影(横径约 5mm)。左肾皮质散在小圆形低密度灶(多发小囊肿),左肾中部可见一类圆形囊性低密度病灶,横径约 18mm,密度欠均,增强扫描 CT 值 18~68HU,延迟扫描未见强化,性质待定。主动脉粥样硬化改变,双肾动脉未见有意义狭窄。副脾见图 12-1。

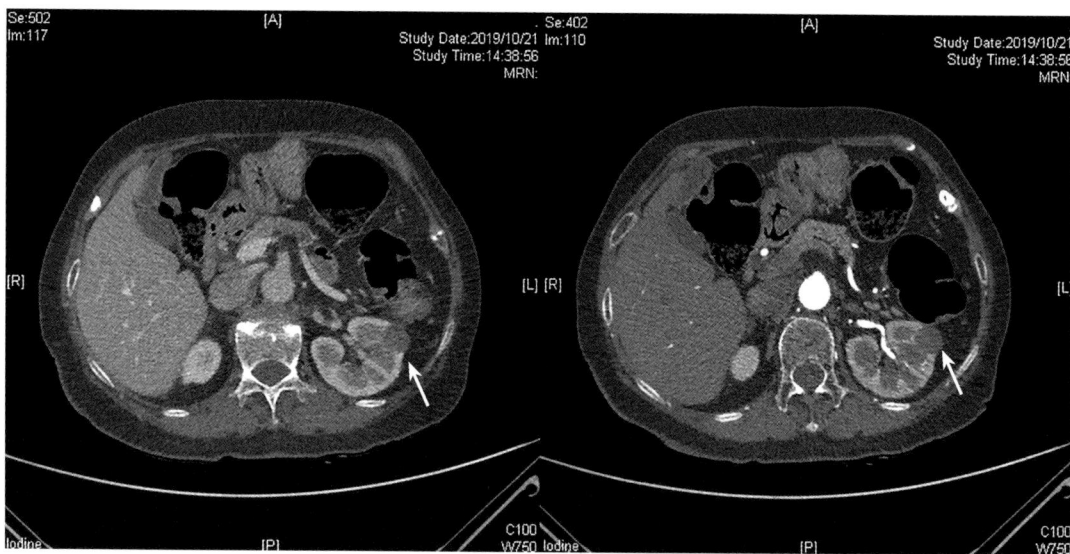

图 12-1 双侧肾上腺、肾动脉及肾增强 CT

5. 血清皮质醇 皮质醇:(0 时)11.0μg/dl,(8 时)15.6μg/dl。ACTH:(0 时)<<5.00pg/ml,(8 时)<<5.00pg/ml。1mg 过夜地塞米松抑制试验:给药后皮质醇 3.0μg/dl。

【第二次住院辅助检查】

(一) 常规检查

1. 血清生化 谷丙转氨酶、谷草转氨酶、肌酐未见异常,血糖 6.4mmol/L(参考值:3.58~6.05mmol/L),同型半胱氨酸 22.63μmol/L(参考值:15~20μmol/L),TG 1.24mmol/L,HDL-C 2.8mmol/L(参考值:0.7~1.59mmol/L),LDL-C 2.53mmol/L;心肌梗死三项显示 hs-cTnI 0.036ng/ml(参考值:0~0.016ng/ml),CK-MB、肌红蛋白在正常范围;NT-proBNP 1 265pg/ml(参考值:<150pg/ml)。

两次住院期间多次查血钾、血钠及 NT-proBNP 的结果及变化趋势见图 12-2~图 12-4。

2. 血常规 未见异常。

3. 动态心电图 平均 73 次/min,最慢 53 次/min,最快 106 次/min,23h 共记录心搏 96 873 次。房性期前收缩 1 021 次,房性心动过速 1 阵,持续 4 个心搏,未见长于 2.0s 的长 RR 间期。

4. 胸部 X 线检查 两肺淤血重,未见实变,主动脉结宽,肺动脉段平直,左心室增大。印象:左心增大,左心功能不全。

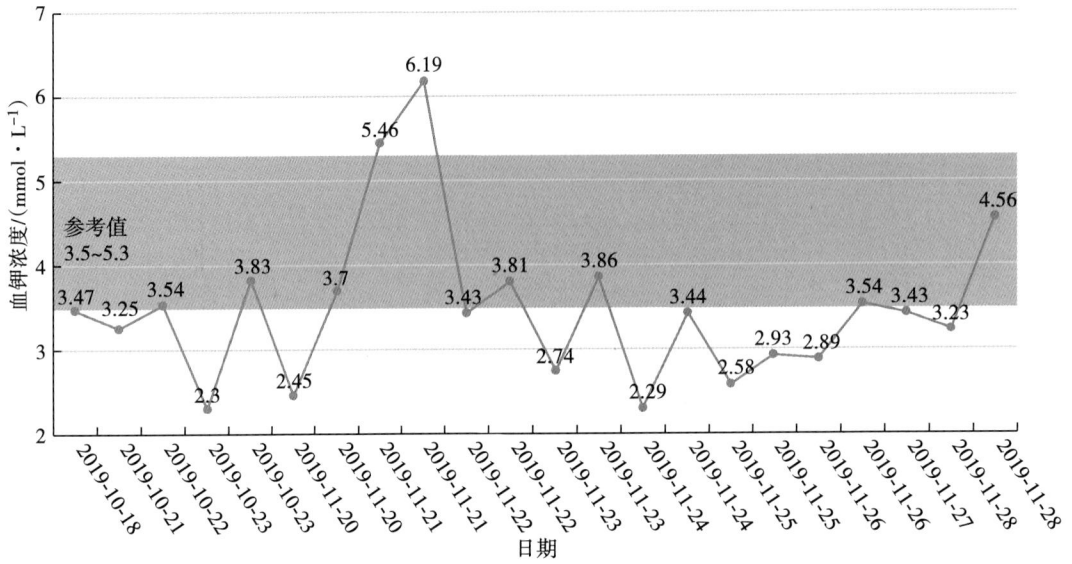

图 12-2　血钾检测结果

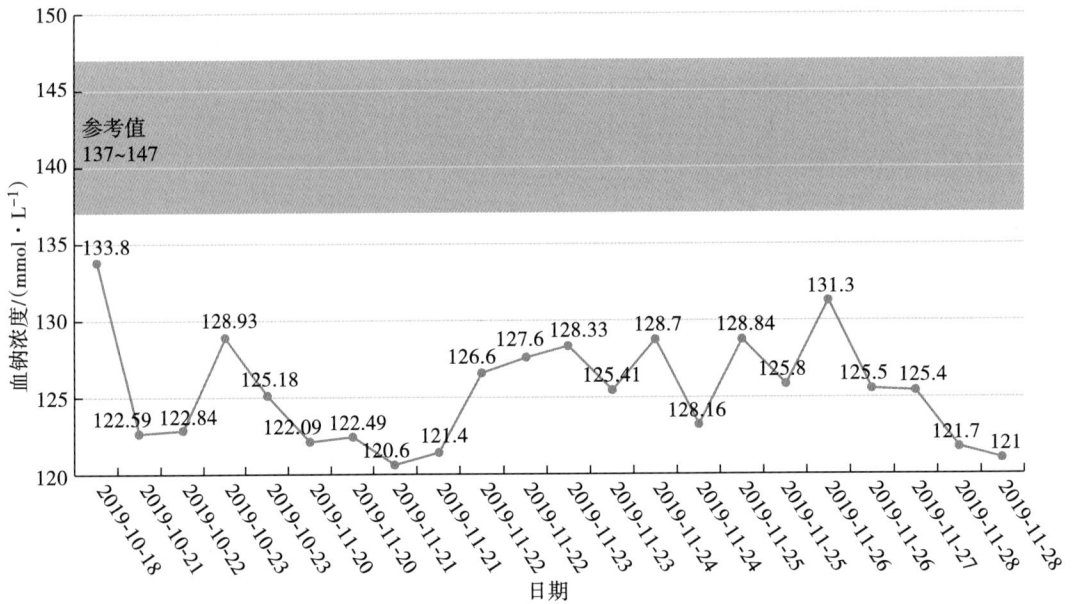

图 12-3　血钠检测结果

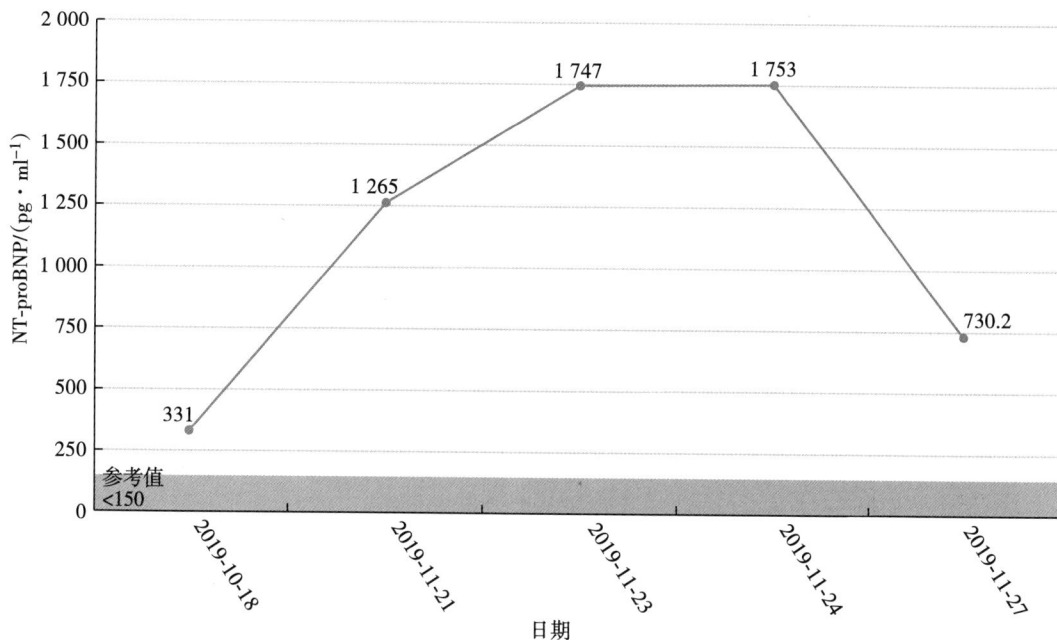

图 12-4　NT-proBNP 检测结果

(二) 继发性高血压原因筛查

1. 卧、立位醛固酮肾素试验　两次住院多次查血卧、立位醛固酮、肾素水平，结果见表 12-1。

表 12-1　卧、立位醛固酮、肾素及醛固酮/肾素检查结果

检查日期	体位	醛固酮/(ng·dl⁻¹)	肾素/(μIU·ml⁻¹)	醛固酮/肾素/[(ng·dl⁻¹)/(μIU·ml⁻¹)]
2019-10-20	立位	64.0	4 270.0	0.015
	卧位	28.7	2 206.0	0.013
2019-10-23	立位	144.0	2 804.0	0.051
	卧位	57.5	2 971.0	0.019
2019-11-20	立位	127.5	6 080.0	0.021
	卧位	62.1	4 812.0	0.013
2019-11-25	输液前	110.0	3 122.5	0.035
	输液后	77.5	3 112.5	0.025

2. 经右肘正中静脉肾静脉造影及采血术　结果见表 12-2。

表 12-2　经右肘正中静脉肾静脉造影及采血术

检测项目	下腔静脉远端	下腔静脉近端	右肾静脉	左肾静脉	参考值
醛固酮/(ng·dl⁻¹)	92.0	78.4	110.0	77.5	3.0~23.6
肾素/(μIU·ml⁻¹)	2 907.0	2 972.5	3 122.5	3 112.5	2.8~39.9
醛固酮/肾素/[(ng·dl⁻¹)/(μIU·ml⁻¹)]	0.032	0.026	0.035	0.025	<3.7

3. 肾脏磁共振成像　左肾中部可见一类圆形稍长 T_2、等 T_1 信号影，直径约 1.8cm，边界清，似可见包膜，DWI 与肾实质等信号，增强扫描动脉期强化不明显，静脉及延迟期可见轻度不均匀强化；左肾另可见多发性类圆形长 T_1、长 T_2 信号影，大者直径为 0.4cm，增强扫描未见强化；右肾未见异常，双侧肾上腺未见明显异常。印象：左肾囊实性占位（Bosniak Ⅳ级），左肾多发性囊肿（Bosniak Ⅰ级）（图 12-5）。

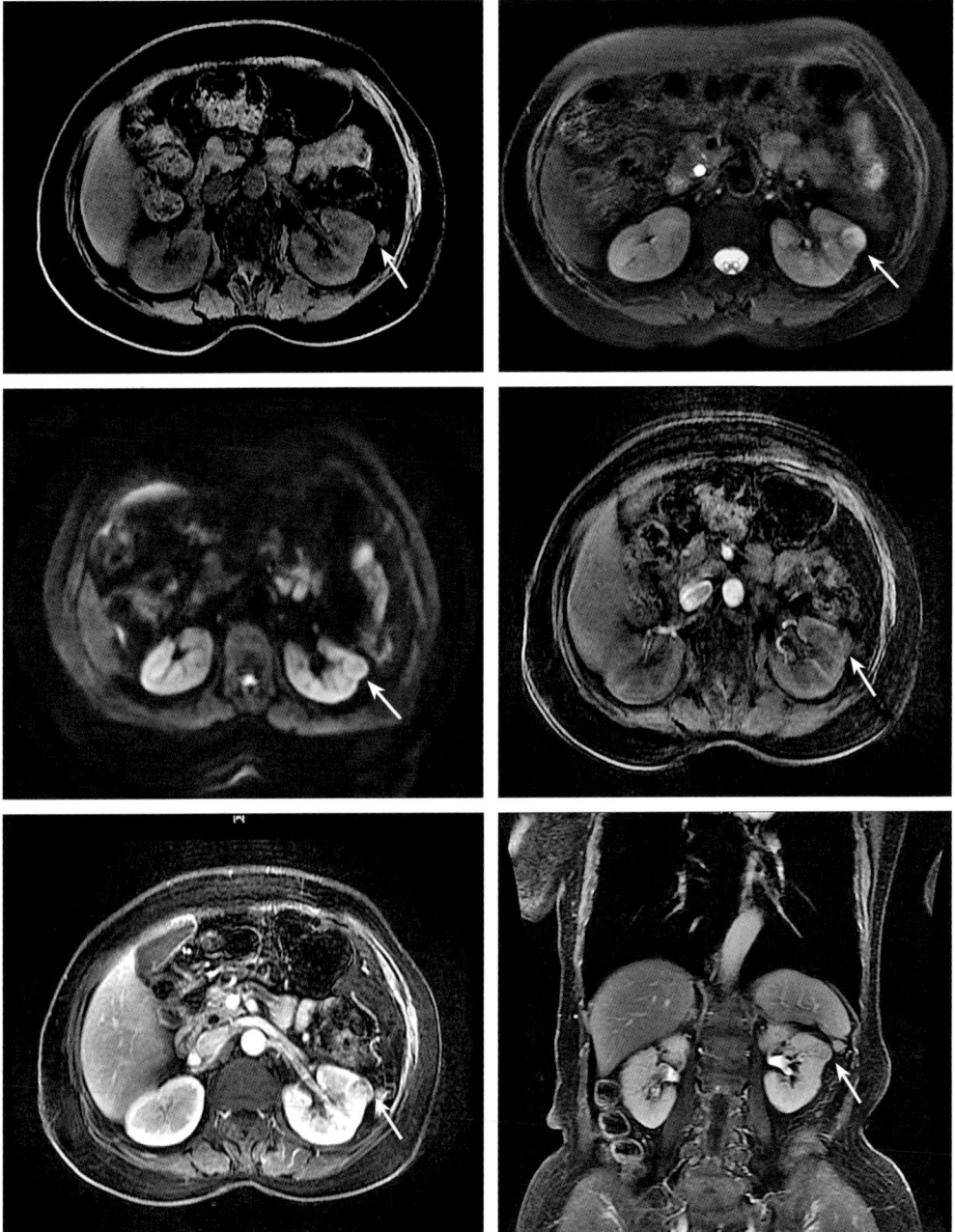

图 12-5　肾脏磁共振成像

【诊断与鉴别诊断】

(一) 诊断

1. 临床诊断　肾素瘤,继发性高血压,心功能不全,低钾血症,低钠血症,低氯血症,心律失常,房性期前收缩,短阵房性心动过速,高脂血症,腔隙性脑梗死。

2. 诊断依据　患者老年女性,高血压病史长,实验室检查表现为持续严重低钾、低钠、低氯,伴消化道症状,血浆肾素卧位和立位均明显升高,左肾 18mm 类圆形占位,CT 提示囊性密度欠均匀的偏低密度病灶,MRI 提示为"囊实性病灶",但与患者同时合并存在的肾囊肿影像学表现不同;第二次住院期间出现补钾过程中一过性高钾及心动过缓,并出现胸闷、气短等心功能不全表现。

(二) 鉴别诊断

患者明显肾素升高,醛固酮亦高,为继发性醛固酮增多症。须与以下疾病进行鉴别。

1. 肾动脉狭窄　患者肾动脉 CT 未见肾动脉主干及主要分支的狭窄,不支持。

2. 肾实质性高血压　也可表现为高肾素,但患者无肾病史,肌酐水平正常,患者尿蛋白阳性考虑为高血压引起的肾损害,不支持。

3. 恶性高血压　患者血压水平虽偏高,但未见明显心、脑、肾血管等急性损伤所导致的临床表现,不支持。

4. 睡眠呼吸暂停综合征　重度睡眠呼吸暂停患者可合并肾素升高,RAAS 激活,但肾素升高程度不重,患者平时无明显打鼾,不支持。

【治疗】

第一次住院主要完善常规检查,因患者检查发现卧、立位肾素均明显升高,醛固酮亦升高,给予调整抗高血压药(药物洗脱)后再次入院复查卧、立位肾素及醛固酮,仍高,肾素升高显著。为判断肾素分泌优势侧,进一步行双侧肾静脉采血及肾素醛固酮测定,并未发现肾素优势分泌侧。患者第二次住院期间,病情有加重,乏力及恶心明显,血钾、血钠较第一次住院更低,通过补钾、补钠治疗后血钾恢复正常,但血钠、血氯仍低。2019 年 11 月 21 日下午出现心率缓慢,46 次/min,间断交界性逸搏心律,当时血压正常,夜间出现胸闷、气短等心功能不全表现,实验室检查发现高钾及低钠、低氯血症,考虑入量不足及肾前性肾功能不全,低钾合并肾功能不全补钾过程导致高钾血症。给予呋塞米静脉推注,50% 葡萄糖+胰岛素静脉泵入,葡萄糖酸钙静脉推注,异丙肾上腺素泵入,尿量增多后气短减轻;血钾降至正常后,患者心率及心律恢复正常。住院期间血压曾高至 180/99mmHg,短期泵入硝普钠控制血压,2019 年 11 月 26 日调整为贝尼地平 8mg、1 次/d+奥美沙坦 10mg、1 次/d+盐酸特拉唑嗪片 2mg、2 次/d 后出现直立性低血压,血压 66/42mmHg,给予多巴胺静脉泵入;进一步调整药物,奥美沙坦酯片 10mg、1 次/d 口服,血压稳定后出院。出院后患者就诊于外院泌尿外科,拟行手术治疗肾素瘤。术前(2019-12-06)再次行腹部增强

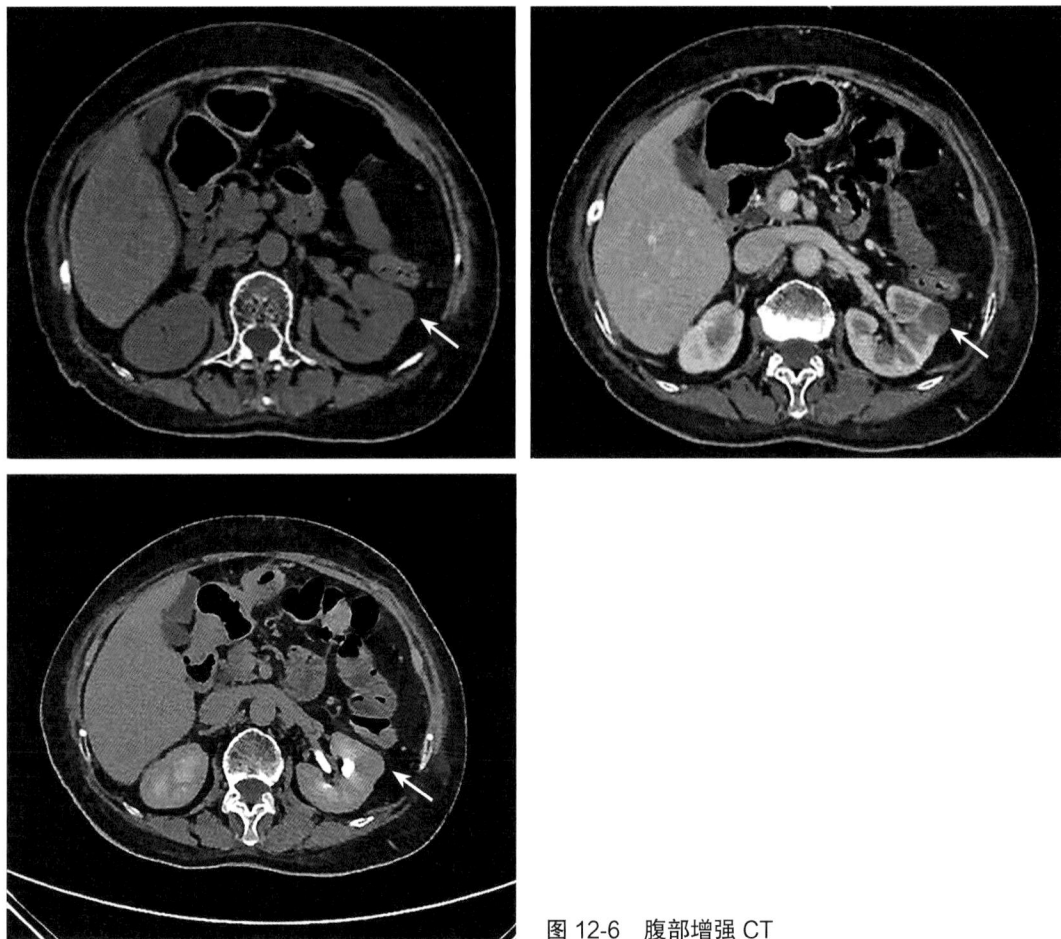

图 12-6　腹部增强 CT

CT(图 12-6):双肾大小、形态尚可,左肾中部可见类圆形稍低密度影,边界尚清,大小约1.8cm×1.9cm,增强扫描显示静脉期可见不均匀强化,病灶边缘可见实性成分明显强化,延迟期病灶强化相对较均匀;左肾另可见多发小类圆形低密度影,大者直径约0.4cm,增强扫描未见明显强化。印象:左肾囊实性占位(Bosniak Ⅳ级),左肾多发小囊肿(BosniakⅠ级)。

【随访】

患者2019年12月12日于外院行左肾部分切除术,术后病理(图12-7):肾嗜酸性细胞瘤,大小为2.1cm×2cm×1.7cm,(肾门)淋巴结未见肿瘤转移;免疫组织化学染色显示 CA-Ⅸ(-),CK7(-),CD117(-),CD10(-),PAX-8(-),Ki-67(1%+)。术后患者血压、血钾已正常。术后复查肾素(立位)500μIU/ml,醛固酮(立位)17.7ng/dl,肾素(卧位)26.0μIU/ml,醛固酮(卧位)1.9ng/dl。

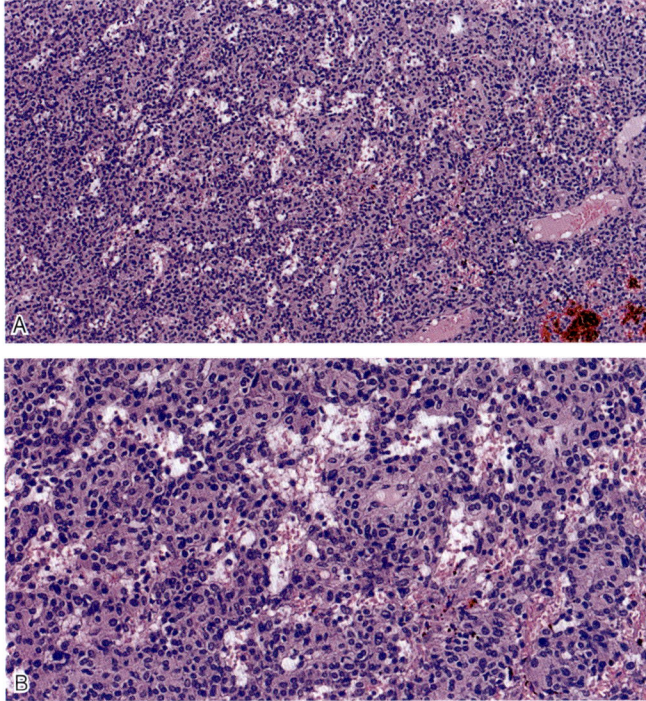

图 12-7　术后病理

A. HE 染色，×20；B. HE 染色，×40。肿瘤细胞呈均匀的圆形细胞核，具有透明至嗜酸性颗粒细胞质。

【讨论】

肾素瘤分泌过多的肾素，导致高肾素及继发性醛固酮增多症；通常表现为严重高血压，伴有头痛、恶心和呕吐，实验室检查常发现低钾血症和血浆高肾素。典型的肾素瘤多见于 20~30 岁，并且主要发生在女性中（女性与男性发病率之比大约为 2∶1）[1-3]。此例为老年女性患者，与报道的常见发病人群年龄不同，是本书涉及的第 2 例肾素瘤，为典型肾素瘤。临床表现有与病例 11 类似的难以控制的高血压及低血钾，还伴有夜尿增多、恶心、乏力、食欲减退症状，病情较重。肾素瘤相关的高肾素-醛固酮增多症会引起不适当的容量潴留，从而导致血压、心输出量和肾小球滤过率增加，故患者常出现头痛、头晕、多尿和夜尿[4]。

该病例特殊之处还在于，患者在高钾诱发心动过缓并交界性逸搏心律时，心室容量负荷加重，导致出现射血分数保留的心功能不全，临床有胸闷、气短症状，胸部 X 线检查提示肺淤血，NT-proBNP 升高。高血压病程较长的患者，可出现心室肥厚，并且进而出现舒张性心功能不全。本例患者的超声心动图结果虽未提示明显左心室肥厚及左心房扩大，但肾素瘤存在水钠潴留现象，在心率减慢时心脏容量负荷进一步加重，从而引起一过性舒张性心功能不全表现。亦有个案报道以收缩性心功能不全起病的肾素瘤，表现为收缩功能受损的类似扩张型心肌病的临床表现。

　　本例肾素瘤患者实验室检查提示卧、立位血浆肾素明显升高并继发醛固酮增多,肾素及醛固酮升高程度比病例 11 更显著,故血钾更低,病情更重。影像学方面,本例患者左肾多发囊肿与肾素瘤同时存在,肾素瘤 CT 表现为横径约 18mm 的类圆形囊性低密度病灶,延迟扫描未见强化,若经验不足,可能将其一并视为肾脏囊肿。MRI 提示肾素瘤为稍长 T_2、等 T_1 信号影,DWI 提示与肾实质等信号,增强扫描显示动脉期未见强化,静脉及延迟期轻度不均匀强化[5-6],虽与左肾同时存在的肾囊肿有所区别,但与 CT 检查结果一样未能明确诊断为肾素瘤。由于肾素瘤发病率低,影像学表现多样,医师阅片经验积累不足,常难直接得出肾素瘤的影像诊断,须结合临床做出进一步判断。本例与病例 11 均未能通过肾静脉采血揭示肾素活性的偏侧化。推测肾素瘤通常位置表浅,靠近包膜,故其向囊周静脉而非肾静脉进行静脉引流可能是血浆肾素活性偏侧化失败的原因。由于肾静脉采血术假阴性比例较高,故并不常规用于判定肾素活性偏侧化。依据上述临床表现,患者诊断为肾素瘤,遂行手术治疗,术后病理及术后血压、血钾恢复正常,进一步证实了该患者的肾素瘤诊断。

(郝素芳)

参 考 文 献

[1] CHO M J,SUNG E Y,PARK J A,et al. Congestive heart failure as an initial manifestation of reninoma[J]. J Pediatr Endocrinol Metab,2011,24(11/12):1085-1087.

[2] DONG D,LI H,YAN W,et al. Juxtaglomerular cell tumor of the kidney:A new classification scheme[J]. Urol Oncol,2010,28(1):34-38.

[3] WONG L,HSU T H,PERLROTH M G,et al. Reninoma:Case report and literature review[J]. J Hypertens, 2008,26(2):368-373.

[4] LIU K,WANG B,MA X,et al. Minimally invasive surgery-based multidisciplinary clinical management of reninoma:A single-center study[J]. Med Sci Monit,2019,25:1600-1610.

[5] KANG S,CHEN F,ZHONG Y,et al. Preoperative diagnosis of juxtaglomerular cell tumors in eight patients[J]. J Clin Hypertens(Greenwich),2016,18(10):982-990.

[6] FAUCON A L,BOURILLON C,GRATALOUP C,et al. Usefulness of magnetic resonance imaging in the diagnosis of juxtaglomerular cell tumors:A report of 10 cases and review of the literature[J]. Am J Kidney Dis, 2019,73(4):566-571.

病例 13

青少年肥胖，黏液性水肿，高血压
——甲状腺功能减退

【病史摘要】

患者男性，16岁，因"发现血压升高1个月"入院。患者于入院前1个月发现血压升高达160/95mmHg，伴头昏、头部搏动感，口服缬沙坦、依那普利等药物，多次测血压处于(140~150)/(90~95)mmHg，就诊于我院门诊，测血压164/95mmHg，给予维拉帕米、盐酸特拉唑嗪片降压，停用其他抗高血压药2周后入院检查。患者有满月脸、水牛背、腹部白纹、后背痤疮，无面色潮红、向心性肥胖、多血质等，无糖皮质激素治疗史，无阵发性血压增高、头痛、心悸、夜尿增多、水肿，无打鼾及其他不适。无高血压及其他心血管疾病家族史。追问病史，系足月生产，头胎头产，自然生产，产程顺利，出生体重3 400g，母乳喂养，母亲孕期平顺，无妊娠期糖尿病、妊娠期高血压等。患者婴幼儿时期体重相比同龄儿童重，婴幼儿时食量较大，11岁时体重即达110kg，身高170cm。婴幼儿期、青春期的身高、智力发育与同期儿童无差异。第二性征出现，有阴茎勃起及遗精。体检发现外生殖器发育呈幼稚型。患者自述5年前无明显诱因出现记忆力较前下降，无心动过缓及食欲减退。近5年基本每日无活动。半年前出现反应迟钝、便秘，未诊治。自发病来，患者神志清，食欲可，夜尿1~2次/晚。

入院查体：体温36.5℃，脉搏90次/min，呼吸20次/min，血压140/90mmHg，身高172cm，体重160kg，BMI 54.08kg/m²。神志清，精神可，自动体位，查体合作。重度肥胖，全身皮肤和黏膜无黄染，无出血点。浅表淋巴结未触及肿大，双侧瞳孔等大等圆，对光反射灵敏。颈软，气管居中，甲状腺无肿大，无胡须和喉结，无毛发稀疏，有颈前和双侧腋下黑棘皮表现，颈后脂肪垫，双侧腋下腋毛稀疏。乳房发育，Tanner分期Ⅳ期，背部痤疮。两肺呼吸音清晰，未闻及干、湿啰音。心率90次/min，律齐，各瓣膜听诊区未闻及病理性杂音。腹平软，腹部脐周和侧腹部紫纹、白纹。肝、脾肋下未触及，全腹无压痛和反跳痛，肠鸣音正常，双肾区叩击痛(-)。双下肢皮肤弹性差，皮下组织较硬，非凹陷性水肿。神经反射正常。四肢动脉搏动对称。阴毛稀疏，阴茎短小，长度1cm，未见龟头，双侧睾丸可触及，大小、硬度未见明显异常。

【辅助检查】

（一）血压水平评估

1. 24h 动态血压　24h 平均血压 140/74mmHg，日间平均血压 143/77mmHg，夜间平均血压 130/67mmHg。

2. 四肢血压及踝肱指数（ABI）　未见异常。

（二）高血压靶器官损害

超声心动图：左心房增大，室间隔轻度增厚。左心房前后径 45mm，室间隔厚度 12mm，LVEF 75%。

（三）继发性高血压原因筛查

1. 睡眠呼吸监测　轻度睡眠呼吸暂停综合征，AHI 11.2 次/h。

2. 甲状腺功能、性激素九项检查　甲状腺功能：FT_3 2.66pg/ml（参考值：2.3~4.2pg/ml），FT_4 0.76ng/dl↓（参考值：0.89~1.76ng/dl），总 T_3 1.09ng/ml（参考值：0.6~1.81ng/ml），总 T_4 4.9μg/dl（参考值：4.5~10.9L），TSH>150μIU/ml↑（参考值：0.51~4.94μIU/ml），TGAb>500U/ml（参考值：0~60U/ml），TRAb<<0.01IU/L（参考值：<0.1IU/L），TPOAb>1 300U/ml（参考值：0~60U/ml）。性激素：睾酮 86.02ng/dl↓（成年男性参考值：241~827ng/dl），孕酮 1.21ng/ml（成年男性参考值：0.28~1.22ng/ml），雌二醇 62.58pg/ml↑（成年男性参考值：0~39.8pg/ml），LH 1mIU/ml↓（成年男性参考值：1.5~9.3mIU/ml），PRL 48.86ng/ml↑（成年男性参考值：2.1~17.7ng/ml），FSH 0.43ng/dl↓（成年男性参考值：1.4~18.1ng/dl），雄烯二酮 5.47ng/ml↑（参考值：0.6~3.1ng/ml），硫酸脱氢表雄酮 635μg/dl↑（参考值：80~560μg/dl），性激素结合蛋白 5.97nmol/L↓（参考值：10~57nmol/L）。

3. 甲状腺超声　甲状腺右侧形态增大，甲状腺实质回声不均匀（桥本甲状腺炎？）。

4. 垂体 MRI　青春期垂体改变。

5. 皮质醇节律　17.4μg/dl（8 时），4.1μg/dl（16 时），2.6μg/dl（24 时），1mg 过夜地塞米松抑制试验：0.8μg/dl（8 时）。生长激素 0.1ng/ml（参考值：0~3ng/ml）；ACTH、儿茶酚胺、醛固酮及肾素大致正常。

6. 口服葡萄糖耐量试验（OGTT）　2h 血糖 8.28mmol/L，C 肽 19.12ng/ml，胰岛素 559.41mU/L。

【诊断与鉴别诊断】

（一）诊断

1. 初步诊断　肥胖，甲状腺功能减退，慢性淋巴细胞性甲状腺炎，2 级高血压，高尿酸血症，睡眠呼吸暂停综合征（轻度）。

2. 诊断依据　患者 BMI 高达 54.08kg/m²，重度肥胖。我院甲状腺功能检查提示甲状腺功能减退，桥本甲状腺炎；皮质醇 8 时水平不高，1mg 过夜地塞米松试验可抑制。性激素检测提示雌激素偏高，低睾酮、FSH、LH，生长激素偏低水平。考虑为肥胖及甲状腺功能减退导致高血压。

（二）鉴别诊断

库欣综合征：患者常有高血压，多有向心性肥胖，满月脸、水牛背、多血质、紫纹。基础皮质醇水平高，皮质醇节律紊乱，1mg 或小剂量地塞米松抑制试验难以抑制，即可诊断皮质醇增多症。此患者外貌特征及体格检查、实验室检查不符合。患者以收缩压升高明显，应考虑青春期高血压可能。患者超声心动图显示左心房增大、室间隔肥厚，提示已有靶器官损害，考虑青春期高血压可能性较小。患者第二性征发育异常，多项性激素水平异常，但肥胖可导致性激素异常，目前激素水平诊断假两性畸形不充分。根据现有检查，诊断原发性醛固酮增多症、嗜铬细胞瘤、肾实质性高血压、肾血管性高血压等其他继发性高血压依据不足。虽有轻度睡眠呼吸暂停，但单纯的轻度阻塞性睡眠呼吸暂停（obstructive sleep apnea，OSA）不能完全解释该患者的血压及靶器官损害情况。

【治疗】

给予左甲状腺素钠片替代，奥美沙坦 20mg、1 次/d 降压等对症治疗。

【随访】

出院后患者至外院行胃部分切除术（减重手术）。8 个月后复查，体重由 140kg 降至 98kg，服用左甲状腺素钠片 150μg、1 次/d，甲状腺功能恢复正常，TSH 1.34μIU/ml（参考值：0.51~4.94μIU/ml），FT_3、FT_4、总 T_3、总 T_4 均在正常范围。抗高血压药已全部停用，24h 平均血压由 140/74mmHg 降至 131/69mmHg。

【讨论】

本病例为 16 岁的年轻男性，以高血压、重度肥胖为主要表现，后经检查发现甲状腺功能明显减低。在过去 20 年的分析中，儿童高血压患病率呈现出长期增加的趋势。2000—2015 年期间，估计全球 6~19 岁儿童中儿童期高血压患病率增加了 75%~79%[1]。超重和肥胖的儿童比体重不足或正常的儿童更容易患高血压。根据美国儿科学会 2004 年和 2017年指南，超重儿童中有相当高的比例患有高血压。研究表明，超重儿童的高血压患病率为 4%~14%，肥胖儿童的高血压患病率为 11%~23%[2]。肥胖儿童高血压风险增高，可能与盐摄入增加、交感神经兴奋性增加、肾压迫的机械作用、胰岛素抵抗等因素相关。

导致高血压的继发因素中，内分泌因素所占比例相对较小，甲状腺功能障碍在继发性高血压病例中所占比例更小。高血压可能是至少 15 种内分泌疾病[3]的初始临床表现，包括甲状腺功能亢进（甲亢）、亚临床甲亢以及甲状腺功能减退（甲减）。纠正甲状腺功能障碍在大多数情况下可以使血压正常化，因此在高血压检查中检查甲状腺功能必不可少。据报道，甲状腺功能减退患病率在欧洲为 0.2%~5.3%，美国为 0.3%~3.7%[4]。造成甲减的常见原因有手术切除、放射治疗、甲状腺炎等。与甲亢相比，甲减的起病更加隐蔽，症状缺乏特异性。患者可表现为面部表情迟钝,声音嘶哑、讲话慢,毛发稀疏、粗糙和干燥,皮肤干燥、粗糙、鳞状剥落和增厚。由于代谢降低和水分潴留,导致体重中度增加。患者可有食欲减退、胃肠蠕动减弱,严重时可有便秘。另外还有记忆力减退,注意力、智力下降等症状。循环系统以心动过缓为最常见的症状,伴有轻度高血压和脉压变窄。心动过缓、心室充盈减少和心肌收缩性减低共同导致低心输出量。大约30%明显甲状腺功能减退患者会出现舒张压升高。心肌收缩力和输出量下降导致脉压变窄。甲状腺功能减退,肾素释放减少,盐敏感性增加。随之而来的肾脏对钠的重吸收增加,导致血容量增加[5-7],并导致血压的进一步升高。本例年轻患者甲状腺功能减退考虑由甲状腺炎所致。患者TSH>150μIU/ml,提示甲状腺功能下降显著。患者的记忆力下降、反应迟钝以及便秘属于甲减的典型症状,患者下肢皮肤弹性差,皮下组织较硬,黏液性水肿,体内液体潴留进一步增加了患者体重。

此患者主要为甲状腺功能减退综合因素引起的高血压,患者本身重度肥胖与高血压的发生也有一定关系。经甲状腺激素替代治疗,甲状腺功能明显好转,黏液性水肿消失,体重下降。加之减重手术后患者体重进一步下降,因此血压水平降至正常。

（张　炜）

参 考 文 献

［1］ SONG P,ZHANG Y,YU J,et al. Global prevalence of hypertension in children：A systematic review and meta-analysis［J］. JAMA Pediatr,2019,173（12）：1154-1163.

［2］ RUTIGLIANO I,DE FILIPPO G,PASTORE L,et al. Obesity-related hypertension in pediatrics,the impact of American Academy of Pediatrics guidelines［J］. Nutrients,2021,13（8）：2586.

［3］ YOUNG W F Jr,CALHOUN D A,LENDERS J W,et al. Screening for endocrine hypertension：An endocrine society scientific statement［J］. Endocr Rev,2017,38（2）：103-122.

［4］ TAYLOR P N,ALBRECHT D,SCHOLZ A,et al. Global epidemiology of hyperthyroidism and hypothyroidism［J］. Nat Rev Endocrinol,2018,14（5）：301-316.

［5］ CAPPOLA A R,LADENSON P W. Hypothyroidism and atherosclerosis［J］. J Clin Endocrinol Metab,2003,88（6）：2438-2444.

［6］ KLEIN I,DANZI S. Thyroid disease and the heart［J］. Circulation,2007,116（15）：1725-1735.

［7］ DANZI S,KLEIN I. Thyroid hormone and the cardiovascular system［J］. Med Clin North Am,2012,96（2）：257-268.

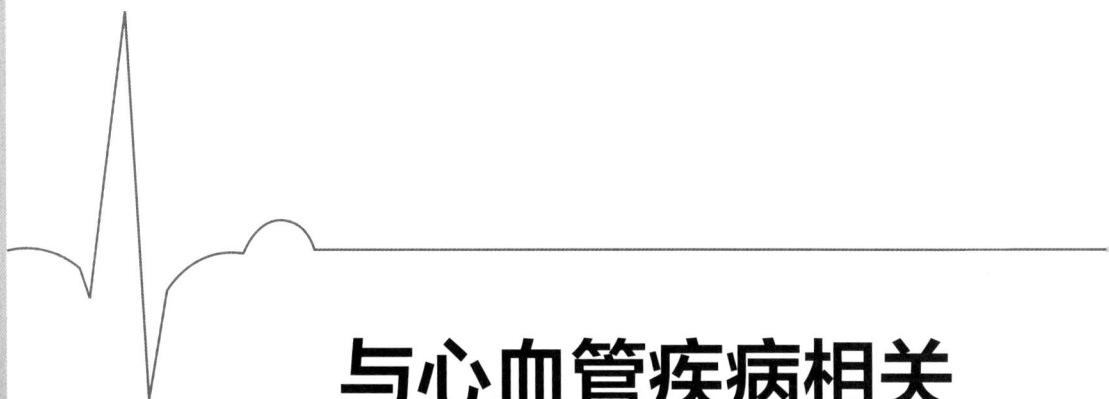

与心血管疾病相关

高血压

病例 14

花季少女进行性活动时腿疼、胸闷气短
——儿童大动脉炎误诊为扩张型心肌病

【病史摘要】

患者女性,13 岁,因"间歇性跛行 1 年,加重伴胸闷气短、食欲减退半年"入院。2016 年 8 月患者无明显诱因逐渐出现双下肢间歇性跛行,补钙治疗后症状未见缓解。2017 年 2 月双下肢疼痛较前加重,出现食欲减退、活动后胸闷气短,就诊当地医院,超声心动图显示 LA 50mm,RA 38mm,LV 67mm,EF 22%,肺动脉收缩压约 71mmHg。诊断为扩张型心肌病,治疗无效,逐渐出现喘憋加重,夜间不能平卧,呈恶病质状态。2017 年 7 月 28 日转诊我院,四肢血压测量显示右上肢血压 138/98mmHg,左上肢血压 110/100mmHg,双下肢血压测不到;超声心动图显示 LA 41mm,LV 59mm,EF 29%,肺动脉收缩压达 102mmHg。门诊以"大动脉炎"收入院。

既往无发热、结核病史。

入院查体:身高 150cm,体重 29kg,体温 36.2℃,双上肢脉搏不对称,双下肢足背动脉搏动消失。心脏浊音界向两侧扩大,心率 90 次/min,律齐,心尖区可闻及 3/6 级收缩期吹风样杂音。面色苍白,口唇发绀,颈静脉怒张,肝脏肋下 2cm 可触及,肝颈静脉回流征阳性。

【辅助检查】

(一) 常规检查

1. 血清生化　总蛋白 63g/L,白蛋白 37.4g/L,总胆红素 41.14μmol/L,直接胆红素 10.73μmol/L,血肌酐 133.9μmol/L,N 末端脑钠肽前体(NT-proBNP)20 822pg/ml,红细胞沉降率(ESR)23mm/h,超敏 C 反应蛋白 11.8mg/L。

2. 心电图　窦性心律,左心室高电压,ST-T 改变。

(二) 高血压靶器官损害

尿液检查:尿微量白蛋白/肌酐 84.05mg/g。

(三) 继发性高血压原因筛查

1. 主动脉 CT　降主动脉远段—腹主动脉上段管腔极重度狭窄、几近闭塞,左颈总动脉近段重度狭窄,左锁骨下动脉近段闭塞(图 14-1)。

2. ^{18}F-FDG PET/CT　胸主动脉下段至腹主动脉上段代谢增高（SUV$_{max}$ 2.4~2.9，肝脏 SUV$_{max}$ 2.0）。

【诊断】

大动脉炎，胸主动脉闭塞，左颈总动脉重度狭窄，左锁骨下动脉闭塞；继发性高血压，心脏扩大，肺动脉高压，心功能Ⅳ级（NYHA 分级）。

【治疗】

积极治疗心力衰竭的同时，予泼尼松 20mg、1 次/d 口服，症状无明显改善，曾发生一过性急性左心衰竭。鉴于患者因胸腹主动脉极重度狭窄接近闭塞，

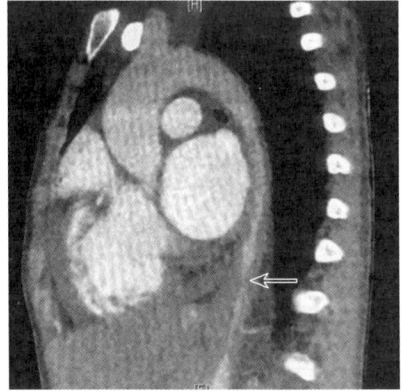

图 14-1　术前主动脉 CT

箭头指示降主动脉—腹主动脉上段极重度狭窄、几近闭塞。

心力衰竭进行性加重，危及生命，经会诊决定抗炎基础上尽早行介入治疗挽救患者生命。2017 年 8 月 30 日血管造影显示胸主动脉中远段狭窄 99%，收缩压压差 99（155–56）mmHg，左颈总动脉弥漫性狭窄 80%，左锁骨下动脉闭塞（图 14-2）。行胸主动脉球囊成形术，术中出现轻微夹层，术后收缩压压差 29（152–123）mmHg。患者自觉胸背痛，复查 CT 显示降主动脉及腹主动脉上段弥漫性狭窄，较前明显改善，降主动脉局部夹层未见加重，余无变化（图 14-3）。

术后测量四肢血压，显示右上肢血压 125/62mmHg，右下肢血压 77/46mmHg，右侧 ABI 为 0.62；左上肢血压 94/58mmHg，左下肢血压 78/47mmHg，左侧 ABI 为 0.62。心力衰竭症状明显改善，无胸背疼痛，复查超声心动图显示 LA 38mm，LV 58mm，LVEF 34%，肺动脉收缩压约 57mmHg。查 NT-proBNP 2 633pg/ml，ESR 8mm/h。继续激素口服、强心、利尿、扩张血管、抗血小板等药物治疗。

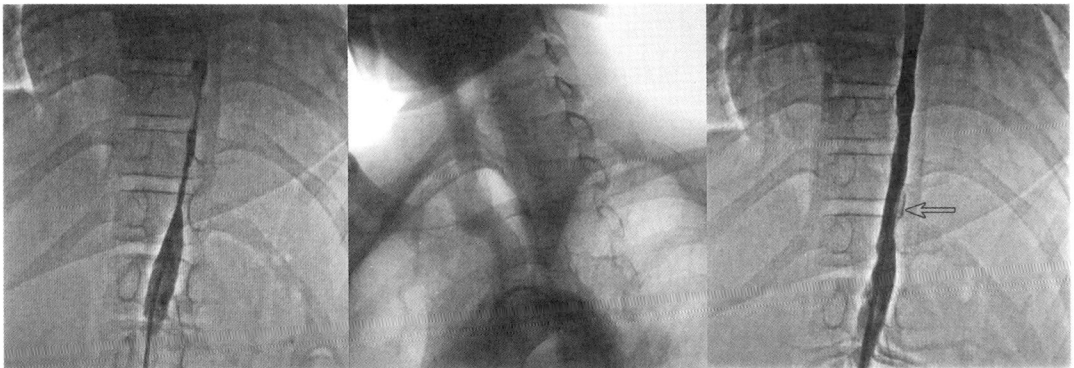

图 14-2　血管造影

箭头指示术中夹层。

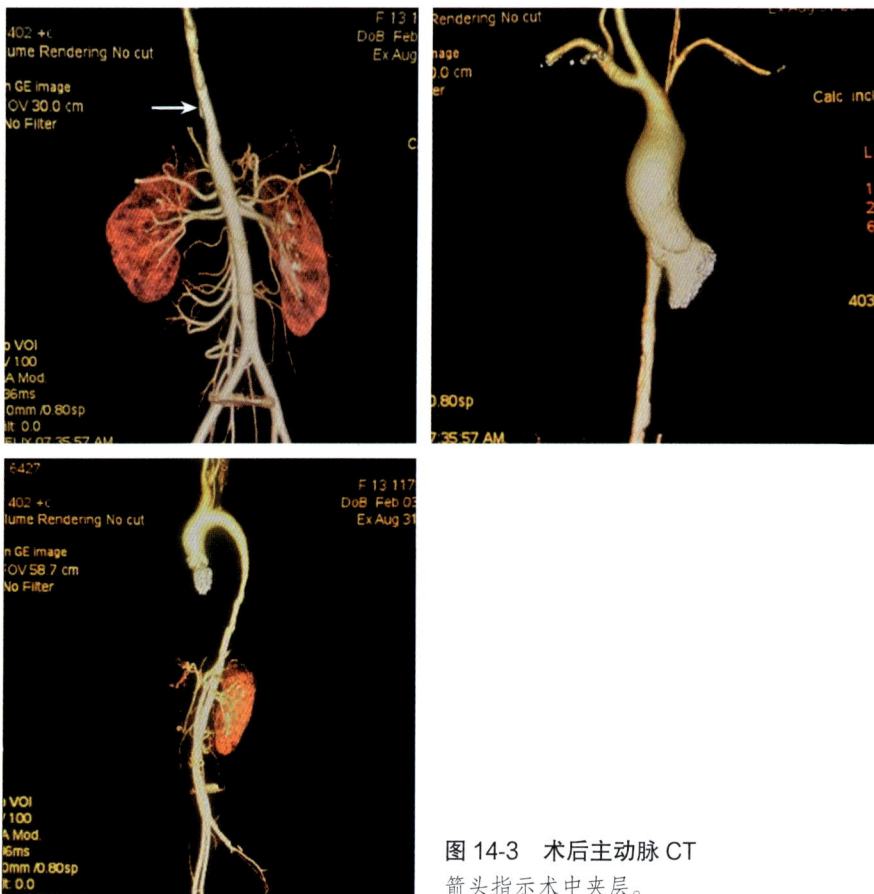

图 14-3　术后主动脉 CT
箭头指示术中夹层。

【随访】

2017 年 11 月随诊患者体重增加 10kg,无胸闷气短等不适,超声心动图显示 LA 32mm, LV 50mm,EF 40%,NT-proBNP 409.8pg/ml,ESR 正常。住院以及随访期间的超声心动图、NT-proBNP 和 ESR 变化见表 14-1。

表 14-1　超声心动图、NT-proBNP 和 ESR 变化

检查日期	LA/ mm	LV/ mm	RV/ mm	EF/ %	肺动脉高压/mmHg	二尖瓣反流	三尖瓣反流	主动脉瓣反流	肺动脉瓣反流	心包积液	NT-proBNP/ (pg·ml⁻¹)	ESR/ (mm·h⁻¹)
2017-08-03	41	59	26	29	102	中量	中量	少量	少量	微量	20 822	23
2017-09-05	38	58	21	34	57	少量	少量	无	少量	无	2 633	8
2017-11-01	32	50	18	40	无	少量	少量	无	无	无	409.8	14

注:LA,左心房;LV,左心室;RV,右心室;EF,射血分数;NT-proBNP,N 末端脑钠肽前体;ESR,红细胞沉降率。

【讨论】

大动脉炎是以主动脉及其一级分支受累为主的慢性进展性大血管炎,年发病率在

(0.4~2.6)/100万,与年龄、性别、种族、地域相关,常见于亚洲育龄期女性[1-2]。目前儿童大动脉炎报道有限,发病率尚未明确。1990年美国风湿病学会提出大动脉炎的诊断标准时,纳入了年龄≤18岁者18例(28.8%)进行验证,发现其诊断灵敏度为92.1%,特异度为97.0%[3]。2010年欧洲抗风湿联盟/国际儿科风湿病临床试验组织通过比较87例儿童大动脉炎与1 096例其他类型儿童血管炎患者的临床与影像特征,提出了儿童大动脉炎的诊断标准。

(1)必要标准:血管影像学检查异常,常规造影或者动脉CTA、磁共振血管造影(MRA)提示主动脉及其主要分支或者肺动脉扩张/动脉瘤、狭窄、闭塞或者动脉壁增厚,而非由纤维肌发育不良导致,可呈局限性或者阶段性。

(2)次要标准:①肢体动脉脉搏消失、减弱、不对称,或间歇性跛行;②四肢血压任何一肢的收缩压差>10mmHg;③大动脉处闻及杂音或者触及震颤;④诊断为儿童高血压;⑤红细胞沉降率>20mm/h或者C反应蛋白升高。

符合必要标准及1条次要标准即可诊断大动脉炎,其诊断灵敏度为100%,特异度为99.9%[4]。

本例患者以间歇性跛行起病,临床医师应注意监测四肢血压。发现双侧血压不对称、血压升高或肢体动脉搏动减弱时,须行主动脉CT明确有无狭窄、闭塞等血管病变,警惕大动脉炎可能,并与先天性主动脉缩窄相鉴别。先天性主动脉缩窄多见于男性,以主动脉峡部或动脉导管连接处受累为特征,无炎症活动征象。本例患者为女性,以间歇性跛行为特征,影像学证据显示胸腹主动脉狭窄、左锁骨下动脉闭塞、左颈总动脉狭窄,符合儿童大动脉炎的诊断标准。此外,本例患者激素及抗心力衰竭治疗后仍未缓解,出现一过性急性心力衰竭。为挽救生命,本病例首次在抗炎治疗基础上,于大动脉炎活动期行胸主动脉球囊成形术。术后患者心力衰竭症状明显缓解、心脏结构及功能逐渐恢复、NT-proBNP降低、红细胞沉降率及血压恢复正常,提示球囊成形术有助于以后负荷增大为特征的大动脉炎并发心力衰竭的近期预后,其远期疗效有待进一步随访。

(范泸韵　张慧敏)

参 考 文 献

[1] ALIBAZ-ONER F, AYDIN S Z, DIRESKENELI H. Advances in the diagnosis, assessment and outcome of Takayasu's arteritis[J]. Clin Rheumatol, 2013, 32(5):541-546.

[2] WATANABE Y, MIYATA T, TANEMOTO K. Current clinical features of new patients with Takayasu arteritis observed from cross-country research in Japan: Age and sex specificity[J]. Circulation, 2015, 132(18):1701-1709.

[3] AREND W P, MICHEL B A, BLOCH D A, et al. The American College of Rheumatology 1990 criteria for the classification of Takayasu arteritis[J]. Arthritis Rheum, 1990, 33(8):1129-1134.

[4] OZEN S, PISTORIO A, IUSAN S M, et al. EULAR/PRINTO/PRES criteria for Henoch-Schönlein purpura, childhood polyarteritis nodosa, childhood Wegener granulomatosis and childhood Takayasu arteritis: Ankara 2008. Part II: Final classification criteria[J]. Ann Rheum Dis, 2010, 69(5):798-806.

病例 15

青少年高血压伴顽固性低血钾
——不容忽视大动脉炎导致的肾血管狭窄

【病史摘要】

患者男性,21 岁,因"顽固性高血压,反复低血钾"四次入院。患者于 5 年前因"头痛"就诊于当地医院,当时测血压 170/105mmHg,血压服药控制不佳,2016 年 6 月首次来我院门诊就诊,实验室检查血钾 3.26mmol/L,立位醛固酮正常,双肾、肾上腺及肾动脉超声未见异常,考虑原发性高血压可能性大,予硝苯地平控释片 30mg、1 次/d+盐酸阿罗洛尔 10mg、1 次/d+螺内酯 20mg、1 次/d 口服治疗。后因血压控制不良于 2017 年 6 月再次就诊我院,行腹部超声检查提示右肾缩小,诊断为肾血管性高血压,首次收入院治疗。

入院后完善实验室检查,发现红细胞沉降率 83mm/h(参考值:0~20mm/h),C 反应蛋白 89.50mg/L(参考值:0~8mg/L),血浆肾素 78μIU/ml(参考值:2.8~39.9μIU/ml),血浆醛固酮 17.7ng/dl(参考值:3.0~23.6ng/dl),血钾 3.26~5.6mmol/L。

全主动脉 CTA:主动脉弓降部及腹主动脉中段管壁环形增厚,厚度分别为 3mm、5mm;余节段主动脉管壁光滑,主动脉全程管径正常。腹腔干动脉及肠系膜上动脉近段管壁增厚,右肾动脉可见两支动脉,近中段阶段性管腔闭塞,右肾萎缩,左肾双支动脉供血,居上一支动脉近段局部重度狭窄,居下一支动脉未见有意义狭窄(图 15-1)。

入院查体:体温、脉搏、呼吸均正常,BMI 22.58kg/m^2,脉搏对称,锁骨上窝可闻及血管杂音,心率 60 次/min,律齐,心脏各瓣膜区未闻及杂音。腹软,肝、脾肋下未触及,腹部未闻及血管杂音,下肢无水肿。

四肢血压测量:右上肢 148/84mmHg,左上肢 147/83mmHg,右下肢 168/99mmHg,左下肢 171/104mmHg。右侧 ABI 1.14,左侧 ABI 1.16。24h 平均血压 140/87mmHg,日间平均血压 142/89mmHg,夜间平均血压 131/83mmHg。

【辅助检查】

(一) 常规检查

1. 血清生化 血钾 3.39mmol/L(参考值:3.3~5.3mmol/L),血糖 5.13mmol/L(参考值:

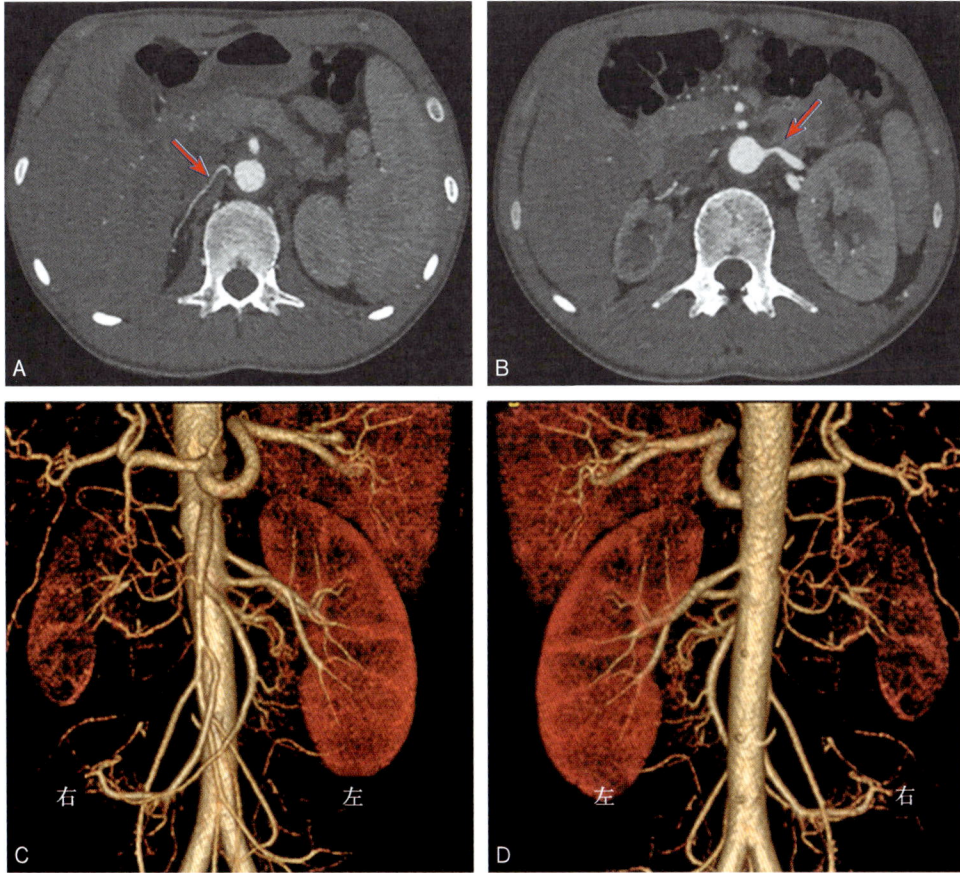

图 15-1　患者主动脉 CT 以及三维重建

A.右肾动脉近中段节段性管腔闭塞(箭头所示);B.左肾动脉开口管壁环形增厚(箭头所示);C、D.主动脉 CT 三维重建:左肾动脉为两支,右肾可见多根细小动脉供血,右肾萎缩。

3.58~6.05mmol/L),血肌酐 106.13μmol/L(参考值:44~133μmol/L),血尿素氮 3.97mmol/L(参考值:2.86~7.90mmol/L),血尿酸 439.07μmol/L(参考值:148.8~416.5μmol/L),甘油三酯 0.74mmol/L(参考值:0.38~1.76mmol/L),总胆固醇 2.95mmol/L(参考值:3.64~5.98mmol/L),低密度脂蛋白胆固醇 1.91mmol/L(参考值:<3.37mmol/L),红细胞沉降率 83mm/h(参考值:0~20mm/h),C 反应蛋白 89.50mg/L(参考值:0~8mg/L)。

2. 血常规　白细胞计数 $7.56×10^9$/L(参考值:$3.5×10^9$~$9.5×10^9$/L),中性粒细胞百分率 77.1%(参考值:40%~75%),血红蛋白浓度 127.00g/L(参考值:130~175g/L),血小板计数 $400×10^9$/L(参考值:$125×10^9$~$350×10^9$/L)。

3. 胸部 X 线检查　两肺纹理大致正常,未见实变;主动脉结不宽;肺动脉段平直;心脏各房室不大,心胸比 0.45。

（二）高血压靶器官损害

1. 尿液检查　尿微量白蛋白 21.00mg/L（参考值：<30mg/L），尿微量白蛋白/肌酐 8.65mg/g（参考值：0~30mg/g）。

2. 超声心动图　左心房前后径 31mm，左心室舒张末径 47mm，左心室射血分数（LVEF）68%，心包腔探及液性暗区。

（三）继发性高血压原因筛查

1. 双侧肾上腺、肾动脉及肾增强 CT　双侧肾上腺形态、大小正常，未见异常密度影；增强后右肾体积明显较左肾小，皮质灌注大致正常，双肾形态、结构和密度未见异常；腹主动脉中段管壁环形增厚，管径较上段和下段未见明显狭窄；腹腔干及肠系膜上动脉开口部管壁环形增厚，未见有意义狭窄；左肾动脉为两支，开口均可见管壁环形增厚，狭窄及再狭窄情况如前所述，右肾似可见两支肾动脉，近中段节段性管腔闭塞，另见多根细小动脉供血。

2. 全动脉 CT　主动脉弓降部及腹主动脉中段管壁呈环形增厚，厚度分别为 3mm、5mm；余节段主动脉管壁光滑，主动脉全程管径正常。左锁骨下动脉开口部管壁增厚，未见有意义狭窄；双侧锁骨下动脉中段局部管腔纤细，考虑与体位因素有关。肠系膜上动脉近段管壁增厚，未见有意义狭窄；双侧髂总动脉、髂内及髂外动脉显影好，未见管壁增厚，管腔未见狭窄。左、右肺动脉管壁增厚，右肺动脉远端呈鼠尾状改变，右肺各叶肺动脉管壁增厚，管腔狭窄，并累及多支段肺动脉起始部，左肺下叶肺动脉管壁增厚，管腔轻度狭窄。

3. ^{18}F-FDG PET/CT　主动脉弓降部、肺动脉干及双侧肺动脉、腹主动脉左肾动脉水平、左肾动脉起始部代谢明显增高；双侧颈总动脉、升主动脉、降主动脉代谢不均匀略增高，主动脉弓放射性摄取略增高，SUV$_{max}$（最大标准摄取值）5，降主动脉 SUV$_{max}$ 3.1，升主动脉 SUV$_{max}$ 2.8，腹主动脉 SUV$_{max}$ 3.4，肺动脉干 SUV$_{max}$ 3.7，左肾动脉开口 SUV$_{max}$ 2.6。大动脉未见明显钙化，肝脏放射性分布尚均匀，SUV$_{avg}$（平均标准摄取值）1.8，SUV$_{max}$ 2.4（图 15-2）。结合病史，符合大动脉炎改变，部分呈活动期。

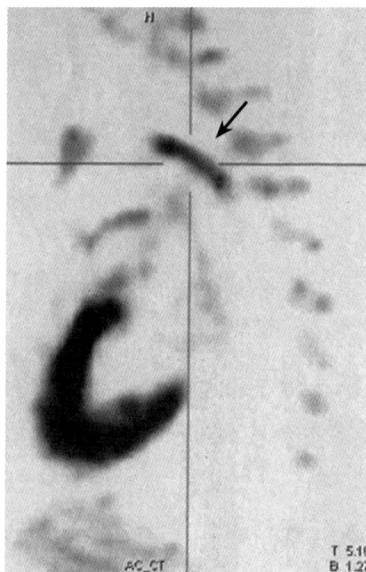

图 15-2　患者主动脉 PET/CT
主动脉弓放射性摄取明显增高。

【诊断】

1. 临床诊断　多发性大动脉炎；右侧肾动脉闭塞，右侧肾萎缩；左侧肾动脉狭窄。右肺动脉狭窄。

2. 诊断依据

（1）患者为青年男性。

（2）实验室检查发现红细胞沉降率和 C 反应蛋白异常升高。

（3）主动脉 CT 显示主动脉弓降部、腹主动脉、肺动脉管壁呈环形增厚；并伴有右肾动脉闭塞，左肾动脉弥漫性狭窄，左肺动脉弥漫性狭窄，符合大动脉炎影像特征性改变。

（4）PET/CT 显示主动脉弓降部、肺动脉干及双侧肺动脉、腹主动脉左肾动脉水平、左肾动脉起始部代谢明显增高。

【治疗】

结合病史及辅助检查，诊断为多发性大动脉炎（活动期）、肾血管性高血压，给予起始泼尼松 1mg/(kg·d)，吗替麦考酚酯 1g/d，硝苯地平缓释片 40mg、3 次/d，盐酸阿罗洛尔 15mg、2 次/d 及氯化钾口服，患者出院后规律服用激素抗炎治疗，其间定期监测红细胞沉降率和 C 反应蛋白，并进行血管影像学检查，炎症控制后逐渐减少激素用量，待充分抗炎后择期行肾动脉介入治疗。

【随访】

2018 年 4 月 23 日患者第二次住院治疗，经评估炎性指标及 PET/CT，未见明显炎症活动，遂行肾动脉造影检查，动脉造影显示左肾动脉有双支，上支近段狭窄 80%，下支近段狭窄 80%，分别进行球囊扩张成形术，术后血流灌注好，但可见残余狭窄 20%，右肾动脉闭塞，右肾萎缩未处理（图 15-3）。术后血压控制好，血钾恢复正常。术后继续服用激素 20mg/d、吗替麦考酚酯 0.5g/d，激素规律减量。

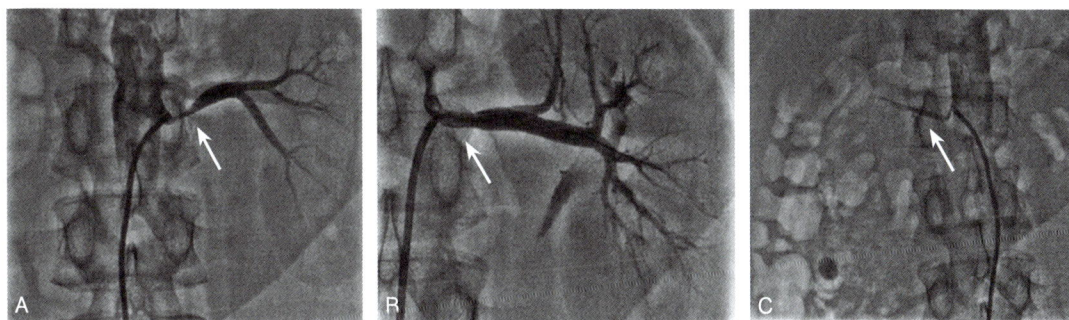

图 15-3 外周动脉造影
A.左肾动脉狭窄 80%；B.进行球囊扩张成形术；C.右肾动脉闭塞。

2018 年 10 月患者血压再次控制不良第三次住院治疗，伴血钾低，考虑存在再狭窄，再次进行外周动脉造影显示右肾动脉全程闭塞，右肾萎缩，左肾动脉近段 95% 狭窄，再次进行球囊扩张成形术。术后规律抗炎治疗，并加用硫唑嘌呤抗炎治疗，血压趋于稳定，2019 年

6月患者血压控制欠佳再次就诊,建议住院检查。

2020年6月5日患者第四次入院评估病情,6月10日复查^{18}F-FDG PET/CT:主动脉弓降部、肺动脉干及双侧肺动脉、腹主动脉左肾动脉水平、左肾动脉起始部SUV_{max} 1.7~2.0;双侧颈总动脉、双侧锁骨下动脉SUV_{max} 1.3~1.8,肝脏放射性分布尚均匀,SUV_{avg} 2.3,SUV_{max} 3.0;提示大动脉代谢欠均匀,未见明显炎症活动性改变。患者行外周动脉造影显示左肾动脉下支再次出现闭塞,进行肾动脉大隐静脉搭桥术,术后给予激素20mg/d、吗替麦考酚酯1g/d口服。予硫唑嘌呤100mg、1次/d治疗。12月24日来院复查,血压控制可,移植血管存在狭窄,但尚通畅(图15-4)。左肾GFR略降低,左肾摄取功能略减低,清除功能大致正常。炎症因子正常(C反应蛋白4.5mg/L,红细胞沉降率5mm/h),患者基线和最后一次住院的肾功能检查结果见表15-1。

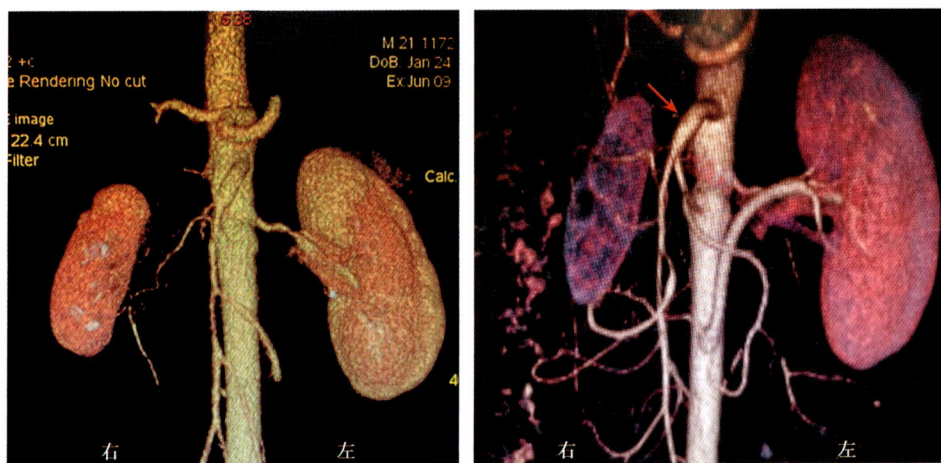

图15-4　主动脉CT三维重建
进行肾动脉大隐静脉搭桥术,移植血管存在狭窄,但尚通畅。

表15-1　患者肾功能检查结果

项目	基线	最后一次住院	参考值
血钾/(mmol·L^{-1})	3.24	3.30	3.26~5.30
血肌酐/(μmol·L^{-1})	106.13	132.03	44.00~133.00
血肌酐/(μmol·L^{-1})	3.97	3.80	2.86~7.90
血尿酸/(μmol·L^{-1})	439.07	289.87	148.80~416.50
尿微量白蛋白/(mg·L^{-1})	21.00	9.70	<30.00
尿微量白蛋白/肌酐/(mg·g^{-1})	8.65	8.59	0~30.00

【思考】

1. 患者既往有高血压 5 年,进行双肾、肾上腺及肾动脉超声未见异常,所以导致患者延迟诊断。因此,对于年轻的大动脉炎患者,超声检查对患者的诊断价值有限,需要进行更全面的影像学检查。

2. 患者高血压伴低血钾,血浆醛固酮正常,肾素高,应筛查肾血管狭窄导致的高血压,特别是大动脉炎。

3. 随访过程中,患者的临床表现、实验室检查或者影像学检查结果显示其处于稳定期,但是治疗过程中连续三次出现再狭窄,最后一次左肾动脉完全闭塞。因此,对于新诊断的年轻的大动脉炎患者,其潜在的活动风险很大,在治疗过程中需加强抗炎治疗,同时定期进行影像学检查和实验室检查,及时发现炎症活动,改善患者的预后,对于反复再狭窄的大动脉炎患者充分抗炎后行外科再血管化治疗优于介入治疗。

【讨论】

肾动脉狭窄(renal artery stenosis,RAS)可由许多不同的疾病引起,其中最常见的是动脉粥样硬化(atherosclerosis,AS)、大动脉炎(Takayasu arteritis,TA)和纤维肌发育不良(fibromuscular dysplasia,FMD)[1]。本例患者为青年男性,没有心血管危险因素或特征性 AS 影像学表现,因此排除 AS 诊断。由于缺乏与其他疾病相关的临床表现或影像学表现,故肾动脉狭窄的病因诊断仅限于 TA 和 FMD。TA 是一种慢性进行性肉芽肿性血管炎,有明显的血管炎症迹象[2-3]。FMD 是一种非动脉粥样硬化和非炎症性动脉疾病[4-6],主要发生于 20~60 岁女性,通常累及肾动脉和颈动脉,但也可能累及其他动脉分支,FMD 诊断的"金标准"是基于导管的血管造影术,FMD 患者在血管造影中表现为经典的"串珠样"外观。在 TA 和 FMD 之间的鉴别诊断困难时,PET/CT 可提供额外信息。TA 患者表现为受累血管明显的环状或线性 FDG 摄取增高,表明活动性血管炎症[7]。通常,FMD 患者在PET/CT 上没有沿血管壁 FDG 摄取增高的表现。

对于那些伴有明显器官或者肢体缺血症状或者严重高血压的患者需要实施血运重建术[8],应由经验丰富的团队根据病变的症状、类型、定位和范围做出血运重建决定[9]。处于活动期的 TA 患者,必须在炎症完全控制后实施手术,在术前至少 2 个月开始使用足剂量激素以实现炎症完全缓解。由于 TA 具有渐进发展过程,活动性炎症期 TA 患者进行血运重建时的并发症发生率比稳定期 TA 患者增加了 7 倍[10]。所有接受血运重建的 TA 患者在术后服用低剂量激素 20~30mg/d,随访过程中进行实验室检查和影像学检查以监测病变进展,炎症控制后规律减量。TA 患者通过及时诊断、加强抗炎治疗、血运重建治疗及密切随访观察,临床预后能得到改善。本例患者首次入院时通过系统性检查诊断为大动脉炎,进行抗炎治疗,炎症控制后行左侧肾动脉球囊扩张成形术,术后血压控制可,继续服用激素治疗。随后出现左肾动脉再狭窄,并再次行球囊扩张成形术。随后患者左肾动脉再次出现狭窄,并进行肾动脉大隐静脉搭桥术,最后一次随访发现移植血管存在狭窄,但尚通畅。本例患者反复出现左肾动脉的再狭窄,也说明即使经过系统抗炎治疗,患者血管成形术后再狭窄的概率仍然很大,需要密切随访。

(樊家俐　张慧敏)

参 考 文 献

[1] XIONG H L,PENG M,JIANG X J,et al. Time trends regarding the etiology of renal artery stenosis:18 years' experience from the China Center for Cardiovascular Disease[J]. J Clin Hypertens(Greenwich),2018,20(9):1302-1309.

[2] MISRA R. Takayasu arteritis:A distinct syndrome of large vessel vasculitis:A view point by late Professor Paul Bacon[J]. Int J Rheum Dis,2019,22 Suppl 1:49-52.

[3] NUMANO F,OKAWARA M,INOMATA H,et al. Takayasu's arteritis[J]. Lancet,2000,356(9234):1023-1025.

[4] OLIN J W,GORNIK H L,BACHARACH J M,et al. Fibromuscular dysplasia:State of the science and critical unanswered questions:A scientific statement from the American Heart Association[J]. Circulation,2014,129(9):1048-1078.

[5] PLOUIN P F,PERDU J,LA BATIDE-ALANORE A,et al. Fibromuscular dysplasia[J]. Orphanet J Rare Dis,2007,2:28.

[6] OLIN J W,FROEHLICH J,GU X,et al. The United States Registry for Fibromuscular Dysplasia:Results in the first 447 patients[J]. Circulation,2012,125(25):3182-3190.

[7] TULLUS K. Management of the renovascular disease in children with Takayasu arteritis[J]. Pediatr Nephrol,2015,30(8):1213-1216.

[8] FAN L,ZHANG H,CAI J,et al. Clinical course and prognostic factors of childhood Takayasu's arteritis:Over 15-year comprehensive analysis of 101 patients[J]. Arthritis Res Ther,2019,21(1):31.

[9] PERSU A,GIAVARINI A,TOUZÉ E,et al. European consensus on the diagnosis and management of fibromuscular dysplasia[J]. J Hypertens,2014,32(7):1367-1378.

[10] SAADOUN D,LAMBERT M,MIRAULT T,et al. Retrospective analysis of surgery versus endovascular intervention in Takayasu arteritis:A multicenter experience[J]. Circulation,2012,125(6):813-819.

病例 16

高血压伴单侧肢体无力
——多发性大动脉炎合并结缔组织病、抗磷脂综合征

【病史摘要】

患者女性,36 岁,因"发现血压升高 9 年,右手麻木伴无力 1 个月余"入院。9 年前(2012 年)和 7 年前(2014 年)患者 2 次妊娠产检时均发现血压增高,最高达 180/140mmHg(右臂),诊断为妊娠期高血压、子痫前期,2 次均于孕 20 周左右因"胎停"行引产,术后血压降至 110/70mmHg 左右,此后多次测右臂血压正常。7 年前(2014 年)患者间断发作头晕、头痛,无胸痛、心悸,无肢体无力或麻木,测右臂血压最高达 209/142mmHg,外院予氨氯地平(5mg、2 次/d)降压,血压控制未达标(145/90mmHg)。5 年前(2016 年)患者因"高血压伴左臂无脉、血压测不出"就诊我院,查红细胞沉降率 33mm/h,超敏 C 反应蛋白 2.02mg/dl;抗 SSA 抗体强阳性,抗 SSB 抗体弱阳性,抗 Ro52 抗体强阳性;狼疮抗凝物阳性;抗 β_2 糖蛋白抗体、抗心磷脂抗体(−);抗核抗体、抗双链 DNA 抗体、抗中性粒细胞胞质抗体(ANCA)(−)。主动脉 CT 显示降主动脉、腹主动脉局部管壁增厚,左锁骨下动脉开口、腹腔干动脉开口管腔闭塞,右肾动脉闭塞,右肾缺血性改变(萎缩)(图 16-1)。

^{18}F-氟代脱氧葡萄糖正电子发射计算机断层扫描(^{18}F-FDG PET)提示右肾小,右肾动脉、肠系膜上动脉发出处管壁代谢增高。肾卡托普利+肾小球滤过率显像提示左肾摄取及清除功能正常,卡托普利试验呈阴性;右肾显影浅,肾功能严重受损。诊断为多发性大动脉炎,予泼尼松(30mg、1 次/d)抗炎、阿罗洛尔和奥美沙坦联合降压。患者定期随诊,激素缓慢规律减量。4 年前(2017 年)和 2 年前(2019 年)患者返院评估,病情稳定(炎症指标、肌酐正常,尿蛋白阴性,全主动脉+弓上动脉 CT 提示无新发血管闭塞或狭窄,血管 PET/CT 提示无炎症活动)。嘱泼尼松(10mg、1 次/d)长期维持,辅以抗高血压药。患者无不适,血压控制可(右臂 120/80mmHg 左右)。

1 年前(2020 年)患者自行停用激素。1 个月前(2021 年 6 月)患者无明显诱因出现右手麻木和感觉减退,2 天后进展为右上肢无力(以远端为著),伴皮肤温度低,皮肤苍白。外院头颅 CT 提示左侧额、顶叶缺血梗死,左侧基底节区腔隙性脑梗死。颈部+头部 CTA 提示左侧颈内动脉 C$_4$ 段闭塞,左锁骨下动脉起始段重度狭窄。诊断为脑梗死,结合病史,重新加用泼

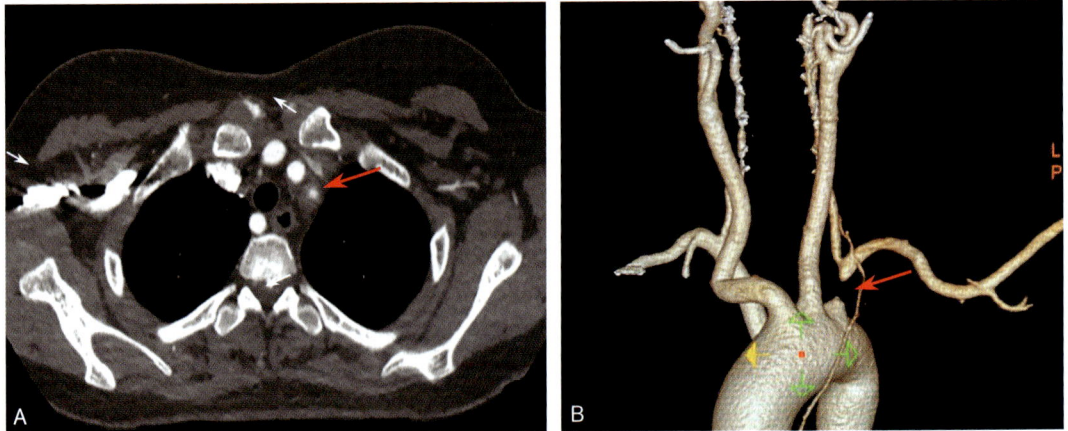

图 16-1 动脉 CT:左锁骨下动脉开口闭塞

A.动脉 CT 冠状位,左锁骨下动脉血管环形增厚、狭窄;B.动脉 CT 三维重建,左锁骨下动脉开口闭塞。

尼松(15mg、1 次/d),并予硫酸氢氯吡格雷片、他汀等药物治疗,患者症状逐渐减轻,目前可抬臂过肩,但无法完成写字、握筷等精细动作。

起病以来,患者无口、眼干,否认光过敏、面部红斑、雷诺现象。精神、饮食可。二便如常,体重无明显改变。否认糖尿病等其他慢性病病史,月经正常,妊娠史见现病史,家族史无特殊。

入院查体:体温 36.2℃,脉搏 72 次/min,呼吸 18 次/min,血压 112/70mmHg(右上臂),BMI 23.8kg/m²。神志清,自主体位,无口唇发绀,甲状腺无肿大,未闻及颈部血管杂音,心、肺查体无特殊。腹部未闻及血管杂音。下肢无水肿,病理反射未引出。左侧无脉,右侧脉搏减弱,双侧股动脉、足背动脉搏动可;右上肢近端肌力 4 级,远端肌力 3 级,肌张力正常。

【辅助检查】

（一）常规检查

1. **血清生化** 钾 3.75mmol/L,肌酐 59μmol/L,尿酸 181μmol/L。

2. **血常规** 未见异常。

3. **心电图** 正常。

（二）血压水平评估

1. **24h 动态血压** 24h 平均血压 122/89mmHg,心率 73 次/min;日间平均血压 121/89mmHg,心率 78 次/min;夜间平均血压 125/89mmHg,心率 61 次/min。

2. **四肢血压** 右上肢 131/87mmHg,左上肢 104/66mmHg(间断测不出),右下肢 100/68mmHg,左下肢 156/83mmHg。

（三）高血压靶器官损害

1. **尿液检查** 尿微量白蛋白/肌酐 40.6mg/g,尿蛋白定量 0.20g/24h↑。

2. 超声心动图　LV 48mm，LVEF 66%，静息状态下心内结构及血流未见明显异常。

3. 眼底检查　双眼底所见部视网膜动脉狭窄（双眼高血压眼底改变Ⅰ级）。

（四）继发性高血压原因筛查

1. 甲状腺功能、性激素九项检查　甲状腺功能及性激素正常。

2. 胸部 CT　未见明显异常。

3. 头部 CT　左侧额、顶叶低密度影，考虑缺血性改变，左侧基底节区腔隙灶。

4. 全主动脉＋弓上动脉 CT　与 2019 年 3 月对比：主动脉管壁欠规则，左锁骨下动脉近段管腔闭塞（较前无显著改变）；左侧颈内动脉颅外段管腔考虑轻中度狭窄，颅内段管腔考虑中重度狭窄（新发改变）；腹腔干、肠系膜上动脉管腔闭塞（较前无显著改变），肠系膜下动脉近端管腔闭塞（新发改变），右肾动脉开口重度狭窄伴右肾萎缩（较前无显著改变）（图 16-2）。

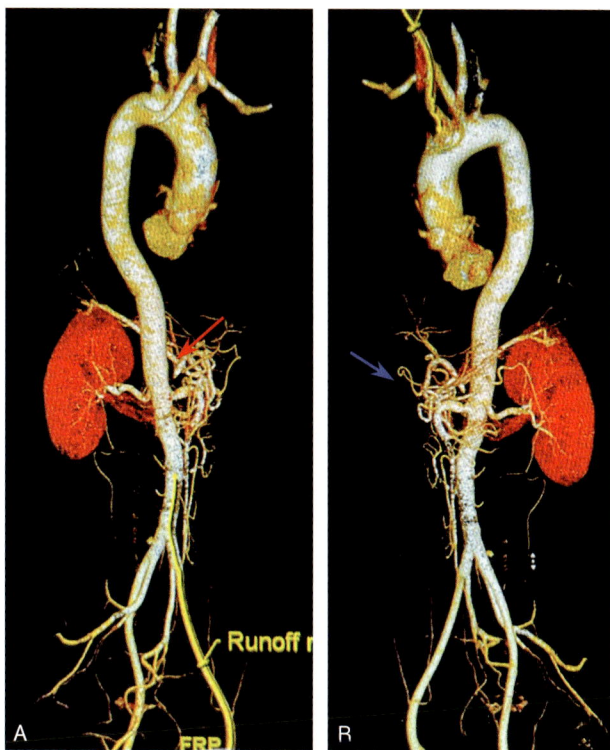

图 16-2　主动脉 CT 三维重建

左锁骨下动脉开口闭塞，腹腔干动脉开口处管腔闭塞（A，红色箭头），左肾萎缩（B，蓝色箭头）。

5. ^{18}F-FDG PET/CT 大血管代谢显像　未见明显动脉炎活动改变。

6. 炎症因子　抗核抗体谱：抗核抗体 357AU/ml↑，（间接免疫荧光法，IIF）抗双链 DNA 抗体（−），抗 SSA 抗体 123AU/ml↑，抗 SSB 抗体（−），抗 Ro52 抗体 357AU/ml↑，抗 PM-Scl 抗

体 139AU/ml↑,抗核糖体抗体 139AU/ml↑。抗磷脂抗体谱:狼疮抗凝物 1.80↑,抗心磷脂抗体-IgG/IgM(−),抗 β_2 糖蛋白 I-IgG/IgM(−)。血管炎:抗髓性过氧化物酶抗体(−),抗肾小球基底膜抗体(−),抗中性粒细胞胞质抗体(−)。C 反应蛋白、红细胞沉降率、白介素、肿瘤坏死因子 α、干扰素 α/γ 均在正常范围内。

【诊断】

1. 临床诊断 多发性大动脉炎,继发性高血压,左侧锁骨下动脉闭塞,腹腔干动脉闭塞,右侧肾动脉闭塞,右侧肾萎缩,左侧颈内动脉狭窄,结缔组织病,抗磷脂综合征,脑梗死。

2. 诊断依据

(1) 青年女性,慢性病程。既往 2 次病理妊娠。临床主要表现为血压升高,左臂无脉伴血压测不出,右臂脉搏减弱。炎症指标升高,主动脉及其主要分支多发狭窄或闭塞,伴血管壁增厚,动脉壁呈炎性活动改变。激素治疗有效。诊断"多发性大动脉炎"明确。

(2) (患者自行停用激素后)出现单侧肢体麻木、无力,检查提示(与所支配肢体区域一致)左侧额、顶叶脑梗死。诊断"脑梗死"明确。

(3) 患者(除主动脉及其主要分支血管受累外)无其他多系统受累表现,但抗核抗体阳性、抗 SSA 抗体阳性,狼疮抗凝物阳性,根据 2019 年 EULAR/ACR 制定的系统性红斑狼疮(systemic lupus erythematosus,SLE)分类标准,目前证据尚不足以诊断 SLE,但难以解释患者抗核抗体谱的阳性结果,临床考虑"结缔组织病可能性大"。此外,根据 2006 年抗磷脂综合征 Sapporo 分类标准,患者同时满足 2 项临床标准(动脉血栓事件,病理妊娠)和 1 项实验室标准(间隔至少 12 周,2 次以上狼疮抗凝物阳性),诊断"抗磷脂综合征"明确。

【治疗】

结合病史、查体和辅助检查结果,患者受累血管符合多发性大动脉炎的表现;根据免疫指标持续阳性结果(抗核抗体阳性,抗 SSA 抗体阳性,狼疮抗凝物阳性),结合风湿免疫科意见,考虑患者抗磷脂综合征明确,不除外结缔组织病。治疗方面,继续泼尼松(15mg、1 次/d)抗炎,加用吗替麦考酚酯(0.5g、2 次/d),予阿司匹林抗血小板治疗,加用羟氯喹降低血栓风险。

【讨论】

1. 多发性大动脉炎与结缔组织病(如系统性红斑狼疮)是否存在关联?

多发性大动脉炎(Takayasu arteritis,TA)是一种累及主动脉及其主要分支的系统性大血管炎,受累血管可为全层动脉炎,炎症多导致动脉狭窄或闭塞[1]。结缔组织病(connective tissue disease,CTD)是一组慢性自身免疫病,临床表现为多系统损害和血清中出现大量自身抗体,可表现为大小不等的血管炎改变。以最常见的 CTD——系统性红斑狼疮(systemic lupus erythematosus,SLE)为例,既往文献报道 11% SLE 患者存在血管炎表现,中小血管受累为主,最常见是皮肤血管炎(面部红斑、皮肤紫癜等),其次是内脏(中小)血管受累,如狼疮肾炎、肠系膜血管炎、弥漫性肺泡出血等,而大血管如主动脉受累则罕见[2]。SLE 与 TA 的关联,既往均为病例报道[3-5],其中大部分以 TA 为首发表现,后出现 SLE 相关症状。SLE 和 TA 存在某些类似的临床特征:①好发人群相同,均为年轻女性;②贫血,SLE 和 TA 患者活动期均可伴轻、中度贫血,但 SLE 多合并血小板减少,而 TA 在活动期则可出现血小板反应性增多;③血管狭窄闭塞病变,SLE 和 TA 均系以血管病变为基础的自身免疫病,但二者的病理基础不同。SLE 相关血管炎的病理类型以血管免疫复合物沉积为主,起病包括非炎症性纤维蛋白样坏死的血管病变和血栓性微血管病[6],而 TA 则是慢性非特异性动脉炎症性疾病。二者的血管病变除疾病本身的免疫性病理损伤外,还可合并血栓栓塞等多种因素。因此,结缔组织病(如 SLE)与 TA"叠加"出现,究竟是两种疾病共存,还是二者之间存在病因学和/或发病机制上的内在联系(即大动脉受累是 SLE 血管病变的少见类型之一),尚需进一步探索和总结。

2. 多发性大动脉炎与抗磷脂综合征是否存在关联?

抗磷脂综合征(antiphospholipid syndrome,APS)是一种非炎症性自身免疫病,以血栓(动静脉血栓形成)和反复流产(包括胎儿死亡、子痫、早产和反复早期流产)为临床表现,且存在持续的抗磷脂抗体中、高滴度阳性。APS 的核心病理特征是血栓形成,亦可导致闭塞性血管病变。

TA 与抗磷脂抗体以及 APS 的关系尚未阐明。既往研究发现,TA 患者可存在抗磷脂抗体阳性。欧洲一项单中心临床研究结果提示[7],45%(10/22)TA 患者抗心磷脂抗体持续阳性,但仅有 1 例发生血栓事件,临床诊断为 APS。Misra 等报道[8],41%(14/34)TA 患者抗心磷脂抗体水平升高,但均无 APS 的临床表现。此外,抗磷脂抗体阳性(尤其是狼疮抗凝物阳性)与 TA 患者的血管并发症风险增加可能有关[7]。虽然上述研究表明,TA 合并抗磷脂抗体阳性并不少见,但 TA 与原发性 APS"叠加"却罕见,既往仅为个案报道[9-11],这些患者也同时接受了针对 TA(激素或激素联合免疫抑制剂)和 APS(抗凝和/或抗血小板)的药物治疗。

3. 本例患者近期新发脑梗死的病因?

本例患者为停用激素 1 年后出现单侧肢体无力、麻木,检查提示(与所支配肢体区域一致)左侧额、顶叶脑梗死。外院重新加用激素以及抗血小板治疗 1 个月后,患者症状改善,复查主动脉弓上动脉 CT 提示新发左侧颈内动脉颅外段轻中度狭窄和颅内段中重度狭窄。但患者炎症指标正常,血管 PET/CT 亦未见动脉炎性改变,不除外与已重新加用激素有关。综上,考虑患者此次脑梗死主要与(停药后)TA 病情进展有关,引起颈内动脉颅内和颅外段不同程度狭窄,合并血栓形成,栓子脱落阻塞血管远端形成脑梗死[12]。此外,本例患者合并 APS,从而参与或加重颈内动脉的局部血管狭窄或血栓形成。

综上,TA 合并 CTD(如 SLE)、TA 合并 APS 均为临床罕见的情况,目前也尚未阐明 TA 与这些疾病之间的相关性,临床中须注意识别共病情况,并针对合并的疾病,分别且个体化制订诊疗及随访方案。

（杜 雪　张慧敏）

参 考 文 献

［1］KIM E S H,BECKMAN J. Takayasu arteritis：Challenges in diagnosis and management［J］. Heart,2018,104 (7)：558-565.

［2］RAMOS-CASALS M,NARDI N,LAGRUTTA M,et al. Vasculitis in systemic lupus erythematosus：Prevalence and clinical characteristics in 670 patients［J］. Medicine（Baltimore）,2006,85（2）：95-104.

［3］BÖCKLE B C,JARA D,AICHHORN K,et al. Cerebral large vessel vasculitis in systemic lupus erythematosus ［J］. Lupus,2014,23（13）：1417-1421.

［4］GONZALEZ-SUAREZ M L,WAHEED A A,ANDREWS D M,et al. Lupus vasculopathy：Diagnostic, pathogenetic and therapeutic considerations［J］. Lupus,2014,23（4）：421-427.

［5］WAKI D,ONISHI A,MORINOBU A. Large vessel vasculopathy in a patient with systemic lupus erythematosus：A case report［J］. J Med Case Rep,2019,13（1）：189.

［6］SESHAN S V. Lupus vasculopathy and vasculitis：What is the difference and when do they occur？［J］. AJSP： Reviews & Reports,2007,12（5）：214-221.

［7］JORDAN N P,BEZANAHARY H,D'CRUZ D P. Increased risk of vascular complications in Takayasu's arteritis patients with positive lupus anticoagulant［J］. Scand J Rheumatol,2015,44（3）：211-214.

［8］MISRA R,AGGARWAL A,CHAG M,et al. Raised anticardiolipin antibodies in Takayasu's arteritis［J］. Lancet,1994,343（8913）：1644-1645.

［9］DHAON P,DAS S K,SARAN R K,et al. Is aorto-arteritis a manifestation of primary antiphospholipid antibody syndrome？ ［J］. Lupus,2011,20（14）：1554-1556.

［10］FUKUI S,HIROTA S,IWAMOTO N,et al. Takayasu arteritis with antiphosphatidylserine/prothrombin antibody-positive antiphospholipid syndrome：Case report and literature review［J］. Medicine（Baltimore）, 2015,94（51）：e2345.

［11］YANG A,NAYEEMUDDIN M,PRASAD B. Takayasu's arteritis and primary antiphospholipid syndrome presenting as hypertensive urgency［J］. BMJ Case Rep,2016,2016：bcr2015211752.

［12］JOHNSTON S L,LOCK R J,GOMPELS M M. Takayasu arteritis：A review［J］. J Clin Pathol,2002,55（7）： 481-486.

病例 17

青年女性难治性高血压伴下肢乏力
——降主动脉及双肾动脉严重狭窄的大动脉炎

【病史摘要】

患者女性，37 岁，因"血压升高伴双下肢乏力 4 年"入院。患者 4 年前查体发现血压升高，最高达 200/100mmHg，偶有头晕，无头痛、恶心、呕吐，无黑矇、意识丧失、视物旋转。间断伴有活动后双下肢乏力，无间歇性跛行，无肢端麻木、疼痛、水肿。自服卡托普利、硝苯地平缓释片等药物治疗，血压控制情况不佳。入院 4 个月前体检测量血压 190/100mmHg，于外院就诊，实验室检查显示血钾、肾功能以及卧、立位醛固酮肾素试验均未见异常。24h 动态血压监测显示 24h 平均血压 162/92mmHg，日间平均血压 167/98mmHg，夜间平均血压 152/83mmHg。四肢血压测量显示右上肢 177/91mmHg，左上肢 167/88mmHg，右下肢 113/72mmHg，左下肢 111/77mmHg；右侧 ABI 0.64，左侧 ABI 0.63。超声心动图显示左心房内径 39mm，左心室内径 49mm，左心室后壁厚度 13mm，室间隔厚度 13mm，升主动脉内径 36mm，主动脉瓣轻度反流，二尖瓣轻度反流。头部 CT 及 CTA 显示颈动脉粥样硬化性改变，未见明显狭窄，右侧胚胎型大脑后动脉，余颅内动脉未见异常。入院查体于腹部闻及可疑血管杂音，且上肢血压高于下肢血压，遂完善主动脉 CTA，提示胸主动脉、右肺动脉重度狭窄，支气管动脉、乳内动脉迂曲扩张和侧支形成；腹主动脉、胸主动脉管壁增厚、钙化、多处狭窄，累及腹腔干、双肾动脉开口；腹腔干、右肾动脉开口重度狭窄，左肾动脉开口中度狭窄。考虑大动脉炎可能性大，予卡维地洛 25mg、2 次/d+硝苯地平 30mg、2 次/d+多沙唑嗪 3mg、1 次/晚+阿米洛利 2.5mg、1 次/d 联合降压治疗，血压仍控制不佳，平素约 160/85mmHg。为进一步诊治收入院。

既往有陈旧性肺结核，否认糖尿病、高脂血症、冠心病病史。否认吸烟、大量饮酒史。否认高血压、心肌病、冠心病家族史。

入院查体：体温 36.2℃，脉搏 65 次/min，呼吸 14 次/min，左上肢血压 169/82mmHg，右上肢血压 166/82mmHg。体重 53kg，身高 155cm，BMI 22.1kg/m²。心、肺查体无特殊，颈部未闻及血管杂音，腹部可闻及血管杂音，双侧足背动脉搏动对称，双下肢无水肿。

【辅助检查】

(一) 常规检查

1. 血清生化 肝肾功能、凝血功能及 D-二聚体均未见异常。LDL-C 1.77mmol/L。空腹血糖 4.61mmol/L,HbA1c 5.5%。

2. 血常规、尿常规 未见异常。

(二) 高血压靶器官损害

超声心动图:左心房前后径 45mm,左心室舒张末径 51mm,室间隔厚度 13mm,LVEF 63%。胸主动脉中远段内径偏细,内径约 13mm,腹主动脉内径约 7mm。左、右肺动脉近心端内径正常,三尖瓣少量反流,估测肺动脉收缩压 44mmHg。印象:左心增大,左心室壁增厚,胸主动脉狭窄,腹主动脉狭窄,轻度肺动脉高压。

(三) 继发性高血压原因筛查

1. 卧、立位醛固酮肾素试验 立位:醛固酮 167pg/ml,肾素 113.10μIU/ml↑,醛固酮/肾素 1.5(pg·ml⁻¹)/(μIU·ml⁻¹)。卧位:醛固酮 143pg/ml,肾素 46.93μIU/ml,醛固酮/肾素 3.0(pg·ml⁻¹)/(μIU·ml⁻¹)。

2. 全主动脉 CTA 主动脉壁环形增厚,大量钙化,多发狭窄,以穿膈水平及腹主动脉中段为著,后者几近闭塞;累及腹主动脉分支,至多发重度、极重度狭窄,肠系膜上下动脉间侧支形成;右肺动脉狭窄。上述病变性质以大动脉炎可能性大,累及主动脉及肺动脉(图 17-1)。

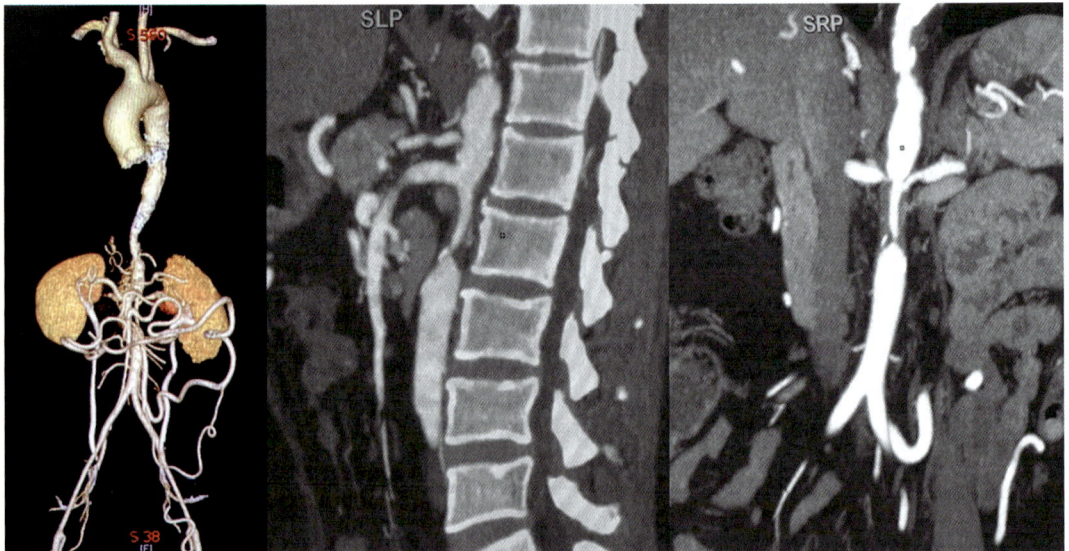

图 17-1 全主动脉 CTA

主动脉壁环形增厚,大量钙化,多发狭窄,以穿膈水平及腹主动脉中段为著,后者几近闭塞。腹腔干、右肾动脉开口重度狭窄,左肾动脉开口中度狭窄。

3. 弓上动脉 CTA 左侧椎动脉开口处考虑狭窄 50%~70%，余弓上动脉分支未见有意义狭窄。

4. PET/CT 大血管显像 胸主动脉下端及腹主动脉中上段代谢略增高（SUV_{max} 1.6~2.0），考虑动脉炎有部分活动性；余大动脉代谢欠均匀，未见明显动脉炎活动改变；胸主动脉及腹主动脉多发狭窄、钙化，右肺动脉狭窄，头臂干、主动脉弓及双侧髂总动脉散在钙化。肝脏放射性摄取欠均匀，SUV_{avg} 1.7，SUV_{max} 3.2（图 17-2）。

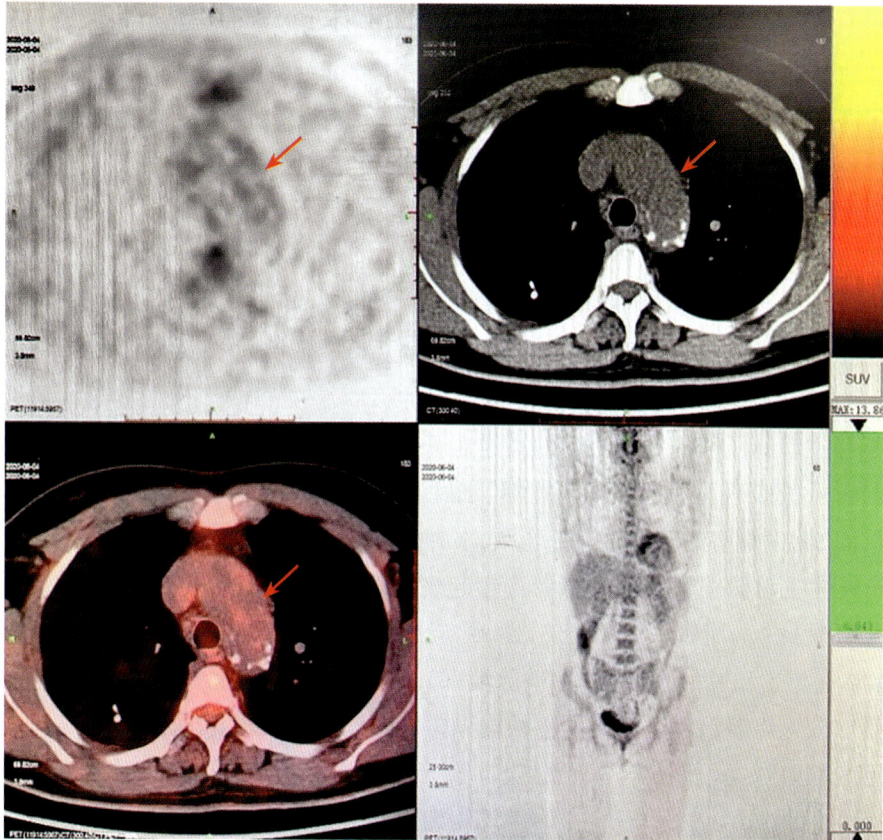

图 17-2 PET/CT 大血管显像

5. 炎症因子 红细胞沉降率 11mm/h，C 反应蛋白未见异常；自身免疫标志物检测显示抗髓过氧化酶抗体、抗肾小球基底膜抗体、抗蛋白酶 3 抗体均阴性。抗核抗体谱均阴性；白细胞介素（IL）-1β、IL-2、IL-6、IL-8、IL-10、肿瘤坏死因子 α 均未见异常。

【诊断与鉴别诊断】

（一）诊断

本例患者为青年女性，发病年龄<40 岁，主要表现为顽固性、持续性血压升高，联合应用多种抗高血压药，患者血压仍控制不佳，且伴有下肢乏力。入院查体显示双上肢血压高于下

肢血压,并可闻及腹部血管杂音。血管 CTA 显示主动脉多发不规则狭窄,血管壁钙化伴管壁环形增厚,双肾动脉、右肺动脉亦有受累。根据 1990 年美国风湿病学会大动脉炎分类标准及 2022 年美国风湿病学会/欧洲抗风湿病联盟联合制定的大动脉炎分类标准,本例患者大动脉炎诊断明确,根据其受累部位,分型为胸-腹主动脉型。本例患者有血管缺血的症状与体征,PET 及血管 CTA 提示动脉慢性轻度活动性炎性表现,故考虑为大动脉炎的慢性活动期。

(二) 鉴别诊断

对于以血压升高、动脉狭窄为主要表现的病例,还须与以下疾病相鉴别。

1. 肾动脉的纤维肌发育不良 (fibromuscular dysplasia,FMD) 一种先天性的非炎症性、非动脉粥样硬化性疾病,可导致动脉狭窄、闭塞、动脉瘤、动脉夹层等病变。多见于青年女性,以肾动脉受累最为常见,临床表现为难以控制的高血压,故须与本病相鉴别。但本病通常以局灶性血管受累为主,且不伴有低热、乏力、体重下降等全身炎症性表现,C 反应蛋白、红细胞沉降率等炎症指标无升高[1]。

此外,影像学表现是鉴别两者的重要依据。大动脉炎病变多累及主动脉及其一级分支,易累及头臂动脉、胸腹主动脉及肾动脉等,以近端开口受累为主。而 FMD 患者多表现为肾动脉中远段典型的串珠样改变(多灶性)或局限的孤立性狭窄(局灶性),少数可累及近端开口,通常不伴主动脉及其他一级分支的其他血管损害。同时,大动脉炎由于以血管的全层炎症为主要特征,故表现为血管壁环形增厚、水肿、钙化等,进一步导致血管狭窄、瘤样扩张及血栓形成;而 FMD 则基本没有血管壁增厚、水肿等炎症表现。

2. 先天性主动脉缩窄 本例患者青年起病,以高血压为主要表现,可见主动脉中重度狭窄,故须怀疑此病。但此病多见于男性,无全身活动性炎症表现,且主动脉狭窄部位通常位于动脉导管与主动脉的连接处(主动脉峡部),极少累及腹主动脉。多数患者合并先天性心脏病,其中成人患者最常合并的心脏结构异常为主动脉瓣二瓣化畸形[2]。

3. 巨细胞动脉炎 该病与大动脉炎同属于大血管性血管炎,至少 30% 巨细胞动脉炎可累及主动脉及主要分支,病理特点均表现为肉芽肿性炎症,两者较难鉴别。但该病好发于老年人,女性稍多于男性,欧美人群发病率高于亚洲人群。临床上多以单侧或双侧颞动脉炎症、颞部头痛为主要特征,临床表现以头痛、突发视力下降、间歇性下颌运动障碍为主,极少表现为肾动脉狭窄引起的肾血管性高血压。其确诊方法为颞动脉活检[3]。

4. 动脉粥样硬化导致的肾动脉狭窄 好发于 50 岁以上人群,有吸烟、高脂血症、高血压、糖尿病等危险因素。其机制为主动脉内膜形成动脉粥样斑块,因此主动脉管壁的增厚多为偏心性增厚,CTA 和血管造影有助于动脉粥样硬化的诊断。本例患者为青年女性,无动脉粥样硬化危险因素,影像学表现不符。

【治疗】

考虑本例患者大动脉炎诊断基本明确,疾病为轻度活动性。入院后予醋酸泼尼松

30mg、1次/d,吗替麦考酚酯0.5g、2次/d,同时予降压、降血脂等治疗。

经充分内科治疗后,联合应用多种抗高血压药,患者血压仍控制不佳,且降主动脉及双侧肾动脉严重狭窄,有介入或外科干预指征。由于本例患者主动脉血管病变跨肾动脉开口,且血管壁钙化,介入治疗效果欠佳且肾动脉夹层风险较高,故建议行外科手术治疗。经过激素及免疫抑制剂治疗数月后,患者行全身麻醉下升主动脉—腹主动脉人工血管搭桥(12mm人工血管)+人工血管—大隐静脉—双侧肾动脉搭桥手术,术后继续口服醋酸泼尼松及吗替麦考酚酯,加用阿司匹林100mg、1次/d治疗。术后数天复查主动脉CTA,提示左肾动脉静脉桥闭塞,考虑与左肾动脉狭窄程度较右侧轻、侧支循环丰富,导致桥血管压力过低有关。

醋酸泼尼松逐步减量至10mg、1次/d长期口服维持,术后10个月患者自行停用吗替麦考酚酯。抗高血压药调整为硝苯地平控释片30mg、1次/d,富马酸比索洛尔2.5mg、1次/d,厄贝沙坦150mg、1次/d治疗。治疗后患者血压控制可,多维持在(120~130)/(70~80)mmHg,每间隔1~3个月检测红细胞沉降率、C反应蛋白均未见异常。

【随访】

术后1年复查情况如下。

红细胞沉降率、C反应蛋白未见异常。

炎症因子:IL-1β、IL-2、IL-4、IL-5、IL-8、IL-10、IL-12p70、IL-17、肿瘤坏死因子α、干扰素α、干扰素γ均未见异常,IL-6 15.06pg/ml(参考值:0~15.02pg/ml)。

24h动态血压:24h平均血压120/69mmHg,心率67次/min;日间平均血压119/68mmHg,心率69次/min;夜间平均血压123/72mmHg,心率58次/min。

四肢血压及踝肱指数(ABI):右上肢113/62mmHg,左上肢111/64mmHg,右下肢125/60mmHg,左下肢127/67mmHg。右侧ABI 1.11,左侧ABI 1.12。

超声心动图:左心房前后径39mm,左心室舒张末径47mm,室间隔厚度13mm,LVEF 68%。二尖瓣、三尖瓣少量反流,主动脉瓣微量反流。大动脉关系正常,心包腔未见异常。印象:左心房增大,左心室壁增厚,腹主动脉转流术后。

全主动脉CT:(与术前比较)升主动脉—腹主动脉下端人工血管通畅,右肾动脉人工血管通畅,未见吻合口瘘;固有主动脉及分支血管多发钙化和不规则重度狭窄,右肺动脉狭窄,较前无明显变化(图17-3)。

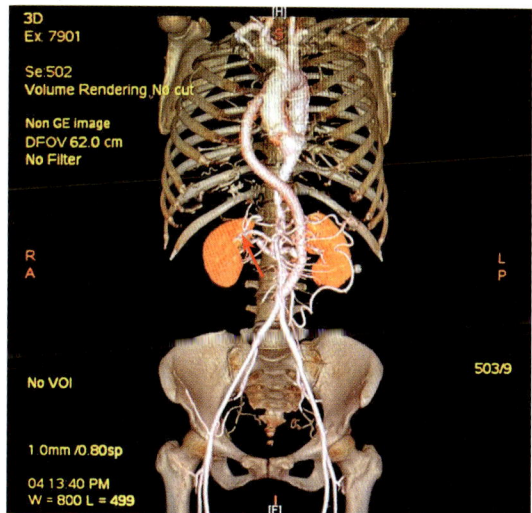

图17-3　全主动脉CT

PET/CT 大血管显像:(与术前比较)大动脉代谢欠均匀,未见明显动脉炎活动改变,胸主动脉下段及腹主动脉中上段代谢基本恢复正常,SUV_{max} 1.8~2.3。肝脏放射性摄取欠均匀,SUV_{avg} 2.6,SUV_{max} 3.7(图 17-4)。

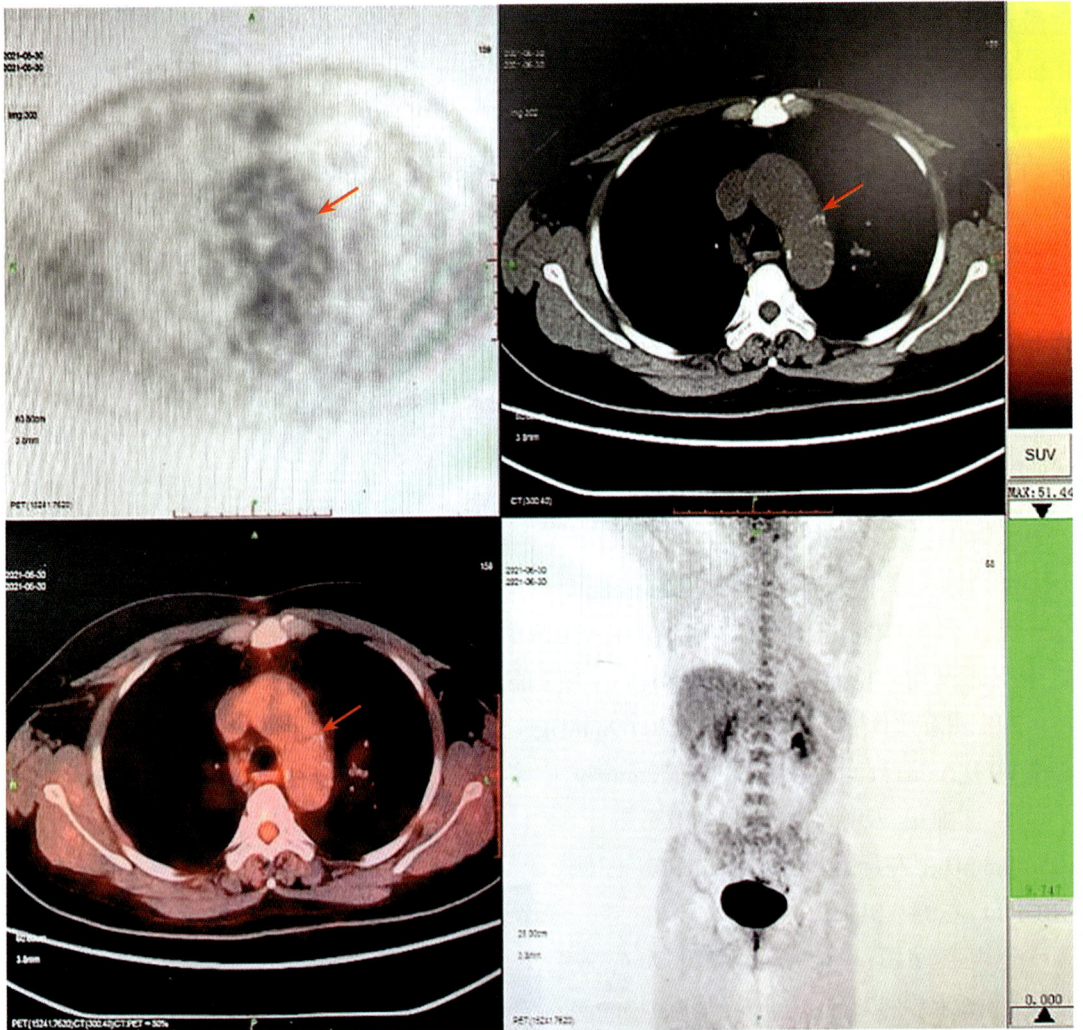

图 17-4　PET/CT 大血管显像

【思考】

大动脉炎的治疗方案有哪些? 应如何选择?

大动脉炎的治疗包括内科治疗和外科治疗。需根据患者的疾病活动度、受累血管的范围和程度等因素,综合、个体化制订治疗方案。

(一) 内科治疗

1. 原发病治疗　大动脉炎的治疗目标是积极控制疾病活动,诱导疾病缓解。主要的治疗药物包括糖皮质激素和改善病情抗风湿药（disease-modifying anti-rheumatic drug，DMARD），如甲氨蝶呤、硫唑嘌呤、环磷酰胺、吗替麦考酚酯、托珠单抗、肿瘤坏死因子 α 抑制剂等。

对于活动期的大动脉炎患者，需使用足量糖皮质激素［如泼尼松 0.8~1.0mg/（kg·d）］，持续 4~8 周后缓慢减量（每 7~10 天减少起始剂量的 10% 或根据病情调整）。通常缓慢减至 ≤5mg/d 维持，少数病情持续缓解者可考虑停用。疾病活动期的治疗还需联合 DMARD，轻型患者可选用如甲氨蝶呤等，重型及难治型患者可选择生物制剂如 IL-6 受体阻滞剂或 TNF-α 抑制剂等。具体药物种类、剂量的选择可参考我国 2022 年发布的《大动脉炎诊疗规范》[4]。对于慢性活动性大动脉炎患者的治疗，中国医学科学院阜外医院经验为予泼尼松 0.5mg/（kg·d）起始，可降低糖皮质激素的不良反应。

2. 患者合并高血压　应根据患者病变受累的部位和范围选择降压方案。

（1）降压目标：大动脉炎合并高血压患者的血压应控制在 <140/90mmHg。若可耐受，建议进一步降至 <130/80mmHg。如合并弓上分支受累患者，降压治疗时需注意充分保证脑灌注，单侧颈动脉狭窄 ≥70% 时，收缩压控制在 130~150mmHg；双侧颈动脉狭窄 ≥70% 时，收缩压控制在 150~170mmHg。

（2）抗高血压药选择：在选择降压方案时，需考虑患者病变受累的部位与范围[5]。对于腹主动脉—肾动脉受累的患者，单侧肾动脉受累首选血管紧张素转化酶抑制剂（angiotensin converting enzyme inhibitor，ACEI）和血管紧张素受体阻滞剂（angiotensin receptor blocker，ARB），可有效缓解肾血管性高血压。用药期间需注意监测肾功能、尿量和电解质。对于严重双侧肾动脉受累的患者，则首选钙通道阻滞剂（calcium channel blocker，CCB），慎用 ACEI/ARB。β 受体阻滞剂具有抑制肾素释放的作用，故肾动脉狭窄性高血压可以选用或联合用药。此外，由于利尿剂可激活 RAAS，故在高肾素时应避免选用。对于弓上分支和胸主动脉受累的患者，推荐使用 CCB 及 ACEI/ARB 降压治疗。降压治疗时需注意保证颅脑灌注，尤其在发生急性缺血性脑卒中时应避免迅速降压。

3. 一般治疗及支持治疗　保持健康生活方式，如低钠饮食、忌酗酒、戒烟、避免过度焦虑和恐慌等。若患者存在高风险脏器缺血并发症，如急性冠状动脉综合征、脑卒中等，可根据病情加用抗血小板药物及降脂治疗。

（二）外科治疗

1. 紧急手术指征　急性 Stanford A 型主动脉夹层、主动脉瘤濒临破裂、急性冠状动脉综合征或急性心肌梗死等，可紧急进行外科手术以挽救患者生命。

2. 择期手术指征　须谨慎评估、严格把握大动脉炎患者的外科干预指征和手术时机。在积极、充分的内科治疗控制原发病活动和血管炎症后，若仍存在以下情况可考虑择期外科手术[4,6]：①难治性肾血管性高血压（四联以上抗高血压药治疗后血压仍高于 150/100mmHg），或肾脏短期内进行性缩小或肾小球滤过率进行性下降，可考虑经皮肾动脉球囊扩张术、肾动脉搭桥术、自体肾移植等；②升主动脉增宽超过 50mm，且有心功能恶化征象时，应考虑升主动脉置换术或升主动脉联合瓣膜置换术；③内科治疗无效的、症状显著且持续进展的下肢跛行;④其他,如颈动脉扩张术、颈动脉搭桥术等治疗重度颈动脉狭窄,胸腹主动脉支架植入或置换术治疗胸腹主动脉夹层或动脉瘤等。

外科干预的成功率与疾病活动度相关。疾病活动期施行外科干预的血管再狭窄率显著升高,因此择期手术应选择在原发病活动控制 2 个月及以上时进行。此外,手术的成功率也与术前局部侧支循环形成有关。例如,本例患者术前左肾动脉周围已形成了丰富的侧支循环,故血运重建后桥血管的血流量少,术后数天复查主动脉 CTA 显示桥血管已闭塞。

【讨论】

大动脉炎是一种慢性、进行性、非特异性动脉炎,表现为受累动脉壁增厚,导致动脉管腔狭窄、闭塞或瘤样扩张。大动脉炎是引发青年及儿童高血压的重要病因之一,但由于疾病早期缺乏特异性症状,且临床医师对其认识不足,因误诊、漏诊而错过最佳治疗时机的案例屡见不鲜。由于大动脉炎的预后与疾病的进展密切相关,晚期常伴有心力衰竭、肾衰竭等严重并发症[7],因此及时诊断与治疗是改善患者预后的关键。在明确诊断后,需根据患者的疾病活动度和疾病受累范围制订个体化治疗、随访方案。

高血压是大动脉炎的常见表现,半数以上的大动脉炎患者伴有高血压,3.9%~57.5% 患者以高血压起病[5]。大动脉炎导致血压升高的机制如下。

(1)血管壁水肿、顺应性降低,导致血压升高。

(2)累及特定的血管:①肾动脉:可引起肾血管性高血压,为大动脉炎导致顽固性高血压的最常见原因。②主动脉:可导致主动脉狭窄,从而引起血压升高。③升主动脉:引起升主动脉扩张或动脉瘤,造成继发性主动脉瓣关闭不全,导致收缩期高血压。④颈动脉:可造成颈动脉压力感受器敏感性减低,对血压的调节能力下降;颈动脉狭窄造成颅脑灌注减低,反射性激活交感神经系统,引起血压升高。

在临床工作中,当患者表现有高血压、脉搏细弱或无脉和/或动脉杂音和全身症状(乏力、体重减轻、低热等),且影像学检查显示主动脉和/或其一级分支狭窄时,应考虑大动脉炎的诊断。目前临床上常用的大动脉炎诊断标准包括 1990 年美国风湿病学会大动脉炎分类标准(表 17-1)[8]和 2022 年美国风湿病学会/欧洲抗风湿病联盟联合制定的大动脉炎分类标准草案(表 17-2)[4]。

表 17-1 美国风湿病学会大动脉炎分类标准(1990 年)

(1)发病年龄≤40 岁

(2)肢体间歇性跛行

(3)一侧或双侧肱动脉搏动减弱

(4)双上肢收缩压差>10mmHg

(5)一侧或双侧锁骨下动脉或腹主动脉闻及杂音

(6)血管造影异常,发现主动脉一级分支或上、下肢近端大动脉狭窄或闭塞,病变常为局灶性或节段性,且除外由动脉硬化、纤维肌发育不良或类似原因所致(近年血管造影常由 MRA、CTA、PET/CT 等检查替代)

注:以上 6 条标准中须满足 3 条及以上即诊断大动脉炎,灵敏度为 90.5%,特异度为 97.8%。

表 17-2　2022 年美国风湿病学会/欧洲抗风湿病联盟联合制定的大动脉炎分类标准（草案）

条目		评分/分
准入条件:诊断年龄≤60 岁;影像学存在血管炎证据		
分类标准		
临床标准	女性	1
	血管炎引起的心绞痛或缺血性心脏疼痛	2
	上肢和/或下肢运动障碍	2
	动脉杂音	2
	上肢动脉搏动减弱	2
	颈动脉搏动减弱或触痛	2
	双上肢收缩压差≥20mmHg[a]	1
影像学标准	受累动脉数[b]	
	1 支	1
	2 支	2
	3 支及以上	3
	对称动脉成对受累	1
	腹主动脉伴肾动脉或肠系膜动脉受累	3

注:满足 2 条准入条件的同时,分类标准评分总分≥5 分者,诊断为大动脉炎。[a]1mmHg=0.133kPa;[b] 取最高分值。

明确大动脉炎诊断后,下一步须进行疾病活动度评估。疾病活动度是制定治疗策略的重要依据。目前临床工作中常使用美国国家卫生研究院(NIH)制定的 Kerr 评分和印度风湿病学会血管炎学组制定的印度大动脉炎疾病活动度(ITAS 2010)评分[9]来评估大动脉炎的活动度。其中 Kerr 评分较为简洁易用,其内容为:①全身症状;②血管缺血症状与体征;③ESR 升高(≥20mm/h);④血管造影阳性(可由 MRA、CTA、PET/CT、动脉彩色多普勒超声替代)。以上每项各 1 分,总分≥2 分为大动脉炎活动期。

治疗方面,需根据患者的疾病活动度、受累血管的范围和程度等因素,综合、个体化地制订治疗方案。对疾病处于活动期的大动脉炎患者,建议足量的糖皮质激素联合 DMARD 控制疾病活动。当达到维持大动脉炎持续缓解的条件时,糖皮质激素可缓慢逐渐减量至最低维持量或停用,DMARD 逐渐减量至最低有效剂量,生物制剂逐渐延长使用时间间隔或更换为口服的 DMARD。对于合并高血压的患者,应根据患者病变受累的部位和范围选择降压方案。在内科充分药物治疗的情况下,若仍合并器官缺血、动脉狭窄或闭塞、进行性动脉瘤样扩张、重度主动脉瓣关闭不全和主动脉缩窄等情况,需要考虑外科手术治疗,但不推荐在疾病活动期实施血运重建术。

大动脉炎是一种慢性、进行性、非特异性动脉炎,表现为受累动脉壁增厚,导致动脉管腔狭窄、闭塞或瘤样扩张。大动脉炎是引发青年及儿童高血压的重要病因之一。大动脉炎导致高血压的机制包括血管壁水肿和顺应性降低,累及肾动脉引起肾血管性高血压,累及主动脉导致主动脉狭窄,累及升主动脉瓣造成继发性主动脉瓣关闭不全等。在诊断过程中,需注意与FMD、先天性主动脉缩窄、巨细胞动脉炎和动脉粥样硬化相鉴别。大动脉炎原发病治疗药物主要为激素和免疫抑制剂,激素治疗疗程要长,减量要慢;在抗高血压药的选择上,需考虑病变受累的部位与范围。外科再血管化治疗能改善缺血情况,但远期有一定的再狭窄率,应长期随访,动态观察动脉病变情况。

(蒋子涵)

参 考 文 献

[1] GORNIK H L,PERSU A,ADLAM D,et al. First international consensus on the diagnosis and management of fibromuscular dysplasia[J]. J Hypertens,2019,37(2):229-252.

[2] TEO L L,CANNELL T,BABU-NARAYAN S V,et al. Prevalence of associated cardiovascular abnormalities in 500 patients with aortic coarctation referred for cardiovascular magnetic resonance imaging to a tertiary center [J]. Pediatr Cardiol,2011,32(8):1120-1127.

[3] GRAYSON P C,MAKSIMOWICZ-MCKINNON K,CLARK T M,et al. Distribution of arterial lesions in Takayasu's arteritis and giant cell arteritis[J]. Ann Rheum Dis,2012,71(8):1329-1334.

[4] 姜林娣,马莉莉,薛愉,等. 大动脉炎诊疗规范[J]. 中华内科杂志,2022,61(5):517-524.

[5] 大动脉炎相关高血压诊治多学科共识中国专家组. 中国大动脉炎相关高血压诊治多学科专家共识[J]. 复旦学报(医学版),2021,48(2):143-154.

[6] MAZ M,CHUNG S A,ABRIL A,et al. 2021 American College of Rheumatology/Vasculitis Foundation guideline for the management of giant cell arteritis and Takayasu arteritis[J]. Arthritis Rheumatol,2021,73(8):1349-1365.

[7] COMARMOND C,BIARD L,LAMBERT M,et al. Long-term outcomes and prognostic factors of complications in Takayasu arteritis:A multicenter study of 318 patients[J]. Circulation,2017,136(12):1114-1122.

[8] AREND W P,MICHEL B A,BLOCH D A,et al. The American College of Rheumatology 1990 criteria for the classification of Takayasu arteritis[J]. Arthritis Rheum,1990,33(8):1129-1134.

[9] MISRA R,DANDA D,RAJAPPA S M,et al. Development and initial validation of the Indian Takayasu Clinical Activity Score(ITAS2010)[J]. Rheumatology(Oxford),2013,52(10):1795-1801.

病例 18

胸痛，血管杂音，腹主动脉狭窄
——大动脉炎合并 SAPHO 综合征

【病史摘要】

患者女性，60岁，因"胸背部疼痛5年，加重4个月"入院。患者5年前逐渐出现持重物或重体力劳动后胸骨后、背部疼痛，每次持续数小时至数天不等，自行缓解，当地医院检查未见异常。4个月前疼痛症状加重，呈撕裂样，不能耐受。自行间断口服布洛芬等非甾体抗炎药，疼痛能缓解。疼痛不伴胸部憋闷、呼吸困难，无咳嗽、咳痰、发热。2019年11月27日至我院门诊就诊，冠状动脉CTA显示各冠状动脉未见明显斑块及狭窄改变，主动脉管壁环形增厚，疑诊大动脉炎，遂收入我科。

既往无高脂血症、糖尿病、冠状动脉粥样硬化性心脏病、结核等病史，无吸烟、饮酒史。自述30年前曾有低热、乏力，持续约3年，未明确诊断。2017年发现血压增高，长期口服氨氯地平片5mg、1次/d和厄贝沙坦氢氯噻嗪片1片、1次/d，血压控制尚可。2018年开始患者出现双手掌和双手指缘及双足趾缘周期性米粒大小脓疱，1周左右自愈，自愈后皮肤表现为蜕皮样改变。

入院查体：右上肢血压123/47mmHg，左上肢血压128/44mmHg，双侧胸锁关节及胸骨角压痛，双侧颈部、双侧锁骨下可闻及收缩期血管杂音，心脏各瓣膜听诊区未闻及异常心音及杂音，脐周可闻及血管杂音，双侧桡动脉、双侧足背动脉搏动对称、无明显减弱。

【辅助检查】

(一) 常规检查

血清生化：空腹血糖6.92mmol/L（参考值：3.58~6.05mmol/L），HbA1c 6.7%（参考值：4.5%~6.2%），其余未见异常。

(二) 继发性高血压原因筛查

1. 弓上动脉和全主动脉CT 升主动脉、腹主动脉远段扩张，腹主动脉轻度狭窄，头臂干、双侧颈总动脉、锁骨下动脉近段管壁环形增厚，主动脉根部至双侧髂动脉管壁环形增厚（图18-1）。

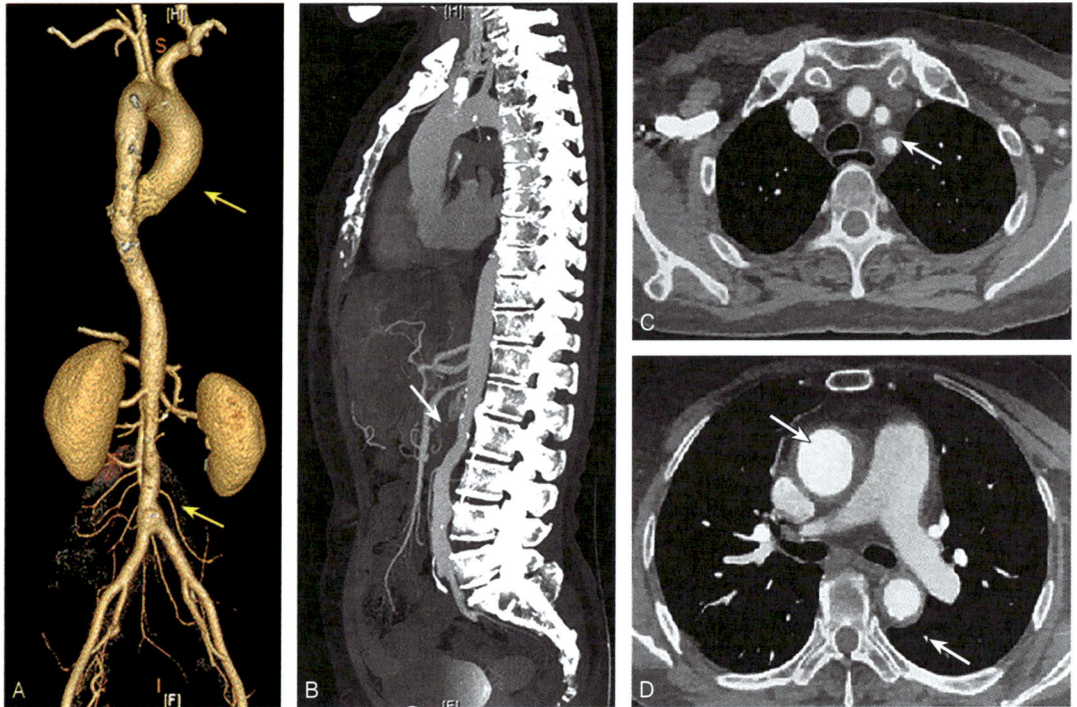

图 18-1　弓上动脉和全主动脉 CT

A.升主动脉、腹主动脉远段扩张(箭头所示);B.腹主动脉轻度狭窄(箭头所示);C.弓上动脉管壁环形增厚(箭头所示);D.主动脉根部管壁环形增厚(箭头所示)。

2. ^{18}F-FDG PET/CT 检查　左颈总动脉、左锁骨下动脉、升主动脉—主动脉弓—降主动脉及腹主动脉不均匀摄取增高,双侧胸锁关节及胸骨角代谢增高,SUV_{max} 7.5(图 18-2A);升主动脉—主动脉弓—降主动脉 SUV_{max} 2.0~2.5(图 18-2B);腹主动脉 SUV_{max} 1.6~2.2(最高位于肾门水平)(图 18-2C);肝脏 SUV_{avg} 2.2,SUV_{max} 3.4。

3. 炎症因子　红细胞沉降率 50mm/h(参考值:0~20mm/h);超敏 C 反应蛋白 12.52mg/L(参考值:0~3.00mg/L);C 反应蛋白 19.1mg/L(参考值:0~8mg/L),类风湿因子 23.0IU/ml(参考值:0~20IU/ml),抗链球菌溶血素 O<25IU/ml(参考值:0~200IU/ml);炎症因子检测显示 IL-6 6.84pg/ml(参考值:0~5.9pg/ml),肿瘤坏死因子 10.2pg/ml(参考值:0~8.1pg/ml);血管炎三项正常;抗核抗体阴性、抗双链 DNA 抗体阴性。

【诊断】

1. 临床诊断　结合症状、体征、影像学检查结果,患者诊断为大动脉炎合并 SAPHO 综合征,目前处于活动期。

2. 诊断依据　该患者是以与体位有关的胸痛起病,呈持续性,冠状动脉 CTA 除外冠状动脉病变,PET/CT 提示胸锁关节局部摄取异常升高,患者既往有特异性的手足脓疱病史,因此诊断患者为 SAPHO 综合征,胸痛是由 SAPHO 综合征导致的骨关节病变引起的。同时根

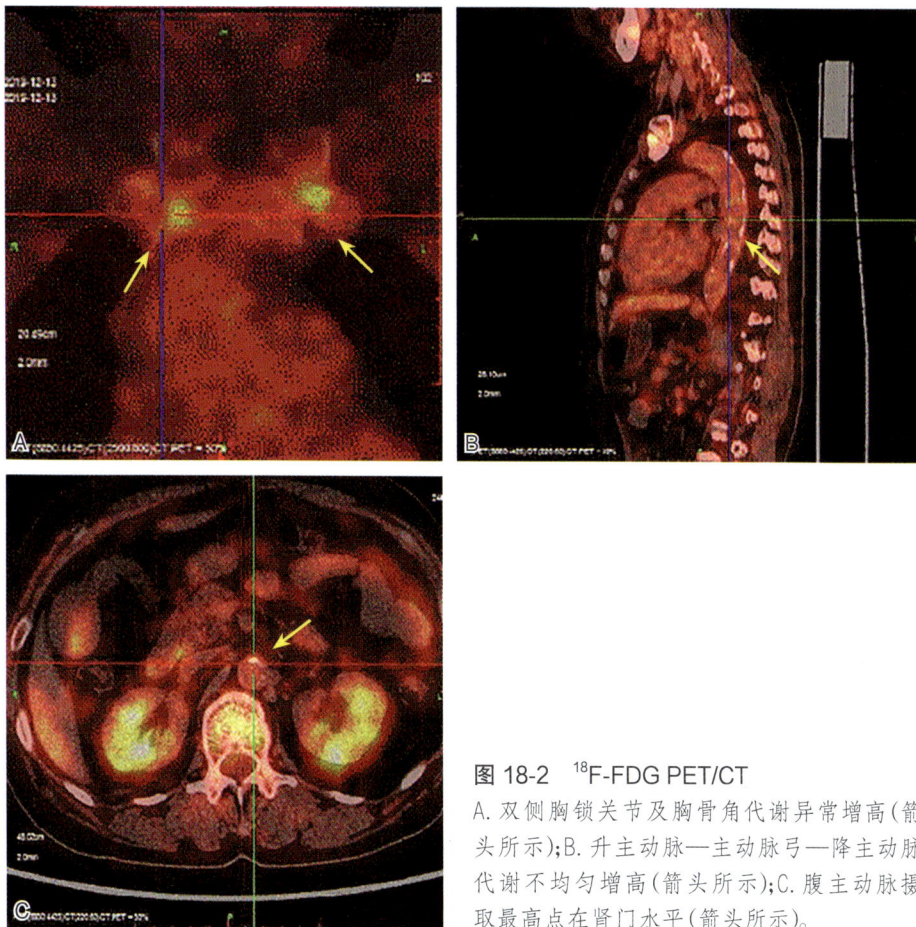

图 18-2　^{18}F-FDG PET/CT
A. 双侧胸锁关节及胸骨角代谢异常增高(箭头所示);B. 升主动脉—主动脉弓—降主动脉代谢不均匀增高(箭头所示);C. 腹主动脉摄取最高点在肾门水平(箭头所示)。

据患者既往发热病史、炎症因子水平升高、体格检查发现血管杂音、影像学检查发现血管环形增厚和摄取异常增高,诊断患者合并大动脉炎,处于活动期。

【治疗】

予足量糖皮质激素(醋酸泼尼松 50mg/d),联合使用吗替麦考酚酯(1g/d),3 天后患者胸背部疼痛明显缓解出院。患者出院后按时服药,1 个月后来院复查,红细胞沉降率、C 反应蛋白水平在正常范围内,自述胸背部疼痛已不明显,未再出现手足小脓疱。

【讨论】

大动脉炎是主动脉及其主要分支的慢性非特异性血管炎,多见于青年女性。病变多累及主动脉及其一级分支,表现为血管节段性狭窄、闭塞、环形增厚等改变[1-2]。本例患者为老年女性,有高血压病史 2 年,本次检查发现空腹血糖水平偏高,无高血脂、吸烟等心血管疾病危险因素,影像学检查显示主动脉管壁为大动脉炎环形增厚,而非动脉粥样硬化偏心性改变,腹主动脉扩张、扭曲和轻度狭窄为大动脉炎陈旧性血管病变。该患者 30 年前曾出现低热、乏力病史,为大动脉炎的早期表现。患者既往未服用激素等抗炎药物,因大动脉炎具有自限性,随着年龄增长,炎症逐渐稳定。入院查体时发现颈部血管杂音,主动脉 CT 检查显示动脉管壁环形增厚,PET/CT 检查显示多部位血管摄取增高,实验室检查发现炎症指标水平升高,诊断患者现处于大动脉炎活动期[3-5]。

SAPHO 综合征是一组包括滑膜炎(synovitis)、痤疮(acne)、脓疱病(pustulosis)、骨肥厚(hyperostosis)、骨炎(osteitis)在内的症候群,多见于中年女性,最常见的受累部位是前胸壁的骨关节(65%~90%),表现为胸肋关节、胸锁关节等部位红肿、压痛[6-7]。另外还可伴有皮肤损害,52%~66% 患者具有特异性手足脓疱病,表现为手掌和足底皮肤脱屑、增厚、脓疱,活动期可伴有炎症指标水平升高[8-9]。具备以下四条中的其中一条就可以诊断为 SAPHO 综合征:①结块性痤疮、暴发性痤疮或化脓性汗腺炎伴有骨关节表现;②伴有骨关节表现的掌跖脓疱病;③前胸壁、四肢或脊柱骨质增生,伴有或不伴有皮肤病;④累及中轴或外周骨骼的慢性复发性多灶性骨髓炎,伴有或不伴有皮肤病[6-7,10]。有关 SAPHO 综合征治疗的研究大多数都是病例报道或观察性队列研究,仍缺乏基于随机临床试验的证据。早期诊断和治疗可显著改善患者预后,治疗以缓解症状为主,一线药物主要包括非甾体抗炎药和镇痛药。使用非甾体抗炎药和镇痛药无效的患者,可以使用皮质类固醇药物,改善病情抗风湿药、甲氨蝶呤、磺胺吡啶或硫唑嘌呤、生物制剂等药物对一些患者有益[10-11]。

大动脉炎和 SAPHO 综合征的病因目前尚不清楚,感染、免疫功能异常、遗传等因素均可参与两种疾病的发生与发展,并可相互影响。大动脉炎多见于年龄<40 岁的年轻女性,老年大动脉炎患者较少出现活动期,多是由于年轻时起病,未经规范治疗,病情迁延。

本例以胸痛就诊的老年女性患者,PET/CT 检查提示双侧胸锁关节及胸骨角代谢异常增高,以及多部位血管摄取增高,结合患者的病史、临床表现和其他影像学检查,最终诊断为大动脉炎合并 SAPHO 综合征,处于活动期,给予激素联合免疫抑制剂治疗后明显控制炎症。

(樊家俐　张慧敏)

参 考 文 献

[1] TOMBETTI E, MASON J C. Takayasu arteritis: Advanced understanding is leading to new horizons[J]. Rheumatology(Oxford), 2019, 58(2): 206-219.

[2] KESER G, AKSU K, DIRESKENELI H. Takayasu arteritis: An update[J]. Turk J Med Sci, 2018, 48(4): 681-697.

[3] DIRESKENELI H. Clinical assessment in Takayasu's arteritis: Major challenges and controversies[J]. Clin Exp Rheumatol, 2017, 35 Suppl 103(1): 189-193.

[4] KIM E S H, BECKMAN J. Takayasu arteritis: Challenges in diagnosis and management[J]. Heart, 2018, 104(7): 558-565.

[5] TACOY G. Management of Takayasu arteritis[J]. Future Cardiol, 2018, 14(2): 105-108.

[6] LIU S, TANG M, CAO Y, et al. Synovitis, acne, pustulosis, hyperostosis, and osteitis syndrome: Review and

update[J]. Ther Adv Musculoskelet Dis,2020,12:1759720X20912865.

［7］NGUYEN M T,BORCHERS A,SELMI C,et al. The SAPHO syndrome[J]. Semin Arthritis Rheum,2012,42 (3):254-265.

［8］ZHANG S,LI C,ZHANG S,et al. Serum levels of proinflammatory,anti-inflammatory cytokines,and RANKL/ OPG in synovitis,acne,pustulosis,hyperostosis,and osteitis(SAPHO)syndrome[J]. Mod Rheumatol,2019,29 (3):523-530.

［9］LI C,CAO Y,ZHANG W. Clinical heterogeneity of SAPHO syndrome:Challenge of diagnosis[J]. Mod Rheumatol,2018,28(3):432-434.

［10］FIRINU D,GARCIA-LARSEN V,MANCONI P E,et al. SAPHO syndrome:Current developments and approaches to clinical treatment[J]. Curr Rheumatol Rep,2016,18(6):35.

［11］DAOUSSIS D,KONSTANTOPOULOU G,KRANIOTIS P,et al. Biologics in SAPHO syndrome:A systematic review[J]. Semin Arthritis Rheum,2019,48(4):618-625.

病例 19

冠状动脉瘤伴多发冠状动脉狭窄
——巨细胞动脉炎

【病史摘要】

患者男性,59 岁,因"间断后背痛 2 年"入院。患者于入院前 2 年开始无诱因出现后背痛,程度不重,可忍受,为发酸沉重感,每次持续 1~2h,走路时、劳累时、饱餐后、清晨起床后均有发作。2018 年 7 月于当地医院行冠状动脉造影提示冠状动脉左主干(LM)80% 狭窄,左前降支(LAD)60% 狭窄,第一对角支(D_1)开口 90% 狭窄,左回旋支(LCX)近段 50% 狭窄,右冠状动脉(RCA)管壁不规则,LM+双支病变,主动脉根部瘤。2018 年 7 月于我院就诊,行主动脉及冠状动脉 CTA:左冠状窦瘤,直径为 27mm×21mm(图 19-1),无冠状窦局限性膨凸,右冠状窦不规则;冠状动脉左主干开口狭窄约 50%,左前降支近中段狭窄 70%,左回旋支狭窄约 50%,右冠状动脉狭窄<50%。故收入院。自发病来,患者神志清,食欲可,二便正常,体重无明显下降。

患者 30 年前有肺结核;高血压 4 年,最高达 130/90mmHg,未口服抗高血压药;高脂血症

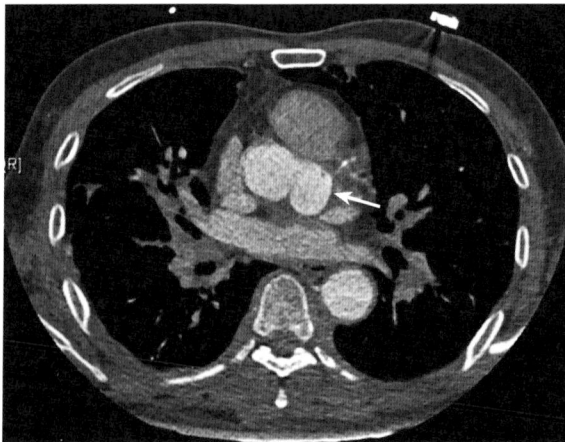

图 19-1　冠状动脉 CTA
左冠状窦瘤(箭头所示)。

数年。有肺大疱手术及阑尾切除术史。父母已故,死因不详,母亲生前患高血压。有吸烟史20 年,10 支/d,无饮酒史。

入院查体:体温 36.5℃,脉搏 80 次/min,呼吸 20 次/min,血压 119/79mmHg。身高 178cm,体重 78kg,BMI 24.6kg/m²。神志清,精神可,自动体位,查体合作。全身皮肤和黏膜无黄染,无紫纹,无色素沉着,无出血点。浅表淋巴结未触及肿大,双侧瞳孔等大等圆,对光反射灵敏。颈软,气管居中,甲状腺无肿大,两肺呼吸音清晰,未闻及干、湿啰音。心率 80 次/min,律齐,各瓣膜听诊区未闻及病理性杂音。腹平软,肝、脾肋下未触及,全腹无压痛和反跳痛,肠鸣音正常,双肾区叩击痛(-)。双下肢无水肿。神经反射正常。四肢动脉搏动对称。

【辅助检查】

(一) 常规检查

1. 血清生化　白蛋白 37g/L,肝肾功能、血糖、电解质正常;NT-proBNP 59.5pg/ml(参考值:<150pg/ml)。

2. 血、尿、便常规　未见明显异常。

3. 心电图　窦性心律,未见明显异常。

(二) 高血压靶器官损害

超声心动图:各房室腔内径正常范围,LVEF 61%,左冠状窦瘤样膨凸,范围约 30mm×20mm。

(三) 继发性高血压原因筛查

1. 甲状腺功能、性激素九项检查　甲状腺功能、生长激素、性激素正常。

2. 炎症因子　超敏 C 反应蛋白(hsCRP)4.52mg/L(参考值:0~3mg/L);ESR 9mm/h(参考值:0~15mm/h);免疫指标正常;查 ANCA-IgG、PR3-ANCA、MPO-ANCA、抗核抗体、抗双链 DNA 抗体、抗环瓜氨酸肽抗体、C_3、C_4、IgG、IgA、IgM、类风湿因子均阴性,TNF-α 32.5pg/ml(参考值:<8.1pg/ml),IL-6 35.5pg/ml(参考值:<5.9pg/ml)。

3. 主动脉+冠状动脉 CTA　主动脉窦瘤,累及左冠状窦,腔内可疑条状影,无冠状窦、右冠状窦形态不规则,主动脉根部、弓降部管壁增厚,不除外合并动脉粥样硬化改变,降主动脉上段及中段多发局限性扩张。冠状动脉左主干和左前降支存在 50%~70% 狭窄,左回旋支50% 左右狭窄,不除外合并动脉粥样硬化改变。左前降支管壁周围软组织包绕。双肺多发间质病变,累及双肺门,支气管壁增厚,考虑间质性肺炎,双肺上叶多发肺大疱。上述改变,考虑血管炎性改变。

4. 颅内血管 MRA　椎基底动脉、双侧颈内动脉颅内段及其主要分支显影好,未见明显狭窄或扩张改变。

5. ¹⁸F-FDG PET/CT　升主动脉—主动脉弓—降主动脉代谢异常增高,SUV_{max} 2.3~3.5;头臂干代谢略增高,SUV_{max} 2.0;肝脏放射性摄取稍欠均匀,SUV_{avg} 1.8,SUV_{max} 2.8,符合动脉炎活动改变。

【诊断与鉴别诊断】

(一) 诊断

1. 初步诊断 血管炎可能性大,主动脉窦瘤,冠心病,劳力性心绞痛,高血压 1 级,高脂血症,陈旧性肺结核,肺大疱。

2. 诊断依据 患者左冠状窦明显扩张,主动脉根部、弓降部管壁增厚,左前降支管壁周围软组织包绕,同时有冠状动脉及主动脉受累。PET/CT 提示升主动脉—主动脉弓—降主动脉代谢异常增高,SUV_{max} 2.3~3.5;头臂干代谢略增高,SUV_{max} 2.0,符合动脉炎活动改变。

(二) 鉴别诊断

此患者血管病变累及主动脉、冠状动脉。主要累及大中动脉的血管炎有大动脉炎(Takayasu arteritis,TA)及巨细胞动脉炎(giant cell arteritis,GCA)。GCA 在 50 岁以上的人群中更常见,可同时表现为颅内和颅外症状。头部表现包括头痛、头皮压痛、视力下降等。颅外大血管受累导致动脉狭窄,造成脉搏减弱或消失和肢体跛行等症状。TA 则以年轻女性更多见,引起主动脉及其分支的肉芽肿性炎症。临床上可表现为全身症状,炎症标志物水平升高,动脉狭窄和/或动脉瘤导致肢体跛行和脉搏消失等。GCA 的颅外表现与 TA 相似,治疗和管理原则基本相同。动脉炎可因累及主动脉、肾动脉造成相应血管狭窄引起血压升高,此患者无明显主动脉狭窄及肾动脉狭窄,无内分泌疾病相关表现,考虑高血压为原发性。此外,该患者老年男性,有高血压、高脂血症及吸烟史等动脉粥样硬化危险因素,应注意鉴别是否为动脉粥样硬化引起血管狭窄及窦部扩张。

【治疗】

2018 年 8 月于我院行主动脉窦瘤修补术,术中见左冠状窦巨大窦瘤直径为 3cm×3cm,无冠状窦瘤 2cm×2cm,用涤纶片修补。同时行冠状动脉搭桥术(CABG),主动脉—大隐静脉—左前降支,主动脉—大隐静脉—第二钝缘支。术中见主动脉壁层状增厚,左乳内动脉全程闭塞,呈质地较韧、结节状,考虑免疫疾病可能。

术后左乳内动脉病理(图 19-2):动脉及伴行小动脉壁全层呈巨细胞肉芽肿性炎,淋巴细胞少见,病灶结节样增生,管壁结构破坏,明显增厚,管腔狭窄、闭塞,部分管腔血栓形成及肉芽机化,大隐静脉壁未见血栓及炎症。免疫组织化学染色显示 CD68(+)大量,CD3(+)大量,CD20(+)少量,SMA(+)。

结合临床,不除外主动脉根部病变为同一病因累及。结合 PET/CT 及主动脉 CT+冠状动脉 CT 结果,诊断为巨细胞动脉炎。虽然 ESR 在正常范围,但根据 PET/CT 所见,考虑仍有炎性活动,且处于围手术期。给予泼尼松 40mg、1 次/d+吗替麦考酚酯 0.5g、2 次/d 口服,同时给予质子泵抑制剂、钙剂口服预防激素不良反应,病情稳定后出院。

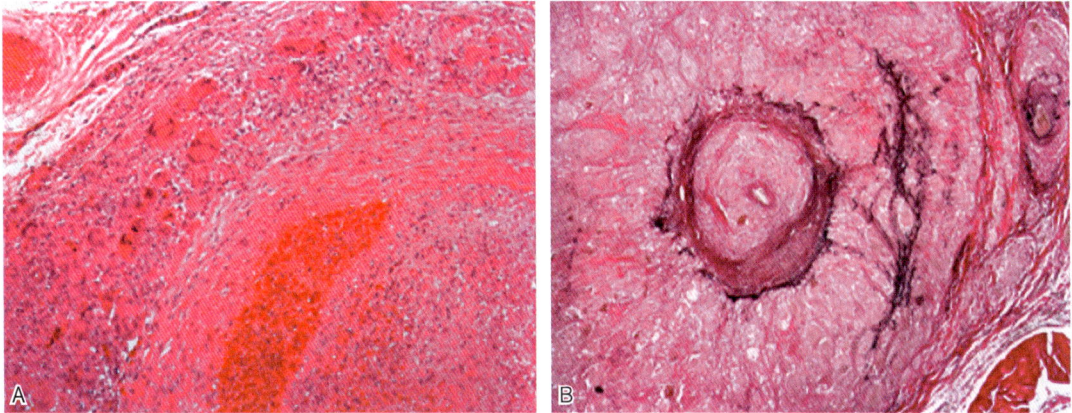

图 19-2　术后病理
A. HE 染色,×5;B. ETVG 染色,×2。

【随访】

术后 4 年随访,患者激素缓慢减量,减至泼尼松 2.5mg、1 次/d 后自行停用泼尼松和吗替麦考酚酯,已停用 2 年,未返院复查,目前无胸闷、胸痛等不适。

【讨论】

本病例为 59 岁的中老年男性,以发现主动脉根部瘤为主要首发表现,后经检查发现左冠状窦巨大窦瘤及无冠状窦瘤。术中发现左乳内动脉全程闭塞,呈质地较韧、结节状,左乳内动脉病理提示巨细胞动脉炎(GCA)。患者入院时红细胞沉降率属于正常范围,但术后行主动脉PET/CT检查提示升主动脉—主动脉弓—降主动脉代谢异常增高(SUV$_{max}$ 2.3~3.5),可见仍有动脉炎活动。GCA 是发生于大动脉分支或节段的炎症或闭塞性病变,可累及多个动脉或单个动脉[1],属于大动脉炎的范畴。GCA 常见于老年人,文献报道人群发病率为(10~50)/10 万,常见于北欧白种人,黑种人及亚洲人少见[2],女性发病率是男性发病率的2倍以上[3]。巨细胞动脉炎的诊断标准,目前采用 1990 年美国风湿病学会(ACR)分类标准:①发病年龄≥50 岁;②新近出现的头痛;③颞动脉病变:颞动脉压痛或搏动减弱,除外动脉硬化所致;④红细胞沉降增快:魏氏法测定红细胞沉降率≥50mm/h;⑤动脉活检异常:活检标本提示血管炎,其特点为单核细胞为主的炎性浸润及肉芽肿性炎症,常有多核巨细胞。符合上述 5 条标准中至少 3 条,可诊断为GCA。此标准的诊断灵敏度为 93.5%,特异度为91.2%[4]。由于早年间发现的病例均有颞动脉受累,过去又称为颞动脉炎。上述诊断标准提出时间较早,是以颞动脉受累为核心制定的,因此笔者认为有一定局限性。其实 GCA 任何大动脉均可受累,躯体大动脉受累为 10%~15%,可累及锁骨下动脉、腋动脉、肱动脉、冠状动脉、胸主动脉、腹主动脉、股动脉等。冠状动脉受累可导致心肌梗死、心力衰竭、心肌炎和心包炎等[5]。GCA 极易误诊和漏诊,多年来认为颞动脉活检为确诊的"金标准",且应在应用糖皮质激素 2 周之内进行。但现代成像技术,包括颞动脉多普勒超声、专门的 MRI 序列和 ^{18}F-FDG PET 显像,已经作为新的诊断方法被接受[6]。此病例虽然没有常见的颞动脉受累症状,如头皮触痛、颞动脉压痛等,但在行冠状窦瘤及冠状动脉旁路移植手术过程中发现患者左乳内动脉全程闭塞,考虑到血管炎可能。GCA 本身是节段性、局灶性的血管炎,我们截取总长约 12cm 的乳内动脉做组织检查,得到了难得的病理结果:巨细胞肉芽肿性炎症。虽然未达到 1990 年 ACR 的 GCA 诊断标准,但仍考虑巨细胞动脉炎成立。患者冠状窦的病变,考虑为同一病因累及。GCA 应该与大动脉炎、结节性多动脉炎、坏死性肉芽肿性血管炎、风湿性多肌痛等其他疾病鉴别。对于新诊断为 GCA 但没有脑缺血表现的患者,2021 年美国风湿病学会巨细胞动脉炎和大动脉炎管理指南建议开始使用大剂量口服糖皮质激素,有条件地推荐使用口服糖皮质激素和生物制剂 IL-6 抗体。对于有活动性颅外大血管受累的患者,推荐口服糖皮质激素联合非糖皮质激素免疫抑制剂治疗(如托珠单抗或甲氨蝶呤),糖皮质激素静脉冲击治疗可用于视力丧失风险较高的患者,以减缓疾病进展,避免失明等严重并发症发生。在 GCA 诊治过程中,应尽可能明确受累血管部位、范围及程度等,并依据病情轻重和治疗反应的个体差异,个体化调整药物种类、剂型、剂量和疗程。此患者长期坚持服用激素和吗替麦考酚酯 2 年,激素减至维持量后自行停用。4 年来患者病情稳定。

(张　炜)

参 考 文 献

[1] 赵辨. 临床皮肤病学 [M]. 南京:江苏科学技术出版社,2001.

[2] BOESEN P,SØRENSEN S F. Giant cell arteritis,temporal arteritis,and polymyalgia rheumatica in a Danish county. A prospective investigation,1982-1985 [J]. Arthritis Rheum,1987,30 (3):294-299.

[3] CHEW S S,KERR N M,DANESH-MEYER H V. Giant cell arteritis [J]. J Clin Neurosci,2009,16 (10):1263-1268.

[4] SALVARANI C,CANTINI F,HUNDER G G. Polymyalgia rheumatica and giant-cell arteritis [J]. Lancet,2008,372 (9634):234-245.

[5] 中华医学会风湿病学分会. 巨细胞动脉炎诊治指南(草案) [J]. 中华风湿病学杂志,2004,8 (9):566-567.

[6] DINKIN M,JOHNSON E. One giant step for giant cell arteritis:Updates in diagnosis and treatment [J]. Curr Treat Options Neurol,2021,23 (2):6.

病例 20

高血压，胸痛，主动脉增厚
——主动脉周围炎误诊为主动脉夹层

【病史摘要】

患者男性，57 岁，10 年前体检发现血压升高，达 190/110mmHg，随后到当地医院就诊，行相关检查，具体不详，给予口服抗高血压药治疗，血压较前下降，多在 140/90mmHg 左右，患者自述曾多次于当地医院门诊调整抗高血压药。10 年前因左肾萎缩行左肾切除术；6 年前突发脑梗死，出现右上肢肌力较对侧减弱。2018 年 11 月，患者有胸痛伴两肩部疼痛，曾就诊于当地医院，诊断为主动脉夹层。后转往我院急诊，全主动脉 CTA 提示主动脉弓、弓降部及腹主动脉远段主动脉周围低密度影，考虑主动脉周围炎可能性大。2018 年 12 月 23 日再次就诊于我院急诊，查心肌梗死三项呈阴性，冠状动脉 CT 显示冠状动脉多发钙化，积 501 分；右冠状动脉远段重度狭窄或闭塞，左前降支近段≤50% 狭窄，中段肌桥、第二对角支开口重度狭窄，左回旋支近段 50% 狭窄，基底段下壁心肌缺血性改变。与 2018 年 11 月 26 日结果对比：主动脉弓、弓降部及腹主动脉远段主动脉周围低密度影，腹主动脉病变较前略增大，考虑主动脉周围炎可能性大；建议行免疫相关指标包括 IgG4 等检查。于 2019 年 2 月 25 日收入我科。

入院查体：体温、脉搏、呼吸均正常，左上肢血压 128/64mmHg（1mmHg=0.133kPa），身高 169cm，体重 78kg，BMI 27.31kg/m²。双侧脉搏对称，颈部和锁骨上窝未闻及血管杂音。心率 60 次/min，律齐，心脏各瓣膜区未闻及杂音。腹软，肝、脾肋下未触及，双下肢无水肿，双侧足背动脉搏动未触及。

【辅助检查】

（一）常规检查

1. 血清生化 血钾 4.08mmol/L（参考值：3.5~5.3mmol/L），血糖 4.14mmol/L（参考值：3.58~6.05mmol/L），血肌酐 105.03μmol/L（参考值：44~133μmol/L），血尿素氮 6.23mmol/L（参考值：2.86~7.90mmol/L），血尿酸 451.75μmol/L（参考值：148.8~416.5μmol/L），甘油三酯 1.27mmol/L（参考值：0.38~1.76mmol/L），总胆固醇 3.58mmol/L（参考值：3.64~5.98mmol/L），低密度脂蛋白胆

固醇 2.12mmol/L(参考值:<3.37mmol/L),红细胞沉降率 101mm/h(参考值:0~20mm/h),C 反应蛋白 74.4mg/L(参考值:0~8mg/L)。

2. 血常规 白细胞计数 $7.28 \times 10^9/L$[参考值:$(3.5~9.5) \times 10^9/L$],中性粒细胞百分率 65.1%(参考值:40%~75%),血红蛋白浓度 108.00g/L(参考值:130~175g/L),血小板计数 $276 \times 10^9/L$[参考值:$(125~350) \times 10^9/L$]。

3. 胸部 X 线检查 两肺纹理大致正常,未见实变;主动脉结明显增宽、钙化,肺动脉段平直,左心室圆隆,心胸比 0.49。

(二)血压水平评估

1. 24h 动态血压 24h 平均血压 123/71mmHg,日间平均血压 122/71mmHg。

2. 四肢血压及踝肱指数(ABI) 右上肢 99/61mmHg,左上肢 99/56mmHg,右下肢 116/59mmHg,左下肢 114/56mmHg。右侧 ABI 1.17,左侧 ABI 1.15。

(三)高血压靶器官损害

1. 尿液检查 尿微量白蛋白 209.5mg/L(参考值:<30mg/L),尿微量白蛋白/肌酐 208.30mg/g(参考值:0~30mg/g)。

2. 超声心动图 LA 41mm,LV 54mm,LVEF 65%,左心室壁运动异常,左心房增大。

(四)继发性高血压原因筛查

1. 全主动脉 CTA 升主动脉管壁不厚,中段直径为 35mm,主动脉弓、弓降部管壁不规则明显增厚,最厚处约 19mm,可见钙化内移征象。腹主动脉近段、右肾动脉开口以远腹主动脉及双侧髂总动脉—髂内动脉周围可见软组织密度影,最厚处约 17mm。余节段主动脉管壁增厚伴散在钙化灶,主动脉全程管腔内径正常,左主干及三支冠状动脉可见钙化灶。无名动脉管壁增厚伴少量钙化斑块,未见有意义狭窄;左颈总动脉、左锁骨下动脉近段管壁增厚,管腔未见有意义狭窄(图 20-1)。

2. 上腹部及下腹部 CTA 腹腔干近段未见狭窄;肠系膜上动脉近段管壁增厚,未见有意义狭窄;右肾居上一支副肾动脉显影好,居下一支肾动脉轻度狭窄;左肾未见显示,左肾动脉近段可见金属影。右肾实质灌注好。

3. ^{18}F-FDG PET/CT 主动脉弓、腹主动脉约第 11 胸椎水平、腹主动脉远端管壁周围代谢异常增高,考虑为炎性病变,呈活动期改变。主动脉弓、腹主动脉约第 11 胸椎水平、腹主动脉远端管壁增厚,周围见低密度影环绕,放射性摄取异常增高,SUV_{max} 分别为 4.9、4.1、6.9,主动脉弓、胸腹主动脉、双侧髂总动脉、双侧髂内动脉散在钙化。肝脏放射性摄取欠均匀,SUV_{avg} 2.0,SUV_{max} 2.5(图 20-2)。

【诊断】

1. 临床诊断 主动脉周围炎;冠状动脉粥样硬化性心脏病,劳力性心绞痛。

2. 诊断依据

(1)炎症指标明显升高,不能用其他原因解释。

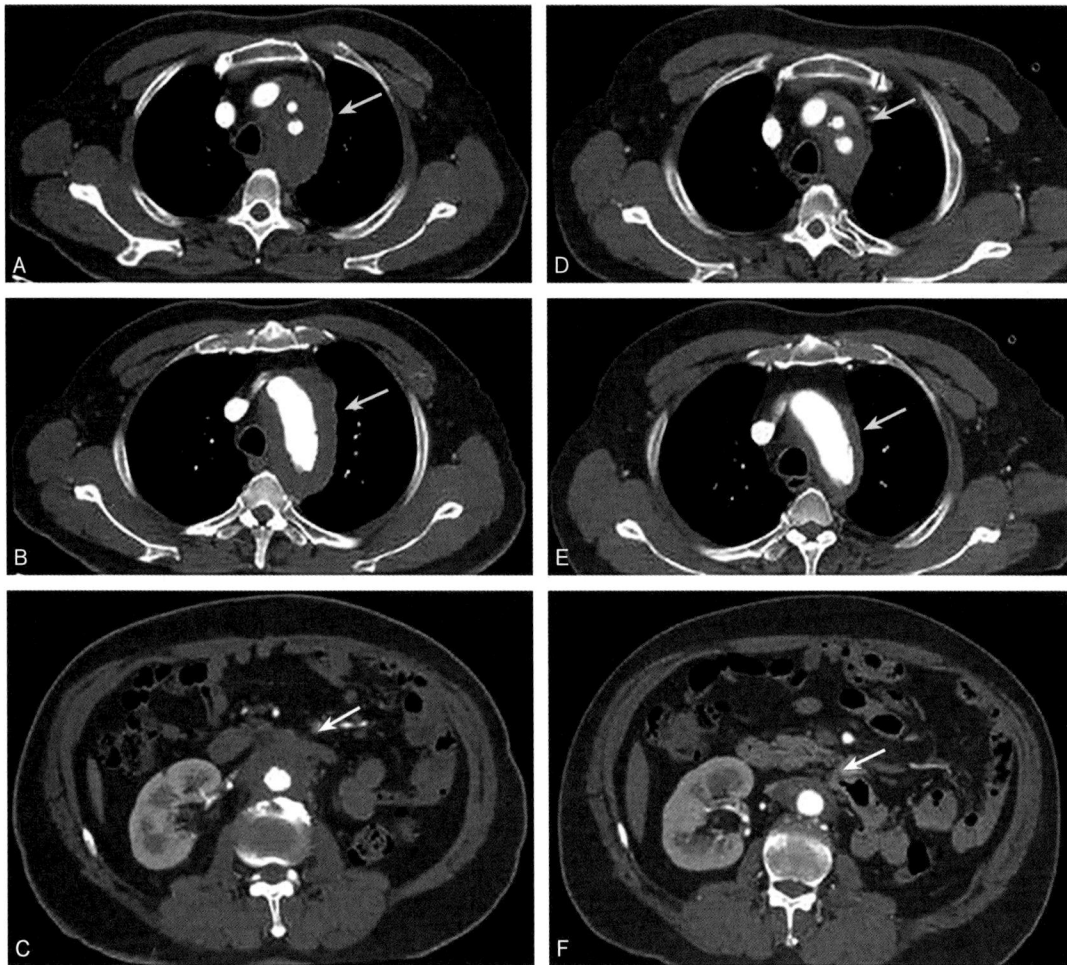

图 20-1　全主动脉 CTA

A. 无名动脉、左颈总动脉、左锁骨下动脉近段管壁增厚;B. 主动脉弓、弓降部管壁不规则明显增厚;C. 腹主动脉近段、右肾动脉开口以远腹主动脉及双侧髂总动脉—髂内动脉周围可见软组织密度影;D~F.治疗后,可见病变改善。

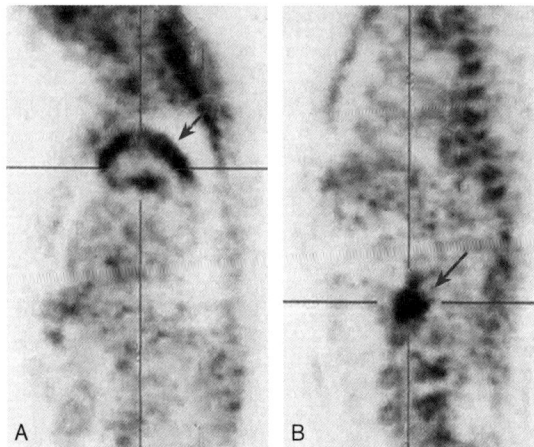

图 20-2　全身 PET/CT 检查

A.主动脉弓放射性摄取异常增高;B.腹主动脉周围见低密度影环绕,放射性摄取异常增高。

（2）全主动脉 CTA 显示主动脉管壁不规则增厚，腹主动脉近段、右肾动脉开口以远腹主动脉及双侧髂总动脉—髂内动脉周围可见软组织密度影，服用免疫抑制剂后可见软组织密度影部分消散。

（3）PET/CT 显示主动脉弓、腹主动脉约第 11 胸椎水平、腹主动脉远端管壁增厚，周围见低密度影环绕，放射性摄取异常增高，服用免疫抑制剂后可见放射性摄取部分减低。

【治疗】

患者出院时给予醋酸泼尼松片 60mg/d，环磷酰胺 0.1g、隔日一次口服，吗替麦考酚酯胶囊 0.75g、2 次/d，嘱其坚持服药，定期复查炎症指标。患者出院后不规律服药，导致主动脉周围炎症控制欠佳。复查 PET/CT（2021-01-21）显示主动脉弓及腹主动脉下段周围软组织增厚，代谢不均匀增高，头臂干、升主动脉、降主动脉、肠系膜上动脉、双侧髂总动脉代谢不均匀略增高，考虑为炎性活动改变。复查全主动脉 CTA（图 20-1D~F）显示主动脉弓、弓降部管壁不规则明显增厚，最厚处约 10mm；腹主动脉（肠系膜上动脉开口以远）及双侧髂总动脉—髂内动脉周围可见软组织密度影，最厚处约 8mm，均较前缓解。复查 24h 血压显示 24h 平均血压 123/71mmHg，日间平均血压 122/71mmHg，夜间平均血压 125/71mmHg。予醋酸泼尼松片 30mg/d，环磷酰胺 0.1g、隔日一次口服，吗替麦考酚酯胶囊 0.75g、2 次/d，苯磺酸氨氯地平片 5mg、1 次/d，缬沙坦胶囊 80mg、1 次/d，酒石酸美托洛尔片 12.5mg、2 次/d。

【讨论】

主动脉周围炎（CP）是一种罕见的免疫介导的纤维炎症性疾病，表现为主动脉炎或主动脉周围炎，伴或不伴动脉瘤，男性多见[1]。主要累及主动脉，在某些情况下还会累及中等血管，如肠系膜动脉、腹腔干和冠状动脉等[1-2]。IgG4 相关性疾病（IgG4-RD）是一种以 IgG4 阳性浆细胞浸润为特征的纤维炎症性疾病，几乎可出现在任何器官。主动脉周围炎可与其他器官的纤维炎症病变一起出现，被认为属于 IgG4 相关性疾病的一种——IgG4 相关性主动脉周围炎（IgG4-related CP）。同时，主动脉周围炎也可能仅表现为血管病变，可归类为 IgG4 无关的主动脉周围炎（IgG4-unrelated CP）[1]。主动脉周围炎的组织学特征是纤维化和炎症细胞浸润，IgG4 阳性浆细胞占总 IgG 阳性浆细胞的比率大于 40% 是诊断 IgG4 相关性主动脉周围炎的"金标准"。然而，仅约 20% 主动脉周围炎患者进行主动脉周围或腹膜后活检[3]。本例患者没有进行病理组织活检，也不存在典型的血清 IgG4 水平升高。但其血管影像学检查和实验室检查提示主动脉周围炎的诊断，并且其对抗炎治疗有很好的反应，表现为影像学上病变改善。

主动脉周围炎的发病机制不明，最初的研究认为主动脉周围炎起源于对动脉粥样硬化病变中所含抗原的免疫反应[1]。后来的研究发现主动脉周围炎可能属于一种全身炎症过程，起源于主动脉外膜炎症和血管炎，最终导致主动脉周围纤维炎症反应[2,4]。其他大血管炎（LVV），如巨细胞动脉炎（GCA）和大动脉炎（TA）也可累及主动脉及其一级分支，所以对于不伴有其他部位的纤维炎症组织的主动脉周围炎，需要与这些大血管炎鉴别。病理组织活检是"金标准"，临床上通常用对比增强 CT 和 MRI 进行鉴别诊断。在影像学上表现为主动脉增厚或者主动脉周围软组织影，偶尔可见腹膜后纤维团块挤压周围组织，导致输尿管堵塞、肾积水。

主动脉周围炎的标准治疗是糖皮质激素，初始剂量为 0.75~1mg/（kg·d），在 6~9 个月内逐渐减至 7.5~5mg/d。对于急性期患者可联合应用其他免疫抑制剂，比如吗替麦考酚酯、硫唑嘌呤、甲氨蝶呤、环孢菌素和环磷酰胺。随访期间应定期进行实验室检查和影像学检查，从而能早期发现疾病复燃或其他器官纤维炎性病变。

（樊家俐　张慧敏）

参 考 文 献

［1］PALMISANO A，MARITATI F，VAGLIO A. Chronic periaortitis：An update［J］. Curr Rheumatol Rep，2018，20（12）：80.

［2］PALMISANO A，URBAN M L，CORRADI D，et al. Chronic periaortitis with thoracic aorta and epiaortic artery involvement：A systemic large vessel vasculitis？［J］. Rheumatology（Oxford），2015，54（11）：2004-2009.

［3］MARITATI F，ROCCO R，ACCORSI BUTTINI E，et al. Clinical and prognostic significance of serum IgG4 in chronic periaortitis. An analysis of 113 patients［J］. Front Immunol，2019，10：693.

［4］VAGLIO A，PIPITONE N，SALVARANI C. Chronic periaortitis：A large-vessel vasculitis？［J］. Curr Opin Rheumatol，2011，23（1）：1-6.

病例 21

反复心绞痛,冠状动脉"槲寄生"样改变——IgG4 相关性疾病累及冠状动脉

【病史摘要】

患者男性,76 岁,自述 10 余年前发现右下腹搏动性包块,未正规诊治。5 年前患者无明显诱因出现胸痛,持续不缓解,外院检查心肌酶提示肌钙蛋白 0.91ng/ml↑,肌酸激酶同工酶(CK-MB)6.8ng/ml↑,诊断为急性非 ST 段抬高型心肌梗死。冠状动脉造影显示左主干(LM)散在斑块,体部明显扩张,末端局限性狭窄最重 30%;左前降支(LAD)中远段弥漫性斑块伴狭窄最重 90%,中间支近段弥漫性斑块,狭窄最重 70%;左回旋支(LCX)近段弥漫性斑块,远段弥漫性斑块伴局部扩张,扩张后局限性狭窄 60%;右冠状动脉(RCA)全程弥漫性斑块,无明显狭窄,后降支(PDA)中远段弥漫性狭窄,狭窄最重 90%。当时于 LAD 中段植入支架 1 枚,术后规律应用阿司匹林、氯吡格雷、瑞舒伐他汀、氨氯地平等药物,自述未再出现胸痛发作。2 个月前患者再次出现胸痛、胸闷,与活动无关,位于胸骨后,范围手掌大小,休息数分钟后可自行缓解,每天发作 3~4 次。2021 年 9 月 17 日就诊于我院门诊,冠状动脉 CTA(图 21-1)提示冠状动脉周围可见多发软组织包绕,冠状动脉多发弥漫"槲寄生"样改变,LM 开口受压明显,局部重度狭窄,以远冠状动脉瘤样扩张伴附壁血栓形成,血管瘤最大截面范围约 63mm×58mm;LAD 近段散在钙化,狭窄大于 70%,中段支架术后,中间支近段亦可见软组织包绕;LCX 近段钙化为主斑块,重度狭窄(>70%),中远段管腔细小,显影略浅淡;RCA 近中远段及左室后支(PLA)近段散在钙化为主斑块,PDA 近段钙化为主斑块。患者为求进一步治疗于 2021 年 10 月 14 日入院。既往有高血压 40 年、双侧肾囊肿 30 年。吸烟史 30 余年,30 支/d。患者父亲及女儿患高血压,姐姐患冠心病。

【辅助检查】

(一)常规检查

1. 血清生化和心肌损伤标志物 总蛋白 98.9g/L↑,白蛋白 37.9g/L↓,葡萄糖 5.63mmol/L,肌酐 97.16μmol/L(eGFR 49.9ml/min),尿素氮 10.07mmol/L↑,尿酸 455.35μmol/L↑,肌酸激酶 26IU/L,肌酸激酶同工酶 3.49ng/ml,乳酸脱氢酶 166IU/L,超敏 C 反应蛋白 8.17mg/L↑,同型半

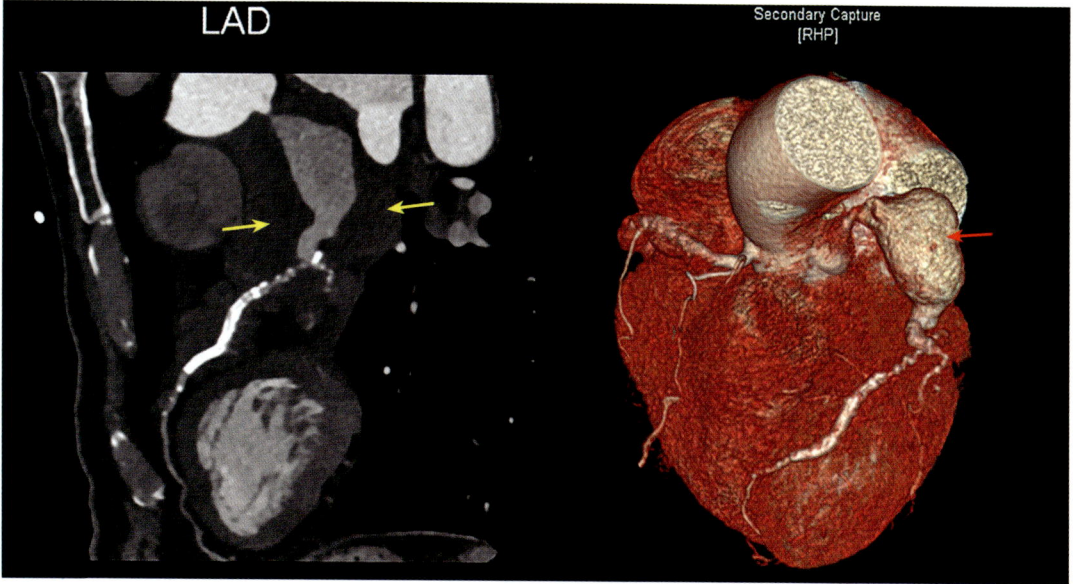

图 21-1 冠状动脉 CTA

冠状动脉周围可见多发软组织包绕(黄色箭头所示),左主干开口受压明显,局部重度狭窄,以远冠状动脉瘤样扩张(红色箭头所示)。

胱氨酸 18.53μmol/L,低密度脂蛋白胆固醇 3.01mmol/L;入院时高敏肌钙蛋白 I 0.005ng/ml,肌酸激酶同工酶(质量)0.72ng/ml,肌红蛋白 43.18ng/ml;N 末端脑钠肽前体(NT-proBNP)522.0pg/ml↑。

2. 血常规 白细胞计数 $7.90×10^9$/L,红细胞计数 $3.96×10^{12}$/L↓,血红蛋白浓度 120.00g/L↓,血小板计数 $157×10^9$/L。

3. 心电图 窦性心律,ST-T 非特异性改变(图 21-2)。

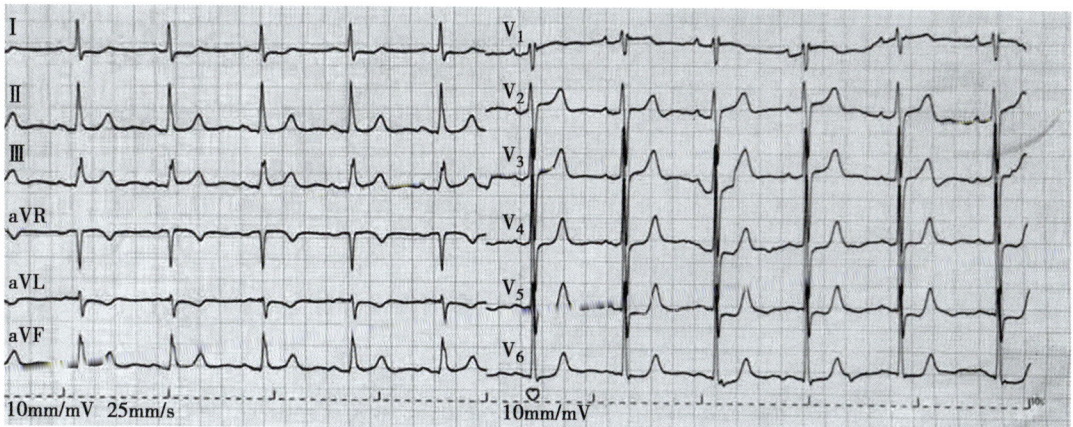

图 21-2 入院时心电图

(二) 高血压靶器官损害

超声心动图：心房、心室内径正常，左心室射血分数（LVEF）62%。

(三) 继发性高血压原因筛查

1. 全主动脉 CT 主动脉弓部管壁增厚、钙化，伴穿通性溃疡形成，降主动脉及腹主动脉多发管壁增厚、钙化，多发溃疡、穿通性溃疡形成，降主动脉中远段少量附壁充盈缺损影，考虑血栓，脾动脉近段、双肾动脉周围管壁增厚，双侧髂动脉管壁增厚钙化，双侧髂总动脉瘤，右侧最大截面约 54.6mm×53.8mm，左侧最大截面 36.6mm×32.2mm，双侧髂内动脉瘤伴管壁增厚、钙化，右侧髂外动脉近段管壁增厚，分叉以远股动脉未见显影；左侧髂外动脉管壁增厚、钙化，髂动脉瘤周围少量中低密度影包绕，双肾见多发囊肿，最大直径 50mm，左肾强化不均，局部见团片状不均匀低强化影，胰管扩张，胰腺体尾部萎缩，胰头、胰尾区钙化影。上述病变考虑合并血管周围炎可能，须除外 IgG4 相关性疾病（图 21-3）。

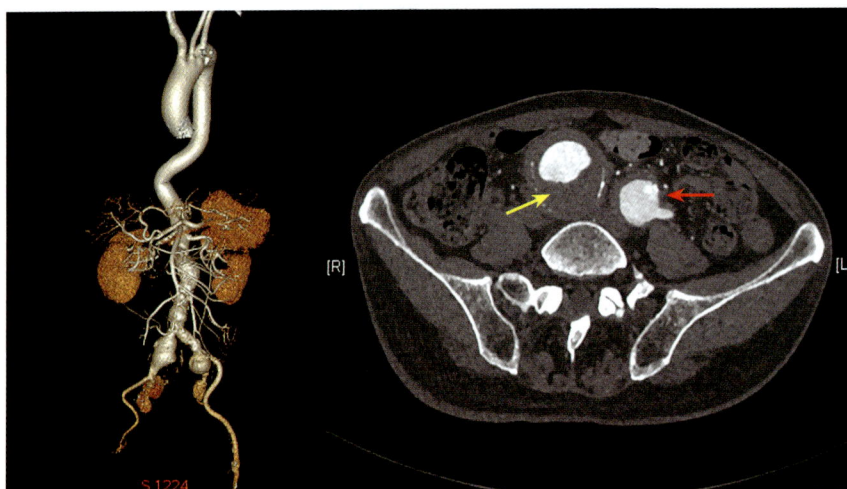

图 21-3 全主动脉 CT
降主动脉及腹主动脉多发管壁增厚、钙化，双侧髂动脉管壁增厚、钙化，管壁周围软组织包绕（黄色箭头所示），双侧髂总动脉瘤（红色箭头所示）。

2. 炎症相关指标 红细胞沉降率 73mm/h↑，C 反应蛋白 8.76mg/L↑，免疫球蛋白 IgG 43.9g/L↑（参考值：7.23~16.85g/L），IgA 0.955g/L（参考值：0.69~3.82g/L），IgM 0.538g/L（参考值：0.63~2.77g/L），IgE 1 750IU/ml↑（参考值：0~165IU/ml），补体 C_3 0.796g/L↓（参考值：0.85~1.93g/L），补体 C_4 0.144g/L（参考值：0.12~0.36g/L）；完善血清 IgG 亚类测定，结果提示血清 IgG4 水平明显升高达 18 600mg/L（参考值：80~1 400mg/L），同时血清免疫固定电泳未见单克隆免疫球蛋白升高。

【诊断】

IgG4 相关性疾病、冠状动脉周围炎、冠状动脉瘤、继发性冠状动脉重度狭窄、冠状动支架植入术后、主动脉炎、主动脉周围炎,主动脉溃疡、双侧髂总动脉瘤、右股动脉闭塞。

【治疗】

患者住院期间反复出现心绞痛,伴心电图 ST 段改变,其中最严重一次胸痛时间超过 20min,心电图提示 aVR、V_1 导联 ST 段抬高 0.1mV,其余导联 ST 段压低 0.2~0.5mV(图 21-4),伴肌钙蛋白 I 显著升高(最高至 5.161ng/ml),给予降低心肌耗氧、扩张冠状动脉、抗凝、抗血小板等药物治疗效果不佳。考虑患者 LM 开口狭窄系冠状动脉周围炎症及纤维化组织外压导致冠状动脉开口受压可能性大,且患者炎症指标明显升高,同时患者住院期间反复出现大便带鲜血伴便隐血阳性及血红蛋白下降(最低 88g/L),对抗凝及抗血小板药物耐受性差,经心血管内科和外科综合会诊后考虑患者目前行冠状动脉造影及介入治疗或外科干预的风险较高,建议加强抗炎治疗。请外院风湿免疫科会诊后,加用醋酸泼尼松片 40mg、1 次/d(0.67mg/kg),吗替麦考酚酯分散片 0.5g、1 次/12h 治疗,并继续给予双联抗血小板(氯吡格雷、西洛他唑)、降脂、扩张冠状动脉、改善微循环等药物治疗,上述治疗 1 周后患者未再出现发作性胸痛,出院前复查总蛋白 70.4g/L,白蛋白 34.7g/L,球蛋白 35.7g/L,患者好转出院。

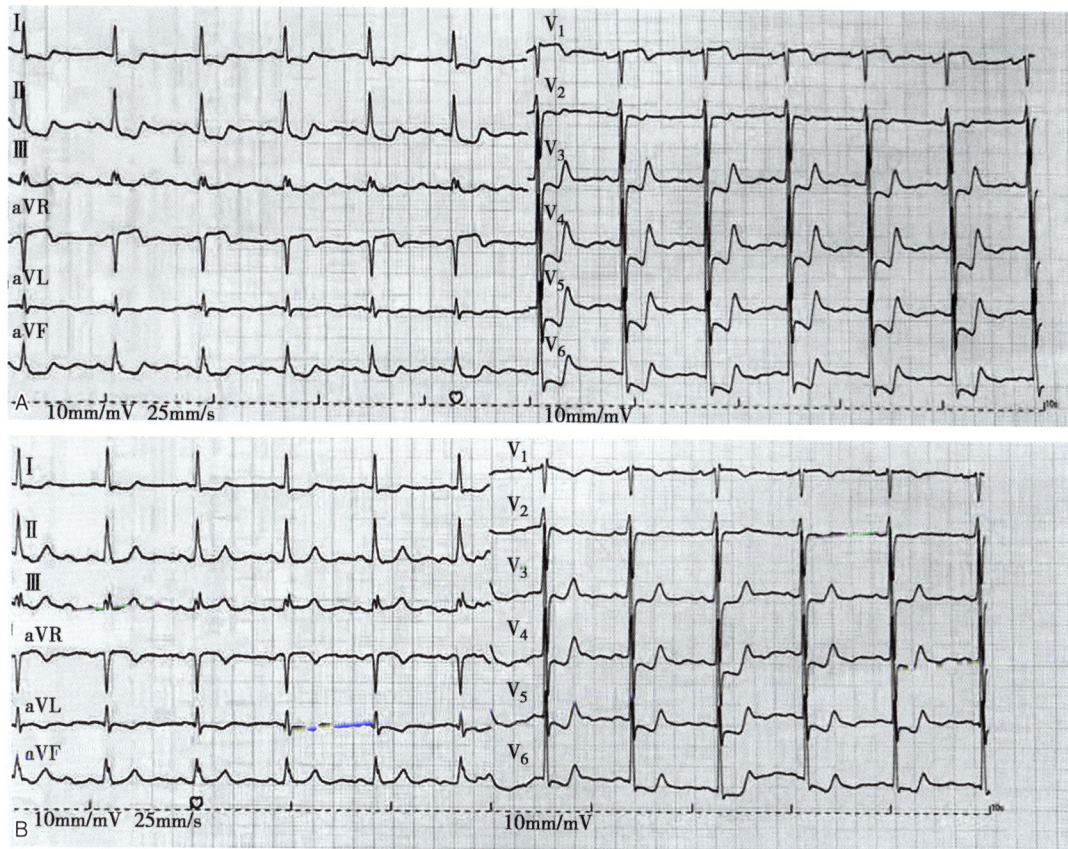

图 21-4 心绞痛发作时(A)以及胸痛缓解以后(B)的心电图

【随访】

患者出院后完善全身 ^{18}F-FDG PET/CT 检查,提示乙状结肠、直肠交界处结节状突起,葡萄糖代谢增高,SUV_{max} 11.1,部分乙状结肠亦呈 FDG 摄取增高(图 21-5),考虑以上病变也是 IgG4-RD 累及肠道的表现,亦能解释患者住院期间反复出现的便血及血红蛋白下降等临床表现。患者继续口服醋酸泼尼松片和吗替麦考酚酯,出院后 1 个月随访,患者未发作胸闷、胸痛,未再出现大便发黑或便血,查体显示血压、心率正常,复查大便隐血呈阴性,血红蛋白恢复至 115g/L,红细胞沉降率 4mm/h。

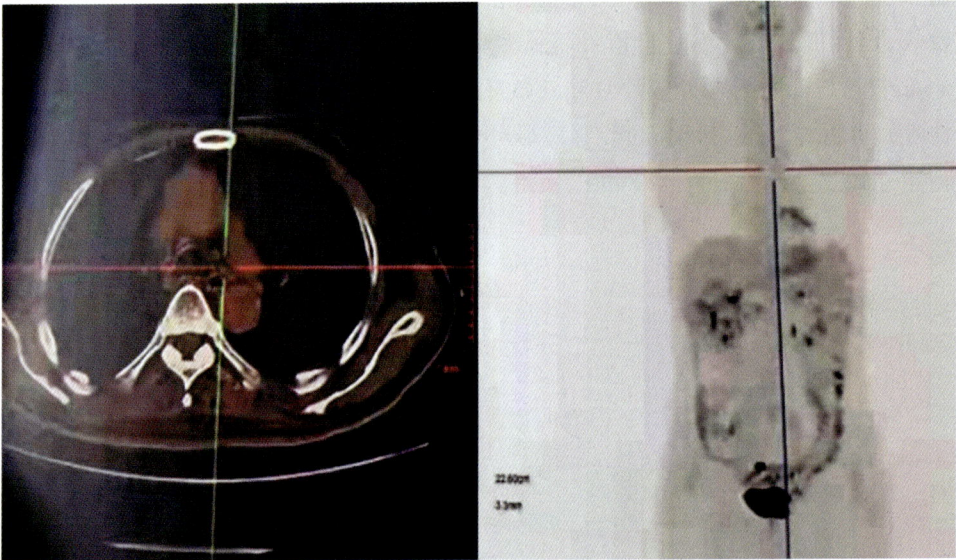

图 21-5 ^{18}F-FDG PET/CT
乙状结肠、直肠交界处见结节状突起,葡萄糖代谢增高。

【讨论】

IgG4 相关性疾病(IgG4-RD)是一种新近认识的免疫系统疾病,首次于 2003 年报道[1-2]。该疾病是一种免疫介导的纤维炎症性病变,临床表现多样,常酷似肿瘤、感染、其他风湿免疫性疾病如干燥综合征、ANCA 相关性血管炎等疾病。IgG4-RD 可以导致受累器官功能障碍、衰竭,严重情况下可导致死亡[3]。目前尚缺乏该疾病的流行病学数据[3]。虽然在 IgG4-RD 中全身任何器官均有可能受累,但在近 20 年的研究中发现,IgG4-RD 受累器官有一定倾向性[4-5],常见受累器官包括大唾液腺(下颌下腺、腮腺、舌下腺)、眶周和泪腺、胰腺及胆管系统、肺、肾脏、主动脉、腹膜后、脑膜和甲状腺[6-8]。该疾病常见的临床表现为受累器官肿大,可呈假瘤样改变[9]。典型的 IgG4-RD 组织病理学改变包括大量淋巴浆细胞浸润、席纹状纤维化、闭塞性静脉炎及 IgG4⁺浆细胞大量浸润[10]。有学者根据不同系统受累表现将 IgG4-RD 分为四型：胰腺-胆管型、腹膜后/主动脉炎型、头颈部局限型、全身型（米库利兹综合征）[11]。

IgG4-RD 可累及心血管系统。IgG4-RD 心血管系统受累表现为主动脉周围炎、动脉炎、大静脉炎、肺血管疾病、心脏瓣膜病、心包疾病[9]，相关疾病目前仅为个案报道，尚无患病率等数据。其中，主动脉周围炎为 IgG4-RD 最常见的心血管系统受累表现[12]。IgG4-RD 常累及腹主动脉肾下段，纤维炎症性病变可同时引起腹膜后纤维化，造成输尿管受累，引起泌尿系统梗阻，并可引起炎性腹主动脉瘤[12-13]。IgG4-RD 引起升主动脉、主动脉弓同时受累也有报道[14]。目前认为，包括滤泡辅助性 T 细胞（Tfh 细胞）、B 细胞、CD4⁺ T 淋巴细胞、细胞毒性 T 细胞（CTL）等多种免疫细胞及其表面共刺激分子（CD40、PD-1、SLAMF7）以及分泌的多种促纤维化和促炎细胞因子（TGF-β1、IL-1β、IFN-γ、穿孔素、颗粒酶）参与 IgG4-RD 主动脉受累的发病过程[15-16]。IgG4-RD 受累主动脉的外膜有大量嗜酸性粒细胞和浆细胞浸润，而内膜、中膜受累不明显，造成主动脉管周增厚[9]，而 T 细胞相关促炎因子及 CD4⁺ CTL 分泌的穿孔素和颗粒酶会介导血管内膜损伤和平滑肌凋亡，造成动脉炎、管腔狭窄，促进动脉瘤的形成[9,15-16]。IgG4-RD 主动脉受累的临床表现差异较大。患者常无明显临床表现，但如果动脉瘤出现破裂，则会引起剧烈腹痛、腰背痛，严重者可导致血流动力学障碍。此外，IgG4-RD 腹主动脉瘤患者可出现非特异性背部、腹股沟疼痛及腿部水肿[17]。影像学上，主动脉 CTA 常提示主动脉管周增厚软组织影，易与主动脉壁内血肿相混淆。IgG4-RD 腹主动脉瘤破裂的高危因素包括直径>5.5cm、每年增宽超过 0.5cm 以及腔内血栓形成[18]。本病例患者主动脉受累病变符合 IgG4-RD 主动脉受累的病变特点，呈多节段受累，同时合并主动脉管周增厚软组织及管腔内多发溃疡性病变，以腹主动脉远段及髂动脉及其分支、股动脉受累明显，患者右下腹搏动性包块经 CTA 证实为髂总动脉瘤，瘤体较大（>50mm），并伴有管腔血栓形成，属于高危易破裂性动脉瘤。

除主动脉以外，IgG4-RD 同时也可引起中等动脉血管炎及动脉周围炎，其中冠状动脉、腹腔干动脉、肠系膜动脉及椎动脉受累较常见，脾动脉、颈动脉等也有报道，其中 IgG4-RD 冠状动脉受累常以心肌缺血为主要表现[9]。在 31 例 IgG4-RD 冠状动脉受累的病例报道中，有 15 例表现为心肌梗死，9 例表现为典型心绞痛，3 例表现为心脏性猝死[9]。有研究揭示了 IgG4-RD 冠状动脉受累的病理改变。受累冠状动脉外膜显著增厚，外膜外层以广泛无细胞成分的席纹状纤维化为主要表现，外膜内层可见大量淋巴浆细胞浸润，其中以 IgG4⁺细胞浸润为主。内膜和血管中层受累时可表现为冠状动脉瘤样扩张，冠状动脉腔内血栓形成[19]。

本病例冠状动脉表现较为典型，表现为冠状动脉管周广泛软组织包绕，伴 LM 瘤样扩张，在未给予原发病治疗的情况下，LM 动脉瘤呈进行性扩张，伴腔内血栓形成。因常表现为急性心肌缺血，IgG4-RD 冠状动脉受累需要与冠状动脉粥样硬化性心脏病（简称冠心病）进行鉴别。冠心病患者冠状动脉以动脉内膜粥样硬化性斑块为主要改变，病变形态呈偏心性，斑块凸入管腔造成狭窄，或者斑块破裂形成急性血栓而引起阻塞性病变，血管壁可有多发钙化,一般不伴有血管壁增厚和管周软组织包绕等表现。而 IgG4-RD 冠状动脉病变以冠状动脉外膜增厚、管周软组织增多为主,甚至导致外压性狭窄,管腔内可有血栓栓塞,近端可出现冠状动脉瘤样扩张[20-21]。冠状动脉造影因其选择性高,无法分辨血管外病变情况而在该疾病的鉴别诊断中作用受限,冠状动脉 CTA、[18]F-FDG PET/CT 和血管内超声(IVUS)可为评估冠状动脉病变性质提供更多参考[21]。其中,冠状动脉 CTA 是发现和诊断本病的重要方法,表现为单支或多支血管受累,血管周围呈节段性增厚,形成软组织密度肿块,形态类似"槲寄生"样改变,称为槲寄生征(mistletoe sign),是本病的特征性表现[22]。

本病例中,该患者首次发生急性冠状动脉综合征时仅行冠状动脉造影,未进一步通过其他手段评估冠状动脉病变性质,错过了早期诊断的机会,本次就诊该患者通过冠状动脉 CTA 发现冠状动脉周围多发软组织包绕,呈弥漫"槲寄生"样改变,与常见的动脉粥样硬化有较大区别,提示可能为 IgG4-RD,进而行主动脉 CTA 及血清 IgG 亚类测定最终得以确诊。除了需与冠心病进行鉴别外,还需与其他可能造成冠状动脉瘤样病变的疾病进行鉴别,如川崎病、心血管梅毒、血管型埃勒斯-当洛综合征等,但患者无相关病史,且老年起病,无内脏空腔器官自发破裂病史,暂不考虑以上诊断。IgG4-RD 还可以累及肺动脉、心脏瓣膜、大静脉,并引起相应的临床表现,该患者辅助检查结果未提示上述结构受累表现。

患者血清 IgG 水平升高,且 IgG 亚类中 IgG4 水平升高是进一步诊断的突破点。2011年日本学者提出的 IgG4-RD 诊断标准主要依据以下几点:①组织器官受累的证据;②血清 IgG4 水平>135mg/dl;③病理标本中 IgG4[+]细胞>10 个/高倍视野,IgG4[+]细胞/IgG[+]细胞>40%。上述三条全部满足可确诊,满足①②或者①③为疑诊[23]。随着后来对该疾病的认识,发现虽然在 IgG4-RD 中血清 IgG4 水平升高是重要的疾病特点,但部分 IgG4-RD 患者血清 IgG4 水平正常,且部分其他炎症性疾病也会伴有血清 IgG4 水平升高,因此该诊断标准灵敏度和特异度均不高。2019 年美国风湿病学会/欧洲抗风湿病联盟(ACR/EULAR)提出新的 IgG4-RD 分类诊断标准,诊断标准分为 3 个部分:①有≥1/11 个常见易受累器官的典型表现,包括胰腺、唾液腺、泪腺、胆管、眶周、肾、肺、主动脉、腹膜后、硬脑膜、甲状腺;②不符合排除标准,包括发热、糖皮质激素治疗无反应,其他疾病特异性抗体阳性(如抗双链DNA 抗体、抗 Sm 抗体等);③8 条加权纳入标准,包括但不限于典型的组织病理学改变、血清 IgG4 水平、靶器官受累情况等。符合纳入标准,同时不符合任何一项排除标准,累积权重分数≥20 分可以诊断[3]。

本例患者有主动脉受累,不符合排除标准,同时纳入标准中得分 29 分(IgG4≥5 倍参考值上限+11 分,低补体血症+6 分,影像学显示腹主动脉壁弥漫性增厚+4 分,肾动脉以下主动脉或髂血管周围或前外侧软组织+8 分),符合 2019 年 ACR/EULAR 诊断标准,可以诊断为 IgG4-RD。虽然本病例中有主动脉受累,但没有其他 IgG4-RD 常见腺体器官的受累,后经外院 PET/CT 检查提示乙状结肠、直肠交界处见结节状突起伴葡萄糖代谢增高,考虑以上病变也是 IgG4-RD 累及肠道的表现,亦能解释患者住院期间反复出现便血及血红蛋白下降等临床表现。

IgG4-RD 心血管系统受累的治疗主要分为原发病治疗及心血管系统并发症治疗。原发病治疗方面,仍以免疫抑制药物治疗为主,包括糖皮质激素、改善病情抗风湿药(DMARD,包括甲氨蝶呤、硫唑嘌呤、吗替麦考酚酯)以及新型生物制剂(包括利妥昔单抗、度普利尤单抗、纳武利尤单抗、托珠单抗以及阿巴西普等)[24-29],其中糖皮质激素为该病治疗的基石。关于 IgG4-RD 心血管系统受累的糖皮质激素用量尚无定论,通常参考一项日本研究给药方案[30]:泼尼松龙 0.6mg/(kg·d)×2~4 周,后每 1~2 周减量 5mg,并以 2.5~5mg/d 长期维持。部分患者可以在数月内减停糖皮质激素,而另一部分患者则需要长期维持以避免疾病复发。用药期间除通常需要关注的药物不良反应外(如青光眼、骨质疏松、机会性感染、代谢综合征等),糖皮质激素有可能因使受累主动脉壁变薄而增加主动脉破裂的风险[31-32],因此目前倾向于尽快转用其他抗风湿药以避免增加主动脉破裂的风险[9]。抗风湿药中,利妥昔单抗因具有较强的 B 细胞清除能力而疗效肯定。用药方案包括首两剂 1 000mg/次(每剂间隔 2 周),必要时 6 个月后补充治疗一剂,但也需要严密监测感染及过敏的风险,以及白细胞减少等不良反应[4,9]。本病例中,我们选用基础用药醋酸泼尼松及吗替麦考酚酯,用药 1 周后患者血清球蛋白水平显著下降,炎症指标好转,心绞痛症状好转,提示药物治疗有效。

IgG4-RD 腹主动脉瘤治疗主要以外科修复或血管腔内修复治疗为主,治疗指征同典型的腹主动脉瘤,即症状进展、破裂、每半年直径增加 5mm 或主动脉直径≥5.5cm[33]。有病例报道如合并主动脉弓及升主动脉受累可行外科治疗,并后续予免疫抑制治疗[14]。IgG4-RD 冠状动脉受累方面,因此类疾病冠状动脉病变的原因常为血栓阻塞、动脉周围炎引起外压性狭窄以及管腔内膜增厚,此类病变并不适合行支架植入,故对此类疾病行冠状动脉介入治疗的意义尚不明确[9],如不能判断病变性质,可通过血管腔内影像学(IVUS、OCT)进一步评估管腔及管壁的病变以决定下一步治疗策略。冠状动脉旁路移植术(CABG)是最常采用的治疗方式,手术指征常为心肌缺血症状、冠状动脉瘤形成或假瘤形成。如合并中、重度心脏瓣膜病变,也可同期行外科手术治疗[34]。本例患者经外科评估,虽有明确的缺血、冠状动脉瘤合并冠状动脉严重狭窄等 CABG 手术指征以及髂总动脉瘤、股动脉血栓栓塞等动脉外科治疗指征,但因既往未规律行免疫抑制治疗,且围手术期风险较高,动脉壁较厚,治疗难度大,经联合会诊,最终决定先行规范药物治疗,待冠状动脉及主动脉周围炎症得到控制,病情相对稳定、外科有足够治疗空间时再予分期外科治疗。

本次我们报道了一例以急性冠状动脉综合征为表现,冠状动脉、主动脉及其分支受累的 IgG4 相关性疾病。此类疾病在临床中尚缺乏足够的认识,需进一步积累诊治经验。对于合并多系统受累,冠状动脉狭窄伴瘤样扩张、主动脉周围炎,伴血清球蛋白、红细胞沉降率、CRP 等炎症指标显著升高的患者,需注意进一步排除 IgG4-RD 的可能性。对此类冠状动脉病变,不能单纯依赖冠状动脉造影结果,而需通过 CTA、PET/CT 等多种方式评估病变性质后制订下一步治疗方案。

(娄莹　刘明浩)

参 考 文 献

［1］ KAMISAWA T,FUNATA N,HAYASHI Y,et al. A new clinicopathological entity of IgG4-related autoimmune disease［J］. J Gastroenterol,2003,38(10):982-984.

［2］ HAMANO H,KAWA S,HORIUCHI A,et al. High serum IgG4 concentrations in patients with sclerosing pancreatitis［J］. N Engl J Med,2001,344(10):732-738.

［3］ WALLACE Z S,NADEN R P,CHARI S,et al. The 2019 American College of Rheumatology/European League Against Rheumatism classification criteria for IgG4-related disease［J］. Arthritis Rheumatol,2020,72(1):7-19.

［4］ STONE J H,ZEN Y,DESHPANDE V. IgG4-related disease［J］. N Engl J Med,2012,366(6):539-551.

［5］ STONE J H,KHOSROSHAHI A,DESHPANDE V,et al. Recommendations for the nomenclature of IgG4-related disease and its individual organ system manifestations［J］. Arthritis Rheum,2012,64(10):3061-3067.

［6］ WALLACE Z S,DESHPANDE V,MATTOO H,et al. IgG4-related disease:Clinical and laboratory features in one hundred twenty-five patients［J］. Arthritis Rheumatol,2015,67(9):2466-2475.

［7］ SEKIGUCHI H,HORIE R,KANAI M,et al. IgG4-related disease:Retrospective analysis of one hundred sixty-six patients［J］. Arthritis Rheumatol,2016,68(9):2290-2299.

［8］ KURODA N,NAO T,FUKUHARA H,et al. IgG4-related renal disease:Clinical and pathological characteristics［J］. Int J Clin Exp Pathol,2014,7(9):6379-6385.

［9］ SHAKIR A,WHEELER Y,KRISHNASWAMY G. The enigmatic immunoglobulin G4-related disease and its varied cardiovascular manifestations［J］. Heart,2021,107(10):790-798.

［10］ DESHPANDE V,ZEN Y,CHAN J K,et al. Consensus statement on the pathology of IgG4-related disease［J］. Mod Pathol,2012,25(9):1181-1192.

［11］ WALLACE Z S,ZHANG Y,PERUGINO C A,et al. Clinical phenotypes of IgG4-related disease:An analysis of two international cross-sectional cohorts［J］. Ann Rheum Dis,2019,78(3):406-412.

［12］ MIZUSHIMA I,KASASHIMA S,FUJINAGA Y,et al. IgG4-related periaortitis/periarteritis:An under-recognized condition that is potentially life-threatening［J］. Mod Rheumatol,2019,29(2):240-250.

［13］ PALMISANO A,MARITATI F,VAGLIO A. Chronic periaortitis:An update［J］. Curr Rheumatol Rep,2018,20(12):80.

［14］ SHILAGANI C,LANSMAN S,GILET A,et al. IgG4 aortitis of the ascending thoracic aorta:A case report and literature review［J］. J Radiol Case Rep,2021,15(5):1-9.

［15］ KASASHIMA S,KAWASHIMA A,KASASHIMA F,et al. Inflammatory features,including symptoms,increased serum interleukin-6,and C-reactive protein,in IgG4-related vascular diseases［J］. Heart Vessels,2018,33(12):1471-1481.

［16］ KASASHIMA S,KAWASHIMA A,ZEN Y,et al. Upregulated interleukins(IL-6,IL-10,and IL-13)in immunoglobulin G4-related aortic aneurysm patients［J］. J Vasc Surg,2018,67(4):1248-1262.

［17］ PERUGINO C A,WALLACE Z S,MEYERSOHN N,et al. Large vessel involvement by IgG4-related disease［J］. Medicine(Baltimore),2016,95(28):e3344.

［18］ LUN Y,JIANG H,XU D,et al. Contained rupture of a common iliac aneurysm associated with immunoglobulin G4-related disease［J］. J Vasc Surg,2018,68(5):1564-1565.

［19］ RAMDIN N,ORDE M,O'NEILL S B,et al. Hidden IgG4-related coronary disease［J］. Am J Clin Pathol,

2021,156(3):471-477.

[20] RUGGIO A,IACONELLI A,PANAIOLI E,et al. Coronary artery aneurysms presenting as acute coronary syndrome:An unusual case of IgG4-related disease vascular involvement[J]. Can J Cardiol,2018,34(8): e7-e10.

[21] NAKAMURA T,GORYO Y,ISOJIMA T,et al. Immunoglobulin G4-related masses surrounding coronary arteries:A case report[J]. Eur Heart J Case Rep,2021,5(3):ytab055.

[22] 苗来生,戴汝平. 免疫球蛋白 G4 相关性冠状动脉血管炎一例[J]. 中国循环杂志,2020,35(9):936-938.

[23] UMEHARA H,OKAZAKI K,NAKAMURA T,et al. Current approach to the diagnosis of IgG4-related disease:Combination of comprehensive diagnostic and organ-specific criteria[J]. Mod Rheumatol,2017,27 (3):381-91.

[24] KHOSROSHAHI A,WALLACE Z S,CROWE J L,et al. International consensus guidance statement on the management and treatment of IgG4-related disease[J]. Arthritis Rheumatol,2015,67(7):1688-1699.

[25] CAMPOCHIARO C,DELLA-TORRE E,LANZILLOTTA M,et al. Long-term efficacy of maintenance therapy with rituximab for IgG4-related disease[J]. Eur J Intern Med,2020,74:92-98.

[26] DELLA-TORRE E,CAMPOCHIARO C,BOZZOLO E P,et al. Methotrexate for maintenance of remission in IgG4-related disease[J]. Rheumatology,2015,54(10):1934-1936.

[27] YAMAMOTO M,TAKAHASHI H,TAKANO K,et al. Efficacy of abatacept for IgG4-related disease over 8 months[J]. Ann Rheum Dis,2016,75(8):1576-1578.

[28] DELLA-TORRE E,FEENEY E,DESHPANDE V,et al. B-cell depletion attenuates serological biomarkers of fibrosis and myofibroblast activation in IgG4-related disease[J]. Ann Rheum Dis,2015,74(12):2236-2243.

[29] SIMPSON R S,LAU S K C,LEE J K. Dupilumab as a novel steroid-sparing treatment for IgG4-related disease [J]. Ann Rheum Dis,2020,79(4):549-550.

[30] YANO T,YAMAMOTO M,MOCHIZUKI A,et al. Successful transcatheter diagnosis and medical treatment of right atrial involvement in IgG4-related disease[J]. Int Heart J,2018,59(5):1155-1160.

[31] MIZUSHIMA I,KASASHIMA S,FUJINAGA Y,et al. Clinical and pathological characteristics of IgG4-related periaortitis/periarteritis and retroperitoneal fibrosis diagnosed based on experts' diagnosis[J]. Ann Vasc Dis, 2019,12(4):460-472.

[32] TAJIMA M,HIROI Y,TAKAZAWA Y,et al. Immunoglobulin G4-related multiple systemic aneurysms and splenic aneurysm rupture during steroid therapy[J]. Hum Pathol,2014,45(1):175-179.

[33] ULLERY B W,HALLETT R L,FLEISCHMANN D. Epidemiology and contemporary management of abdominal aortic aneurysms[J]. Abdom Radiol(NY),2018,43(5):1032-1043.

[34] HILLIS L D,SMITH P K,ANDERSON J L,et al. 2011 ACCF/AHA guideline for coronary artery bypass graft surgery:Executive summary:A report of the American College of Cardiology Foundation/American Heart Association task force on practice guidelines[J]. Circulation,2011,124(23):2610-2642.

病例22

青年高血压，肾动脉狭窄
——两例纤维肌发育不良

【病史摘要】

患者男性，14岁，因"发现血压升高2年"于2021年8月13日入院。患者2年前因亲戚开药店，自行测血压发现血压为200/140mmHg，自认为是紧张所致，未予重视，未再测血压，平素无头晕、头痛等不适。入院前1周（2021-08-08）患者因"拔牙"就诊于口腔诊所，测血压为220/140mmHg，随后于外院住院治疗，临时给予硝苯地平控释片30mg口服，查超声心动图显示LA 29mm，LV 44mm，室间隔厚度12mm，左心室后壁厚度16mm，EF 68%；双肾上腺和双侧肾动脉超声未见异常；血钾3.38mmol/L，肌酐49.3μmol/L；皮质醇节律正常；立位血肾素191.87pg/ml，立位血醛固酮474.10pg/ml，立位醛固酮/肾素比值（ARR）2.47；卧位血肾素175.09pg/ml，卧位血醛固酮519.3pg/ml，卧位ARR 2.97。住院期间监测血压，最高达220/160mmHg，给予服用苯磺酸氨氯地平5mg、2次/d口服，维拉帕米缓释片240mg、1次/d，血压波动在（190~200）/（130~140）mmHg。因"为明确高血压原因"，患者于2021年8月12日出院，来我院就诊，门诊以"高血压查因，低血钾"收入院。自发病以来，无毛发增多、满月脸、水牛背、悬垂腹、向心性肥胖、紫纹、多血质、痤疮；无阵发性血压升高、头痛、心悸、大汗、面色苍白或潮红；无乏力、腹胀，无周期性瘫痪、夜尿增多；无夜间睡眠打鼾，无呼吸暂停，无白天嗜睡；无黑棘皮征，无下肢水肿；精神、饮食、睡眠尚可，大小便正常，体重、体力未见明显变化。既往有右眼黄斑发育不全。无吸烟及饮酒史。父母均亡（自述抑郁症，自杀）；兄长1人，身体健康。

入院查体：体温36.5℃，脉搏109次/min，呼吸20次/min，左上肢血压198/130mmHg，右上肢血压200/132mmHg，身高168cm，体重50.5kg，BMI 17.9kg/m^2。神清语明，自由体位，眼睑无水肿，球结膜无水肿，巩膜无黄染，瞳孔等大等圆，无口唇发绀，甲状腺无肿大，颈静脉无怒张，双肺呼吸音清，两肺未闻及干、湿啰音。心前区无隆起，心尖搏动位置为第5肋间左锁骨中线内0.5cm，心率109次/min，律齐，心音正常，未闻及心脏杂音。腹部平坦，无压痛及反跳痛,肠鸣音正常,肝、脾肋下未触及,下肢无水肿,病理反射未引出。双侧肱动脉、股动脉、腹主动脉、肾动脉和足背动脉听诊未闻及杂音。

【辅助检查】

（一）常规检查

1. 血清生化　尿酸 545.47μmol/L↑,同型半胱氨酸 33.10μmol/L↑。血钾 2.70mmol/L↓,血钠 138.04mmol/L,血氯 94.82mmol/L↓。

2. 血、尿和便常规　未见异常。

（二）血压水平评估

1. 24h 动态血压　24h 平均血压 179/109mmHg,平均心率 108 次/min;日间平均血压 181/109mmHg,平均心率 108 次/min;夜间平均血压 172/106mmHg,平均心率 109 次/min。

2. 四肢血压及踝肱指数（ABI）　左上肢 196/120mmHg,右上肢 197/127mmHg,左下肢 222/131mmHg,右下肢 233/131mmHg。左侧 ABI 1.13,右侧 ABI 1.18。左侧 PWV 1 537cm/s,右侧 PWV 1 557cm/s。

（三）高血压靶器官损害

1. 尿液检查　尿钾 36.40mmol/24h,尿钠 119.64mmol/24h,24h 尿量 1 200ml;24h 尿肌酐 2 045.00μmol/L↓,尿微量白蛋白 62.70mg/L↑,尿微量白蛋白/肌酐 271.07mg/g↑。

2. 超声心动图　LA 28mm,LV 44mm,EF 66%,室间隔厚度 16mm,左心室壁增厚 15mm。

3. 眼底检查　双眼底所见部双眼视网膜动脉痉挛伴左眼视网膜下渗出灶（双眼高血压眼底改变Ⅲ级）。

（四）继发性高血压原因筛查

1. 甲状腺功能　FT$_3$ 4.44pg/ml↑（参考值:2.3~4.2pg/ml）,FT$_4$ 1.88ng/dl↑（参考值:0.89~1.76ng/dl）,TSH 无异常。

2. 卧、立位醛固酮肾素试验　卧位:血醛固酮 42.8ng/dl↑（参考值:3.0~23.6ng/dl）,血肾素 1 014.0μIU/ml↑（参考值:2.8~39.9μIU/ml）,ARR 0.042（ng·dl^{-1}）/（μIU·ml^{-1}）[参考值:<3.7（ng·dl^{-1}）/（μIU·ml^{-1}）]。立位:血醛固酮 125.0ng/dl↑（参考值:3.0~23.6ng/dl）,血肾素 2 274.0μIU/ml↑（参考值:2.8~39.9μIU/ml）,ARR 0.055（ng·dl^{-1}）/（μIU·ml^{-1}）[参考值:<3.7（ng·dl^{-1}）/（μIU·ml^{-1}）]。

3. 血儿茶酚胺及代谢产物　正常。

4. 尿儿茶酚胺代谢产物　正常。

5. 血皮质醇节律　正常,1mg 过夜地塞米松抑制试验呈阴性。

6. 肾动脉彩超　右肾动脉近心端管壁清晰,管腔尚通畅,起始处峰值流速 79cm/s,阻力指数 0.53,中远段彩色多普勒可见花彩血流,峰值流速 258cm/s。

7. 炎症因子　抗链球菌溶血素 O、C 反应蛋白、类风湿因子、红细胞沉降率和 ANA 谱均无异常。

8. 全主动脉 CTA　右肾动脉主干纤细,直径 2.5mm,右肾动脉重度狭窄,右髂动脉发出一分支,向右肾供血,建议完善肾超声检查及肾动态显像监测肾小球滤过率。

9. 肾动态显像 左肾 GFR 正常(80.5ml/min),左肾摄取及清除功能正常;右肾小,GFR 减低(26.1ml/min),右肾摄取及清除功能均减低;卡托普利试验右肾动态显像阳性,结果见表 22-1。

表 22-1 卡托普利试验肾动态显像结果

指标	基态肾小球滤过率显像	
GFR/(ml·min^{-1})	左肾:80.5	右肾:20.1
放射性高峰时间/min	左肾:4.48	右肾:16.48
20min 清除率/%	左肾:72	右肾:2.0
双肾放射性峰值比	右肾/左肾:0.65	

【诊断】

1. 临床诊断 ①右肾动脉重度狭窄[纤维肌发育不良(fibromuscular dysplasia,FMD)];②继发性高血压(肾血管性);③高血压靶器官损害:高血压性心脏病(左心室肥厚),高血压性肾损害(微量白蛋白尿,右肾 GFR 减低),高血压性视网膜病变(Ⅲ级);④低钾血症。

2. 诊断依据

(1) 右肾动脉狭窄致继发性高血压:

1) 青少年男性,顽固性高血压(持续>190/130mmHg),药物治疗无效。

2) 直接影像证据:全主动脉 CTA 示右肾动脉主干纤细(直径 2.5mm),重度狭窄。

3) 功能验证:肾动态显像示右肾 GFR 显著降低(26.1ml/min),卡托普利试验后进一步下降至 20.1ml/min。

4) 机制支持:高肾素、高醛固酮,伴持续性低血钾(2.70mmol/L↓)。

5) 排除炎症性狭窄:CRP、ESR、ANA 等炎症指标均正常,狭窄呈管状,符合纤维肌发育不良,不符合大动脉炎血管改变特点。

(2) 高血压靶器官损害:

1) 心脏:超声示室间隔(16mm)及左心室后壁(15mm)增厚,符合高血压性心肌肥厚。

2) 肾脏:尿微量白蛋白/肌酐比↑(271.07mg/g),24h 尿肌酐↓(2 045.00μmol/L),右肾 GFR↓(26.1ml/min)。

3) 眼底:视网膜动脉痉挛伴渗出灶(Ⅲ级高血压眼底改变)。

4) 血管:PWV 增快(>1 500cm/s),ABI 正常,提示动脉硬化。

(3) 低钾血症:多次血钾↓(最低 2.70mmol/L),尿钾排出增多(36.40mmol/24h),与高醛固酮血症相关。

【治疗】

入院后给予积极降压（硝苯地平缓释片Ⅱ 20mg、1 次/8h 口服，奥美沙坦酯 20mg、2 次/d口服，美托洛尔 25mg、2 次/d 口服）以及补钾等对症治疗的同时，建议患者尝试肾动脉造影，肾血管造影结果显示右肾动脉中段病变（长度 30mm，狭窄 100%），伴弥漫性新发病变及Ⅰ级分支闭塞；左肾动脉、双侧髂动脉、双侧股动脉未见明显狭窄。同时给予右肾动脉中段球囊扩张成功；4 个球囊扩张后残余狭窄 10%（图 22-1）。术后患者血压降至 150/80mmHg。

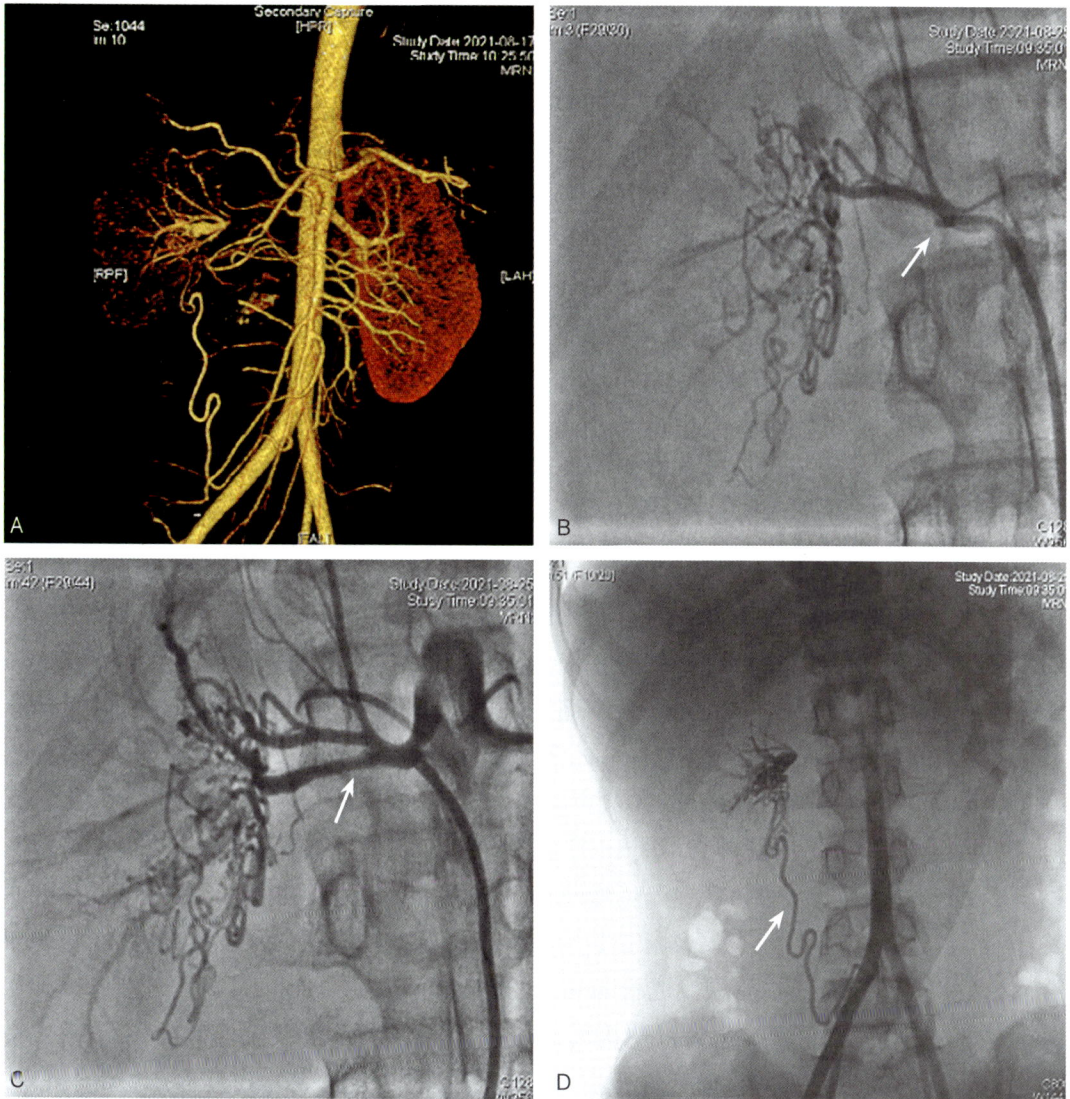

图 22-1 肾动脉 CTA 和造影结果

A. 术前肾动脉 CTA；B. 右肾动脉造影结果；C. 右肾动脉球囊扩张术后；D. 左髂动脉向右肾动脉发出侧支。

【随访】

患者出院后口服氨氯地平 5mg、2 次/d+奥美沙坦酯 20mg、2 次/d 联合卡维地洛 12.5mg、2 次/d 降压治疗,血压控制在(130~140)/(80~90)mmHg。2 周后血压降低至 120/70mmHg,给予患者抗高血压药调整为氨氯地平 5mg、1 次/d+奥美沙坦酯 20mg、2 次/d 联合卡维地洛 12.5mg、2 次/d 口服,密切监测血压变化。

病例 B

【病史摘要】

患者男性,29 岁,因"间断头晕、头痛伴视物模糊 2 年"于 2021 年 8 月 27 日入院。患者 2 年前无明显诱因出现头晕、头痛,伴视力模糊,无恶心、呕吐,无心悸、大汗,无黑矇、晕厥等不适,未监测血压。2021 年 5 月 26 日测血压为 140/90mmHg,未进一步诊治。后间断测血压,最高达 180/110mmHg。2021 年 6 月 21 日就诊于外省某医院,肾动脉超声检查提示右肾萎缩(右肾 4.7cm×2.1cm,左肾 12.7cm×5.8cm),左肾动脉重度狭窄,予苯磺酸左旋氨氯地平 2.5mg、1 次/d 口服降压治疗,血压控制在 160/90mmHg 左右。2021 年 7 月 16 日就诊于北京市某三甲医院,门诊查抗核抗体、免疫球蛋白、补体、ANCA、红细胞沉降率、CRP 未见异常,24h 尿蛋白为 0.16g,肾动脉超声提示左肾动脉中远段血流增快(PSV 333cm/s)考虑狭窄,右肾动脉主干闭塞不除外,右肾萎缩。肾动态显像:左肾 GFR 54ml/min,右肾 GFR 4ml/min;左肾动脉灌注和功能正常,右肾小,右肾血流灌注差,功能严重受损。考虑大动脉炎不除外,予苯磺酸左旋氨氯地平 5mg、1 次/d 口服降压治疗,血压控制在 150/90mmHg 左右。2021 年 8 月再次就诊于外省某医院,检测红细胞沉降率、CRP 正常,颈动脉、椎动脉、锁骨下动脉未见异常,诊断为多发性大动脉炎,2021 年 8 月 6 日静脉应用激素以及环磷酰胺(具体剂量不详)。2021 年 8 月 12 日口服醋酸泼尼松 40mg、1 次/d,环磷酰胺 100mg、隔日一次,苯磺酸氨氯地平 10mg、2 次/d 药物治疗,血压波动于(130~150)/(80~100)mmHg。2021 年 8 月 16 日来我院门诊,肾动脉超声显示右肾动脉未见血流信号,闭塞不除外。8 月 18 日全主动脉 CTA 显示右肾动脉显影纤细及浅淡;右肾萎缩,性质待定;主动脉管壁未见增厚钙化;冠状动脉—肺动脉瘘可能。2021 年 8 月 23 日于北京市某三甲医院行肾动脉造影显示左肾动脉前支中段局限性狭窄约 30%,未予介入治疗。继续口服药物醋酸泼尼松 40mg、1 次/d,环磷酰胺 100mg、隔日一次,苯磺酸氨氯地平 10mg、2 次/d 治疗。患者欲明确高血压原因,再次就诊于我院。病程中,无毛发增多、满月脸、水牛背、悬垂腹、向心性肥胖、紫纹、多血质、痤疮;无阵发性血压升高、头痛、心悸、大汗、面色苍白或潮红;无乏力、腹胀,无周期性瘫痪、夜尿增多;无夜间睡眠打鼾,无呼吸暂停,无白天嗜睡;无黑棘皮征,无下肢水肿。否认糖尿病病史,无吸烟及饮酒史,父母健康,无高血压家族史。

入院查体:体温 36.5℃,脉搏 92 次/min,呼吸 18 次/min,右上肢血压 147/83mmHg,左上肢血压 147/84mmHg。颈部及锁骨下血管无杂音,双肺呼吸音清,未闻及干、湿啰音。心前区无隆起,心率 92 次/min,律齐,未闻及病理性杂音。腹软,无压痛,肝、脾肋下触及,左侧肾动脉区可闻及收缩期杂音,双下肢无水肿。双侧肱动脉、股动脉、足背动脉搏动良好、对称,血管听诊未闻及杂音。

【辅助检查】

(一) 常规检查

1. 血清生化　肌酐 97.87μmol/L,钾 3.86mmol/L,钠 146.71mmol/L;凝血功能、NT-proBNP、HbA1c 和肿瘤标志物未见异常。

2. 血、尿和便常规　未见异常。

(二) 血压水平评估

四肢血压及踝肱指数(ABI):右上肢 147/83mmHg,左上肢 147/84mmHg,右下肢 160/84mmHg,左下肢 155/84mmHg。右侧 ABI 1.09,左侧 ABI 1.05。右侧 PWV 1 500cm/s,左侧 PWV 1 494cm/s。

(三) 高血压靶器官损害

1. 尿液检查　24h 尿肌酐 5 231.00μmol/L↓,尿微量白蛋白 38.00mg/L↑,尿微量白蛋白/肌酐 64.22mg/g↑。

2. 超声心动图　LA 33mm,LV 51mm,室间隔厚度 9mm,左心室后壁厚度 8mm,LVEF 70%,左冠状动脉—肺动脉微小动脉瘘可能,分流量小。

(四) 继发性高血压原因筛查

1. 甲状腺功能、性激素九项检查　甲状腺功能及性激素无异常。

2. 卧、立位醛固酮肾素试验　卧位:醛固酮 26.1ng/dl↑(参考值:3.0~23.6ng/dl),血肾素 8.3μIU/ml↑(参考值:2.8~39.9μIU/ml),ARR 3.145(ng·dl^{-1})/(μIU·ml^{-1})[参考值:<3.7(ng·dl^{-1})/(μIU·ml^{-1})];立位:血醛固酮 71.7ng/dl↑(参考值:3.0~23.6ng/dl),血肾素 149.7μIU/ml↑(参考值:2.8~39.9μIU/ml),ARR 0.479[参考值:<3.7(ng·dl^{-1})/(μIU·ml^{-1})]。

3. 血儿茶酚胺及代谢产物　正常。

4. 尿儿茶酚胺代谢产物　正常。

5. 血皮质醇节律　正常;1mg 地塞米松抑制试验呈阴性。

6. 炎症因子　ANA 谱、血管炎三项、CRP、红细胞沉降率、炎症因子等未见异常。

7. 全主动脉 CTA　右肾动脉显影纤细及浅淡;右肾萎缩;左肾动脉重度狭窄,主动脉管壁未见增厚钙化,左冠状动脉—肺动脉微小动脉瘘可能。

8. 弓上动脉 CTA　弓上动脉各分支血管显影良好,未见斑块及狭窄。

9. 卡托普利试验及肾动态显像　左肾卡托普利试验呈阳性;右肾近无功能;左肾 GFR 正常(表 22-2)。

表 22-2　卡托普利试验肾动态显像结果

指标	基态	卡托普利试验
GFR/(ml·min⁻¹)	左肾:50.77;右肾:—	左肾:43.7;右肾:—
放射性高峰时间/min	左肾:3.48;右肾:—	左肾:20.43;右肾:—
20min 清除率/%	左肾:54.0;右肾:—	左肾:3.0;右肾:—
双肾放射性峰值比	右肾/左肾:—	右肾/左肾:—

注：GFR/(ml·min^{-1})

【诊断】

1. 临床诊断　①双侧肾动脉病变:右侧肾动脉闭塞,右肾萎缩(无功能);左侧肾动脉重度狭窄(纤维肌发育不良)。②继发性高血压(肾血管性)。③高血压性肾损害。④左冠状动脉—肺动脉瘘。

2. 诊断依据

(1) 双侧肾动脉病变致继发性高血压:

1) 影像学证据:CTA/造影示右肾动脉闭塞(纤细无显影)、右肾萎缩;左肾动脉重度狭窄(局灶性)。肾动态显像示右肾 GFR 4ml/min(无功能),左肾 GFR 54ml/min(代偿性增高)。

2) 功能验证:卡托普利试验阳性(左肾 GFR 下降 14%,清除率骤降),提示左肾动脉狭窄的血流动力学意义。左肾动脉区闻及收缩期杂音(血管狭窄直接征象)。

3) 生化支持:高肾素(立位 149.7μIU/ml↑)、高醛固酮(立位 71.7ng/dl↑),符合肾缺血激活 RAAS。

4) 排除炎症性病因:CRP、ESR、ANA、ANCA 均正常;主动脉管壁无增厚、钙化(不符合大动脉炎)。

(2) 高血压靶器官损害:

1) 尿微量白蛋白/肌酐比↑(64.22mg/g),24h 尿肌酐↓(5 231.00μmol/L),提示肾小球高滤过损伤。

2) 右肾萎缩(4.7cm×2.1cm)及无功能(GFR 4ml/min)为肾动脉闭塞的直接后果。

(3) 左冠状动脉—肺动脉瘘:超声心动图及 CTA 均提示左冠状动脉—肺动脉微小瘘,分流量小,心功能暂无影响。

(4) 肾动脉狭窄病因考虑纤维肌发育不良:年轻患者,无动脉粥样硬化危险因素;局灶性肾动脉狭窄(非弥漫性),无系统性炎症证据;既往无外伤/手术史,排除继发性血管闭塞。

【治疗】

患者特点为年轻男性,发现血压升高后,积极进行高血压原因筛查,发现右肾萎缩、左肾动脉狭窄,分析肾动脉狭窄常见病因为动脉粥样硬化、大动脉炎和 FMD,患者虽为 24 岁男性,但血管病变仅累及肾动脉,其他动脉均无受累,肾动脉狭窄处血管病变不符合大动脉炎环形狭窄改变,考虑不支持大动脉炎诊断,结合肾动脉 CTA 显示肾动脉病变特点,支持 FMD 诊断。结合左侧肾动脉外院造影显示 30% 狭窄,但我院主动脉 CTA 显示左肾动脉重度狭窄,两者检查结果不符合,考虑患者肾素水平较高,肾动态显像为卡托普利试验阳性(卡托普利口服后 GFR 下降,放射性摄取时间明显延长,20min 清除率明显下降)。治疗方案为积极降压治疗的同时,停用环磷酰胺治疗,醋酸泼尼松片逐渐减量至停药。同时建议患者再次行肾动脉造影,肾动脉造影结果显示左肾动脉 90% 狭窄,受累长度 10mm,给予肾动脉球囊扩张术治疗(图 22-2),术后即刻血压为 140/80mmHg。出院后继续口服抗高血压药硝苯地平缓释片 II 20mg、2 次/d。

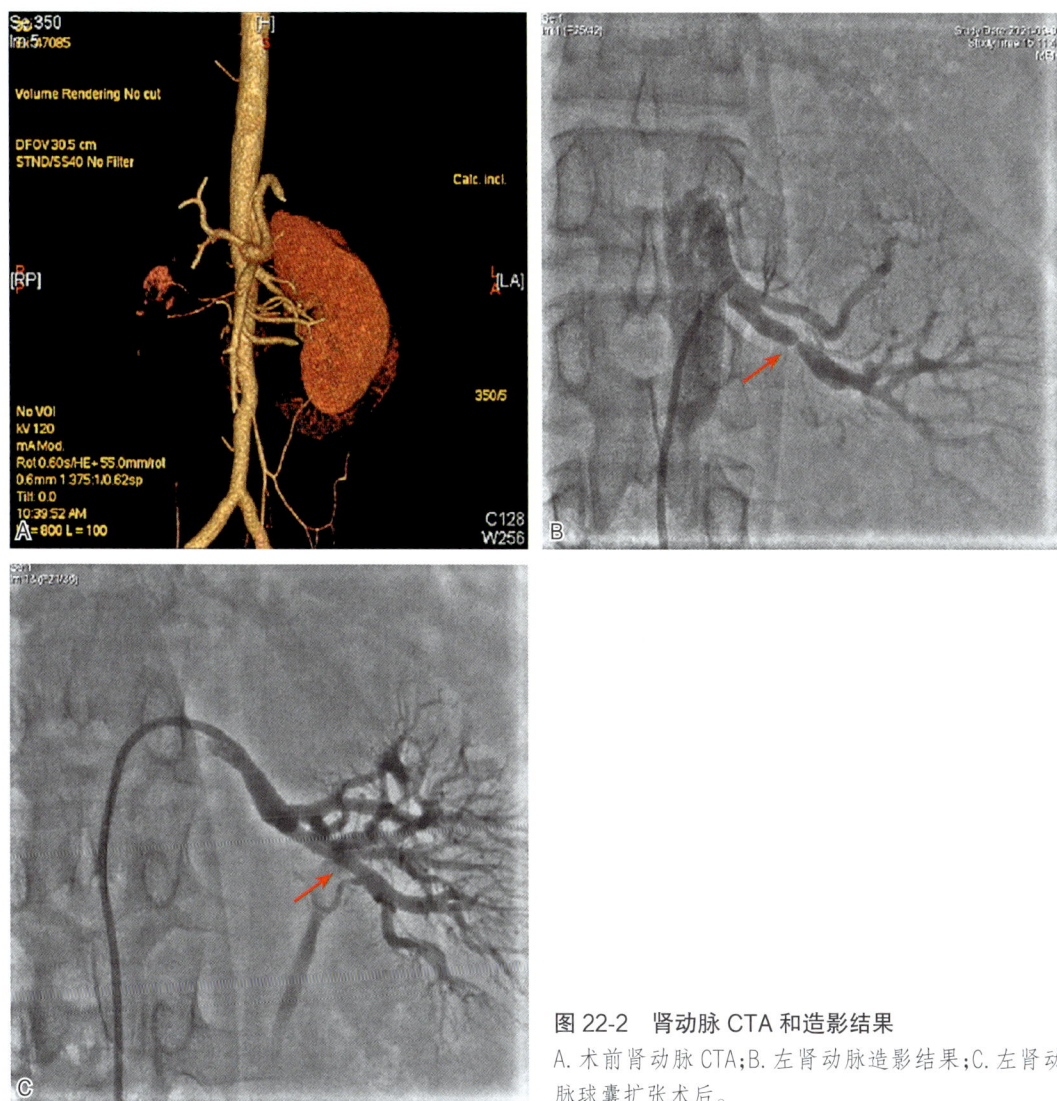

图 22-2　肾动脉 CTA 和造影结果

A.术前肾动脉 CTA;B.左肾动脉造影结果;C.左肾动脉球囊扩张术后。

【讨论】

青年高血压患者中继发性病因占比显著高于中老年人群,其中肾动脉狭窄(renal artery stenosis,RAS)作为可干预的重要病因,其早期识别对改善预后具有关键意义。本文报道的两例青年男性患者(病例 A 为 14 岁,病例 B 为 29 岁)均表现为顽固性高血压、肾素-血管紧张素-醛固酮系统(RAAS)激活(高肾素、高醛固酮及低血钾),最终通过影像学与功能学检查确诊为纤维肌发育不良(FMD)导致的肾动脉狭窄。两例均经历漏诊或误诊,凸显青年高血压病因筛查的复杂性。纤维肌发育不良作为非动脉粥样硬化性、非炎症性血管病,虽好发于 15~50 岁女性(男女比约 1∶4),但男性患者亦不容忽[1]。其典型病变位于肾动脉中远段,呈局灶性"串珠样"或管状狭窄(病例 A 位于右肾动脉中段,病例 B 位于左肾动脉中远段),约 20% 患者可合并其他动脉异常(如病例 B 的冠状动脉—肺动脉瘘)[2]。

肾动脉狭窄的病因鉴别是青年高血压管理的核心挑战。本组病例的诊疗历程揭示三大关键鉴别点:

1. 与大动脉炎(Takayasu arteritis,TAK)的区分 病例 B 曾被误诊为 TAK 并接受免疫抑制治疗,但 TAK 特征性表现为主动脉及其一级分支的环形狭窄伴管壁增厚,且活动期伴有炎症指标(CRP、ESR)升高[3]。而本组患者炎症指标持续阴性、主动脉无受累、狭窄呈局灶性,均不符合 TAK 诊断标准[4]。

2. 与动脉粥样硬化性 RAS 的差异 后者多见于伴心血管危险因素的中老年患者,病变多位于肾动脉近端,常合并全身动脉粥样硬化[5]。本组患者无相关危险因素且病变位于中远段,可资鉴别。

3. 功能学评估的价值 卡托普利肾动态显像通过检测患肾肾小球滤过率(GFR)下降及清除延迟(病例 B 左肾 GFR 下降 14%,清除率从 54% 降至 3%),为狭窄的血流动力学意义提供客观证据,是解剖学检查的重要补充[6]。

优化诊断流程需结合生化初筛与影像学策略。所有青年顽固性高血压患者均应检测血钾、肾素及醛固酮——本组病例的"高肾素-高醛固酮-低血钾"三联征对 RAS 的阳性预测值超过 80%[7]。计算机断层扫描血管造影(CTA)因其高空间分辨力(敏感度与特异度均 >95%)应作为一线影像学手段,而超声检查因操作者依赖性及肠气干扰易导致漏诊(如病例 A 外院误判)。对于 CTA 提示狭窄的患者,卡托普利试验可进一步验证其功能意义并指导血运重建决策[6]。

治疗决策需以病因为导向。FMD 相关 RAS 首选经皮球囊血管成形术(percutaneous transluminal angioplasty,PTA),本组病例术后血压显著改善(病例 A 从 200/140mmHg 降至 120/70mmHg,病例 B 从 180/110mmHg 降至 140/80mmHg),印证其有效性(文献报道治愈率达 70%~90%)[8]。需警惕的是,误用免疫抑制剂(如病例 B 的激素/环磷酰胺)不仅无效,还可能增加感染及代谢紊乱风险[9]。对于患肾长径≤7cm 或肾内阻力指数≥0.8

者,提示不可逆损伤,血运重建获益有限[10]。

（张晓卉　张慧敏）

参 考 文 献

［1］OLIN J W,GORNIK H L,BACHARACH J M,et al. Fibromuscular dysplasia:State of the science and critical unanswered questions:A scientific statement from the American Heart Association［J］. Circulation,2014,129 (9):1048-1078.

［2］MICHELIS K C,OLIN J W,KADIAN-DODOV D,et al. Coronary artery manifestations of fibromuscular dysplasia［J］. J Am Coll Cardiol,2014,64(10):1033-1046.

［3］KESER G,AKSU K,DIRESKENELI H. Takayasu arteritis:An update［J］. Turk J Med Sci,2018,48(4):681-697.

［4］DE SOUZA A W,DE CARVALHO J F. Diagnostic and classification criteria of Takayasu arteritis［J］. J Autoimmun,2014,48-49:79-83.

［5］COOPER C J,MURPHY T P,CUTLIP D E,et al. Stenting and medical therapy for atherosclerotic renal-artery stenosis［J］. N Engl J Med,2014,370(1):13-22.

［6］RIMOLDI S F,SCHERRER U,MESSERLI F H. Secondary arterial hypertension:When,who,and how to screen?［J］. Eur Heart J,2014,35(19):1245-1254.

［7］PLOUIN P F,BAGUET J P,THONY F,et al. High prevalence of multiple arterial bed lesions in patients with fibromuscular dysplasia:The ARCADIA registry (Assessment of Renal and Cervical Artery Dysplasia)［J］. Hypertension,2017,70(3):652-658.

［8］TRINQUART L,MOUNIER-VEHIER C,SAPOVAL M,et al. Efficacy of revascularization for renal artery stenosis:A systematic review and meta-analysis［J］. Hypertension,2010,56(3):525-532.

［9］GORNIK H L,PERSU A,ADLAM D,et al. First international consensus on the diagnosis and management of fibromuscular dysplasia［J］. Vasc Med,2019,24(2):164-189.

［10］中国医疗保健国际交流促进会血管疾病高血压分会专家共识起草组. 肾动脉狭窄的诊断和处理中国专家共识［J］. 中国循环杂志,2017,32(9):835-844.

病例 23

妊娠期女性，高血压，胸闷气短
——主动脉峡部不典型纤维肌发育不良

【病史摘要】

患者女性，23岁，因"血压升高1年，胸闷、憋气2个月余"入院。患者1年前发现血压升高，未诊治。2个月前患者孕37周开始间断出现胸闷、憋气，有时伴夜间阵发性呼吸困难，就诊于当地医院，超声心动图检查提示左心室舒张末径62mm、左心室射血分数31%，诊断为"围生期心肌病"收入院治疗，抗心力衰竭治疗症状缓解不明显，故于孕38周行剖宫产术。术后患者胸闷、气短等症状有所好转，但轻微活动后仍存乏力、胸闷等不适，2018年7月至我院就诊，收住高血压病房，查右上肢血压143/66mmHg，NT-proBNP 1 081pg/ml，检查四肢血压，发现四肢血压不对称及上肢血压较下肢血压高，CTA提示主动脉缩窄，以"先天性主动脉缩窄"收入我科。

入院查体：体温、脉搏、呼吸均正常，右上肢血压138/72mmHg(1mmHg=0.133kPa)，双侧脉搏不对称，颈部和锁骨上窝未闻及血管杂音。心率60次/min，律齐，心脏各瓣膜区未闻及杂音。腹软，肝、脾肋下未触及，双下肢无水肿，双侧足背动脉搏动未触及。

【辅助检查】

（一）常规检查

1. **血清生化** 血钾4.54mmol/L(参考值：3.5~5.3mmol/L)，血糖5.05mmol/L(参考值：3.58~6.05mmol/L)，血肌酐54.00μmol/L(参考值：44~133μmol/L)，血尿酸480.66μmol/L(参考值：148.8~416.5μmol/L)，甘油三酯2.28μmol/L(参考值：0.38~1.76μmol/L)，低密度脂蛋白胆固醇1.92mmol/L(参考值：<3.37mmol/L)，NT-proBNP 623.9pg/ml(参考值：<150pg/ml)。

2. **胸部X线检查** 两肺纹理稍重，未见实变，主动脉结不宽，肺动脉段平直；心室圆隆偏大。

（二）血压水平评估

四肢血压及踝肱指数(ABI)：右上肢122/60mmHg，左上肢95/52mmHg，右下肢68/47mmHg，左下肢84/35mmHg。右侧ABI 0.6，左侧ABI 0.61。

(三) 高血压靶器官损害

1. 尿液检查 尿微量白蛋白 9.00mg/L(参考值:<30mg/L)。

2. 超声心动图 左心房内径 30mm,左心室舒张末径 66mm,左心室射血分数(LVEF) 40%,提示心肌受累疾病,二尖瓣少量反流。

(四) 继发性高血压原因筛查

1. 全主动脉 CTA 主动脉峡部褶曲狭窄伴管壁钙化,最窄处位于左锁骨下动脉开口处,管径约 6mm,以远降主动脉近段管壁散在钙化。左锁骨下动脉远段显影好,近段发育不良,管径 3~4mm。腹腔干近段管腔褶曲狭窄。考虑先天性主动脉缩窄可能性大,左锁骨下动脉近段发育不良(图 23-1)。CTA 提示先天性主动脉狭窄伴钙化,但未见胸廓内动脉和髂动脉之间丰富的侧支循环,考虑不具备先天性主动脉缩窄典型的影像学改变,不能除外大动脉炎。

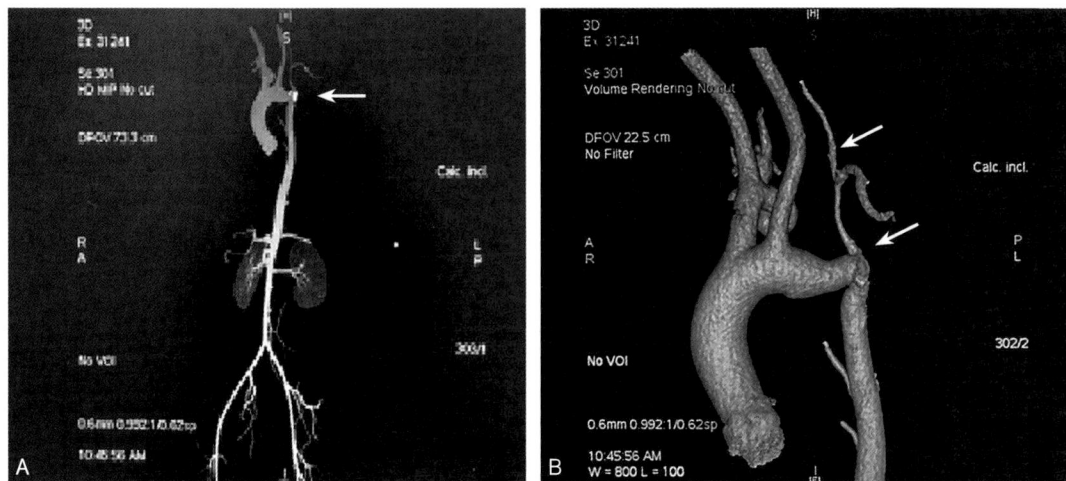

图 23-1 患者全主动脉 CT 扫描结果

A. 主动脉峡部褶曲狭窄(箭头所示),无明显侧支循环,腹腔干近段管腔褶曲狭窄;B. 左锁骨下动脉狭窄(箭头所示)。

2. ^{18}F-FDG PET/CT 大动脉放射性分布欠均匀,部分动脉放射性摄取略增高。右侧颈总动脉略扩张,SUV_{max} 2.4;头臂干略扩张,SUV_{max} 2.7;升主动脉管壁略增厚,SUV_{max} 2.4;腹主动脉肾门水平放射性摄取略增高,SUV_{max} 2.6。肝脏放射性发布欠均匀,SUV 2.3,SUV_{max} 3.5。PET/CT 提示头臂干、腹主动脉和升主动脉等放射性摄取略增高,提示炎症活动。

3. 炎症指标 红细胞沉降率 17~25mm/h(参考值:0~20mm/h),C 反应蛋白 2.44mg/L(参考值:0~8mg/L)。

【诊断】

1. 临床诊断 纤维肌发育不良（FMD）可能性大，主动脉峡部狭窄，左锁骨下动脉狭窄，心脏扩大，心功能Ⅲ级。

2. 诊断依据

（1）患者为青年女性。

（2）全主动脉CT显示主动脉峡部褶曲狭窄；左锁骨下动脉弥漫性狭窄。

【治疗】

患者双上肢血压不对称，全主动脉CTA显示主动脉峡部褶曲狭窄伴管壁钙化，PET/CT检查显示大动脉放射性分布欠均匀，部分动脉放射性摄取略增高。患者有下肢肢体缺血和心力衰竭表现，具备进行手术治疗的指征[1-3]，抗心力衰竭、抗炎治疗之后择期进行手术。给予抗心力衰竭治疗，包括螺内酯片20mg、1次/d，呋塞米片20mg、1次/d，盐酸贝那普利片20mg、1次/d，琥珀酸美托洛尔缓释片71.25mg、1次/d。经治疗后，患者心力衰竭症状好转，复查超声心动图显示LA 34mm，LV 58mm，LVEF 50%，降主动脉缩窄，左心扩大，左心室收缩功能正常低值。结合患者为青年女性，双侧上肢血压不对称，左锁骨下动脉狭窄，主动脉峡部狭窄伴钙化，PET/CT提示血管壁略增厚，SUV值高于肝脏SUV值的平均值，不除外多发性大动脉炎，给予抗炎治疗，醋酸泼尼松片25mg、1次/d。

【随访】

经2个月抗炎治疗后，复查炎症指标正常，大血管PET/CT代谢较前好转，但仍有部分血管代谢活性高于肝脏。PET/CT结果：肺动脉干及双肺动脉略细，SUV_{max} 1.0~1.2；升主动脉 SUV_{max} 1.5；胸主动脉 SUV_{max} 1.2~1.5；腹主动脉放射性不均匀略增高，SUV_{max} 1.4~2.2；右肾动脉开口局部放射性略增高，SUV_{max} 2.4；肝脏放射性摄取欠均匀，SUV_{mean} 2.0。与2018年8月比较，原头臂干、肺动脉干及双肺动脉、升主动脉、胸主动脉代谢增高现已不明显，原右侧颈总动脉、腹主动脉、右肾动脉开口代谢较前减低，炎性活动较前减低。建议继续抗炎治疗，2个月后再返院评估。2019年10月29日患者再次入我院住院治疗，评估患者处于稳定期，可以进行手术。在全身麻醉下行主动脉缩窄切除、人工血管置换术和左锁骨下动脉至胸降主动脉人工血管置换术（图23-2），手术顺利，患者术后测量四肢血压，显示右上肢138/87mmHg，左上肢113/83mmHg，右下肢114/87mmHg，左下肢121/87mmHg，右侧ABI 0.83，左侧ABI 0.88。超声心动图显示LA 25mm，LV 49mm，LVEF 59%，主动脉缩窄切除、人工血管置换术加左锁骨下动脉搭桥术后，主动脉弓前向血流速度较术前明显减低。术后进行病理检查，诊断为（主动脉壁）纤维肌发育不良（中膜型），病理结果见图23-3。目前患者血压及心功能正常，仅服用美托洛尔25mg、1次/d。

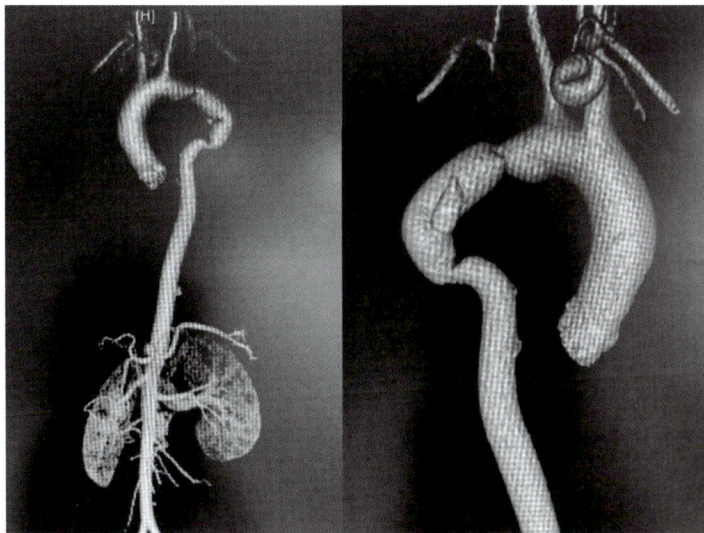

图 23-2　全主动脉 CTA

主动脉缩窄切除、人工血管置换术和左锁骨下动脉至胸降主动脉人工
血管置换术后。

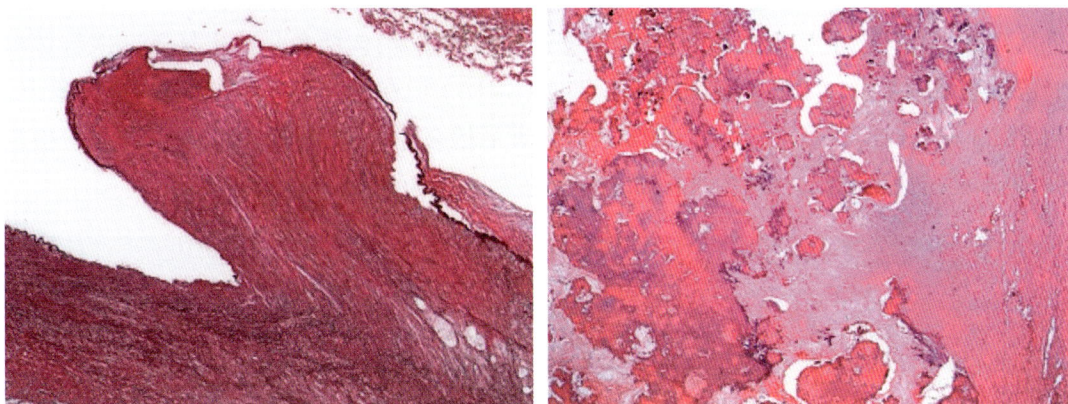

图 23-3　主动脉病理检查

镜下见动脉内膜局部纤维性增生,伴钙化。中膜平滑肌增生、排列紊乱,弹力板稀少,胶原纤维增生,显著钙
化,中外膜交界处较多扩张的血窦形成。外膜纤维性增生,少量淋巴细胞浸润。

【讨论】

　　主动脉峡部狭窄性病变多见于先天性主动脉缩窄[1],由先天性主动脉弓发育异常所致,其
特点是上肢血压高,下肢血压低;较早在胸廓内动脉和髂动脉之间建立丰富的侧支循环,所以
患者肢体缺血症状较轻;较少累及主动脉的分支血管。询问病史时发现该患者 10 年前开始出
现肢体运动乏力,主动脉 CT 可见局限性的主动脉峡部严重的褶曲狭窄,但是狭窄段近、远端
主动脉之间没有明显侧支循环,提示后天起病。同时伴有锁骨下动脉、腹腔干狭窄和大动脉管

壁增厚钙化,PET/CT 检查可见头臂干、腹主动脉和升主动脉等放射性摄取略增高,就诊时考虑诊断大动脉炎,并进行抗炎治疗。患者病情稳定后进行人工血管置换术,术后进行病理检查,最终确诊为纤维肌发育不良(中膜型)。患者听诊时在颈部和锁骨上窝未闻及血管杂音,是因为左锁骨下动脉均匀狭窄,未形成血流旋涡,同时不伴有颈部其他血管的狭窄性改变。

本例患者诊断和治疗时,根据临床表现和影像学检查,初步确诊为大动脉炎,但最终根据病理检查的结果确诊为纤维肌发育不良,提示临床医师需要对大动脉炎和纤维肌发育不良进行鉴别诊断。大动脉炎[5]是一种慢性、非特异性动脉炎,主要累及主动脉及其一级分支,受累动脉管壁增厚、管腔狭窄、闭塞或扩张,偶有瘤样改变,女性多于男性。1990 年美国风湿病学会(ACR)提出的诊断标准:①年龄≤40 岁;②肢端缺血症状;③脉搏减弱;④双上肢血压不等;⑤锁骨下动脉或主动脉血管杂音;⑥影像学改变:主动脉及其一级分支狭窄或闭塞改变,且非动脉粥样硬化、纤维肌发育不良等引起。同时具备上述三条以上标准,可诊断为大动脉炎。

纤维肌发育不良(FMD)是一种非动脉粥样硬化、非炎症性血管疾病,女性患者为主,可能表现为血管狭窄、动脉瘤、夹层、闭塞和动脉迂曲[6](图 23-4)。按照血管造影分类,可分为局灶性和多灶性,局灶性 FMD 为同心或管状狭窄(图 23-4A),多灶性 FMD 为"串珠样"改变(图 23-4B)。既往研究表明肾动脉(75.3%)、颅外颈动脉(72.7%)和椎动脉(33.4%)最常受累,但是主动脉的其他部位也可能受累。FMD 的诊断基于影像学,虽然 FMD 的识别仍然是基于导管的血管造影术,但几种非侵入性成像技术,包括多普勒超声(DUS)、计算机断层扫描血管造影(CTA)和磁共振血管造影(MRA),已在很大程度上取代了血管造影术。当 FMD 与其他疾病鉴别困难时,需要进行病理活检来明确诊断。本例患者完成系统检查后,仍不能排除大动脉炎,最终依靠病理活检确诊。

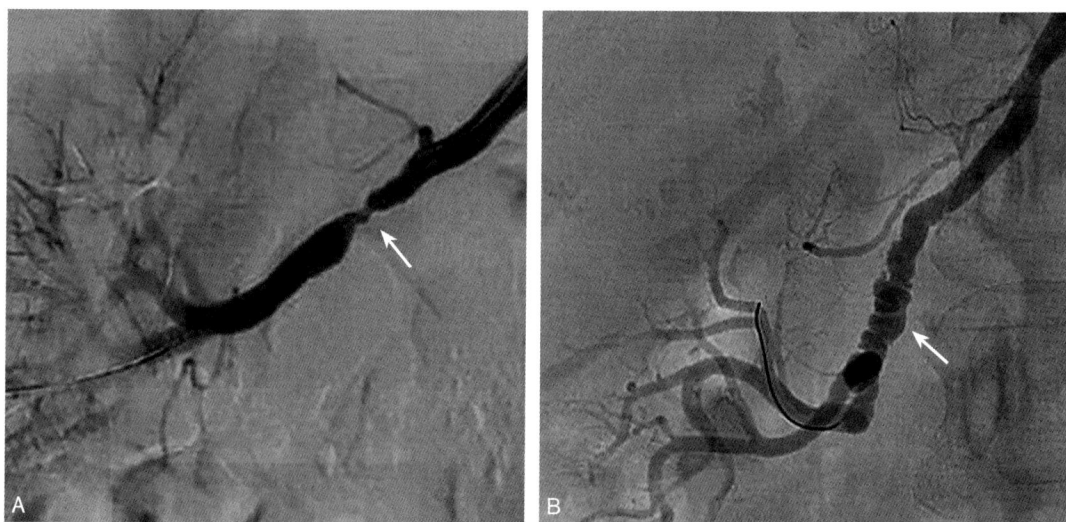

图 23-4 右肾动脉血管造影结果

A.局灶性 FMD(箭头所示);B.多灶性 FMD,可见典型的"串珠样"改变(箭头所示)。

(樊家俐 张慧敏)

参 考 文 献

［1］KESER G，AKSU K，DIRESKENELI H. Takayasu arteritis：An update［J］. Turk J Med Sci，2018，48（4）：681-697.

［2］TOMBETTI E，MASON J C. Takayasu arteritis：Advanced understanding is leading to new horizons［J］. Rheumatology（Oxford），2019，58（2）：206-219.

［3］肖占祥，陈福真，符伟国，等. 主动脉狭窄型多发性大动脉炎的手术治疗［J］. 复旦学报（医学科学版），2001（3）：264-265.

［4］叶岚，郑心田，刘彤，等. 先天性主动脉缩窄致高血压 1 例［J］. 中华高血压杂志，2012，20（7）：695-696.

［5］AREND W P，MICHEL B A，BLOCH D A，et al. The American College of Rheumatology 1990 criteria for the classification of Takayasu arteritis［J］. Arthritis Rheum，1990，33（8）：1129-1134.

［6］NARULA N，KADIAN-DODOV D，OLIN J W. Fibromuscular dysplasia：Contemporary concepts and future directions［J］. Prog Cardiovasc Dis，2018，60（6）：580-585.

病例 24

青年顽固性高血压、反复胸痛
——警惕多部位肌纤维发育不良

【病史摘要】

患者男性,25岁,因"发现血压升高10年,活动后胸痛2年"入院。患者10年前体检时发现血压升高,最高达180/130mmHg,无伴随症状。曾于当地医院查超声心动图提示二尖瓣关闭不全、心肌致密化不全,未进一步明确诊治,未坚持服药治疗,亦未监测血压。2年前患者在快步行走时出现心前区疼痛,站立休息后可自行缓解。当地诊断为冠心病,行冠状动脉造影检查提示左前降支中段、第一对角支开口分别狭窄99%(图24-1A),于左前降支、对角支各植入1枚支架(图24-1B)。术后患者无胸痛发作,规律服用阿司匹林肠溶片100mg、1次/d,氯吡格雷片75mg、1次/d,琥珀酸美托洛尔缓释片47.5mg、1次/d。出院后自行监测血压维持在(130~150)/(70~90)mmHg,曾加用硝苯地平控释片、氯沙坦,血压控制欠佳,血压日常维持

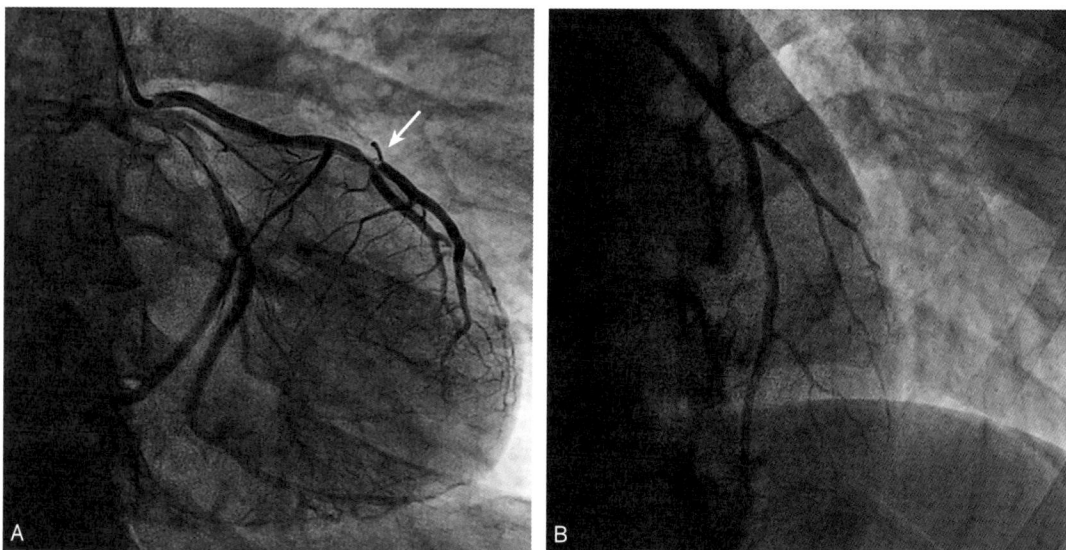

图24-1 冠状动脉造影

A.箭头指示左前降支中段、第一对角支开口分别狭窄99%;B.左前降支、对角支各植入1枚支架。

在(140~150)/(70~90)mmHg。支架术后 1 年停服氯吡格雷。4 个月前(支架植入术后 15 个月)再发心前区疼痛,性质同前。于当地就医行主动脉 CTA 检查,提示主动脉弓接近离断(IAAA型)、肋间动脉、胸廓内动脉、腹壁下动脉、腰动脉侧支循环开放、左心室肥厚,加用厄贝沙坦 150mg、1 次/d,美托洛尔缓释片 47.5mg、1 次/d,单硝酸异山梨酯缓释片 50mg、1 次/d。胸痛症状部分缓解。自行监测血压,晨起为(170~180)/(90~100)mmHg,服药后血压为(120~130)/(60~70)mmHg。为进一步诊断治疗以"高血压、主动脉狭窄原因待查,冠心病"收入我科。

既往无糖尿病、肥胖、自身免疫病病史。无抽烟、饮酒、熬夜不良生活习惯。家族中父母体健,无冠心病家族史,无其他特殊病史。

入院查体:身高 181cm,体重 69kg,BMI 21.06kg/m²。体温 36.6℃ (腋下),心率 62 次/min,呼吸 16 次/min,右上肢血压 161/77mmHg,左上肢血压 165/88mmHg。双肺呼吸音清,未闻及干、湿啰音。心律齐,胸骨第 2 肋间左缘及对应后背部均可闻及收缩期杂音,杂音粗糙,双侧颈动脉可闻及收缩期杂音,左侧颈动脉为著。腹软,无压痛,未触及包块,腹部未闻及血管杂音,双侧桡动脉、足背动脉搏动正常。

【辅助检查】

(一) 常规检查

1. 血清生化　谷丙转氨酶 21IU/L(参考值:9~50IU/L),谷草转氨酶 16IU/L(参考值:15~40IU/L),总胆红素 11.23μmol/L(参考值:5.1~19μmol/L),肌酐 89.17μmol/L(参考值:44~133μmol/L),血尿酸 405.33μmol/L(参考值:148.8~416μmol/L),钾 3.98mmol/L(参考值:3.5~5.3mmol/L),钠 143.09mmol/L(参考值:137~147mmol/L),空腹血糖 4.97mmol/L(参考值:3.58~6.05mmol/L);总胆固醇 4.72mmol/L(参考值:3.64~5.98mmol/L),甘油三酯 0.72mmol/L(参考值:0.38~1.76mmol/L),低密度脂蛋白胆固醇 3.21mmol/L。NT-proBNP 58.9pg/ml(参考值:<150pg/ml),心肌酶未见异常。

2. 血常规　白细胞计数 4.26×10⁹/L[参考值:(3.5~9.5)×10⁹/L],红细胞计数 4.96×10¹²/L[参考值:(4.30~5.80)×10¹²/L],血小板计数 182×10⁹/L[参考值:(125~350)×10⁹/L],血红蛋白 144g/L(参考值:130~175g/L)。

(二) 血压水平评估

1. 24h 动态血压　24h 平均血压 140/80mmHg,心率 55 次/min(参考值 130/80mmHg);白日平均血压 143/87mmHg,心率 57 次/min(参考值 135/85mmHg);夜间平均血压 131/78mmHg,心率 50 次/min(参考值 120/70mmHg)。

2. 四肢血压及踝肱指数(ABI)　右上肢 148/76mmHg,左上肢 143/79mmHg,右下肢 86/63mmHg,左下肢 93/62mmHg。右侧 ABI 0.58,左侧 ABI 0.63。

(三)高血压靶器官损害

1. 尿液检查　尿微量白蛋白 1.80mg/L(参考值:<30mg/L),尿微量白蛋白/肌酐 0.75mg/g(参考值:0~30mg/g)。

2. 超声心动图　左心房前后径 33mm,左心室舒张末径 48mm,室间隔厚度 9mm,左心室射血分数(LVEF)70%,胸降主动脉迂曲走行,内径变窄(左心房段,最窄处内径约4mm)。

（四）继发性高血压原因筛查

1. 主动脉CTA 主动脉弓降部管腔节段性重度狭窄-闭锁。双侧乳内动脉及肋间动脉扩张。头臂干、双侧锁骨下动脉、椎动脉及颈动脉显影良好,未见明显狭窄。双肾动脉未见狭窄或扩张病变(图24-2)。

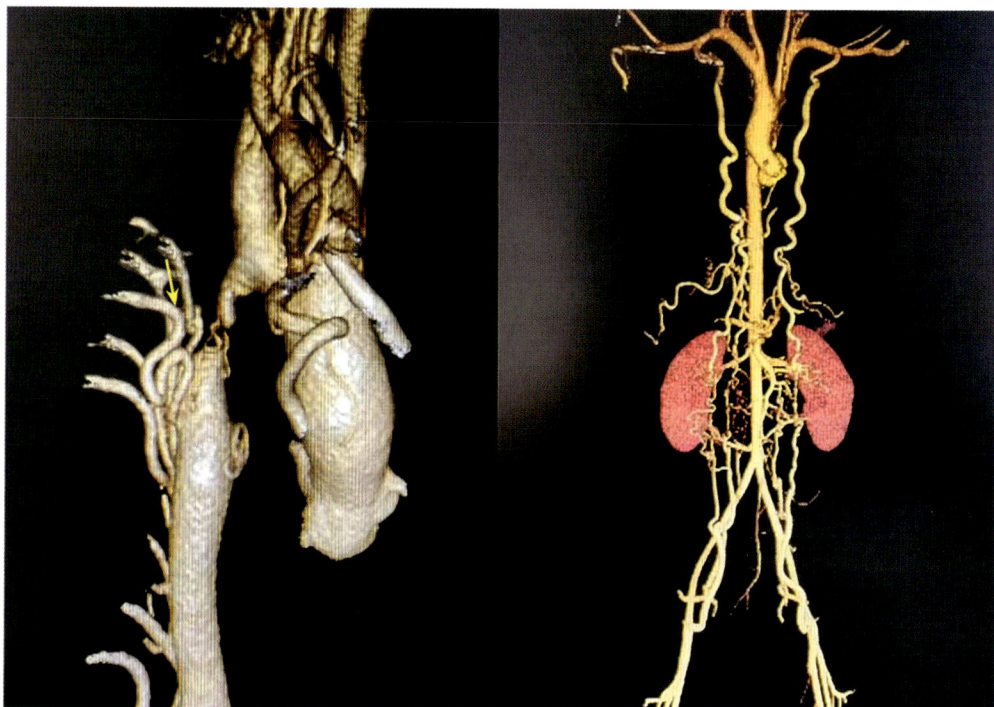

图24-2 主动脉CTA
箭头所指处可见胸降主动脉离断,广泛侧支形成。

2. 炎症指标及自身免疫标志物 红细胞沉降率4mm/h(参考值:0~15mm/h),C反应蛋白1.21mg/L(参考值:0~8mg/L)。IL-8 77.75pg/ml(参考值:0~53.09pg/ml),抗核抗体谱未见异常。

3. 冠状动脉造影 因患者本次入院前有劳力性胸痛症状,完善冠状动脉CTA提示支架内再狭窄可能,遂复查冠状动脉造影:左前降支中段支架内再狭窄90%,第一对角支开口处支架内再狭窄闭塞100%。两处均发生严重的再狭窄病变(图24-3箭头所示)。

【诊断与鉴别诊断】

（一）诊断

本例患者为青年男性,以高血压起病,合并冠心病,规律冠心病二级预防的药物治疗下仍在较短期内出现冠状动脉支架内再狭窄。影像学提示主动脉弓降部节段性狭窄。结合症

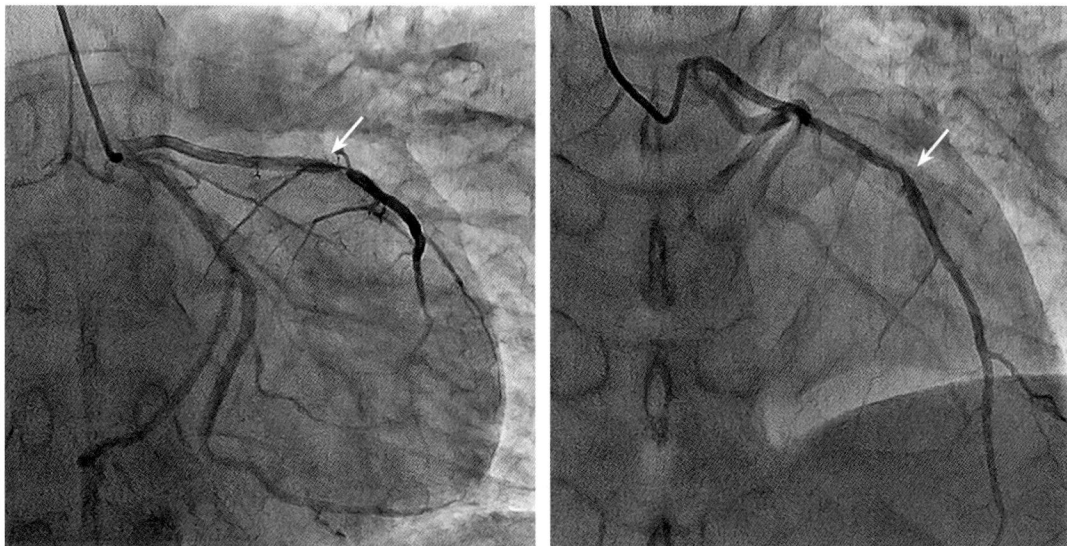

图 24-3 冠状动脉造影

左前降支中段支架内再狭窄 90%，第一对角支开口处支架内再狭窄闭塞 100%。

状、体征、影像学检查和病理结果，考虑纤维肌发育不良（FMD）可能性大，病变累及主动脉、冠状动脉。

（二）鉴别诊断

青年起病，以心绞痛、高血压为主要表现，影像学提示主动脉及冠状动脉局部狭窄，还需与以下疾病相鉴别。

1. 先天性主动脉弓部梗阻畸形 本例患者双下肢血压低于双上肢血压，故需要考虑先天性主动脉弓病变，主要包括主动脉缩窄（coarctation of aorta，CoA）和主动脉弓离断（interrupted aortic arch，IAA）两大类。CoA 是指先天性主动脉弓降部缩窄，通常发生在左锁骨下动脉远端、动脉导管插入点周围[1]，占先天性心脏病的 4%~6%[2-4]。CoA 多合并其他心脏病变，如二叶主动脉瓣畸形、室间隔缺损或动脉导管未闭[5]。

IAA 则是指升主动脉与降主动脉之间管腔和解剖的连续性中断，相对较为少见，占所有先天性心脏病的 1.5% 左右。IAA 在患儿出生后 2 周内致死率极高，约 75% 患儿于出生后 1个月内死亡，90% 患儿于 1 岁内死亡[6]。

本例患者幼年无异常病史，超声心动图检查无其他心内畸形，无左心室流出道肥厚性梗阻等表现，虽以高血压起病，但发病年龄已大于 15 岁，故不支持 CoA 或 IAA 诊断。

2. 大动脉炎（Takayasu arteritis，TA） 一种累及主动脉及其主要分支的全身性慢性非特异性炎症性疾病，病理表现为慢性进行性肉芽肿病变。其临床表现为全身慢性活动性炎症表现及受累动脉的靶症状。全身表现如低热、乏力、体重下降等，C 反应蛋白、红细胞沉降率等炎症指标亦可升高。其血管病变表现为受累动脉壁增厚，导致动脉管腔狭窄、闭塞或瘤样扩张。90% 大动脉炎于 30 岁前起病，女性多见，男女患病比例为 1∶（4~9）。

本例患者为男性,无低热、炎症指标异常等全身活动性炎症表现,血管影像学检查无管壁增厚及异常强化等血管炎特征,且病变局限,故不符合大动脉炎诊断。

3. 动脉粥样硬化　好发于中老年,多伴有高血压、高血脂、糖尿病、吸烟、家族史等危险因素。本例患者为青年男性,且除高血压外,无其他动脉粥样硬化危险因素,血管狭窄不是偏心性狭窄,故可除外此病。

【治疗】

患者冠状动脉造影提示左前降支中段支架内狭窄90%,第一对角支近段支架内100%闭塞,因同时存在主动脉缩窄及冠状动脉支架内再狭窄,经多学科讨论后,考虑有外科手术指征,于2022年3月1日在全身麻醉下行冠状动脉旁路移植术及主动脉弓中断矫治术。术中使用大隐静脉作为桥血管,吻合于左前降支远段。切除胸主动脉狭窄段,于主动脉离断处行人工血管置换术(图24-4)。

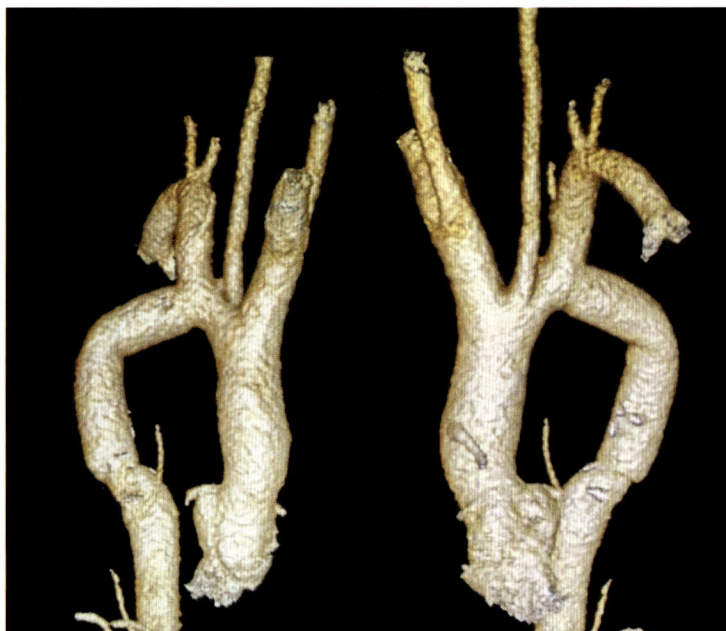

图 24-4　术后主动脉 CTA

主动脉病理检查,镜下见动脉中膜弹力纤维纤细、紊乱,少量黏液样物质沉积,局部平滑肌团状增生,外膜纤维组织增生。病理诊断:主动脉壁中膜纤维肌性增生(图24-5)。

【随访】

出院后持续冠心病二级预防治疗,术后3个月随访患者无胸痛、胸闷等不适,监测血压(125~135)/(70~85)mmHg。

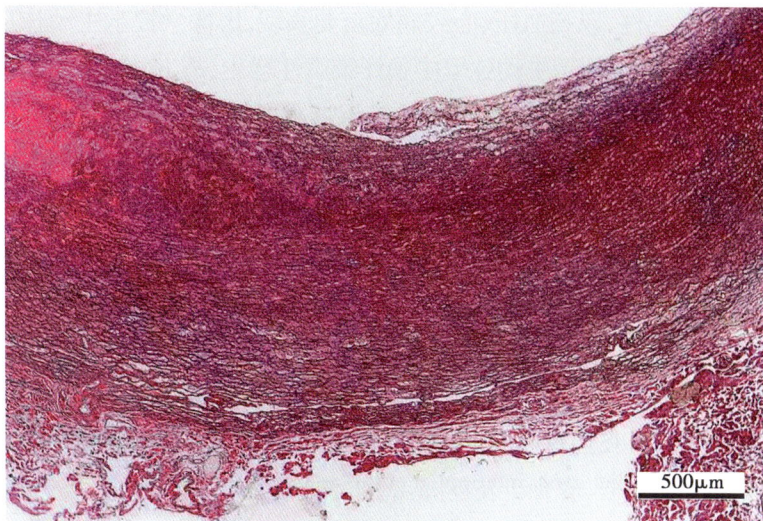

图 24-5　主动脉病理

【讨论】

纤维肌发育不良(fibromuscular dysplasia, FMD)是一种原发性、节段性、非动脉粥样硬化性、非炎症性的动脉壁肌肉疾病,导致中小动脉狭窄。病因不明确,一般认为是基因和环境因素共同作用的结果。其临床表现无特异性,主要取决于病变累及的血管部位。累及肾动脉可导致肾动脉狭窄而出现高血压,脐周可出现血管杂音;累及颈动脉、椎动脉可在相应病变血管闻及血管杂音,可能出现头痛、耳鸣、黑矇等症状,严重情况下可能诱发脑缺血发作或缺血性脑卒中。

FMD 患者多为女性,男女发病比例约 1∶9[7]。女性患者更易累及颈动脉和颅内血管,表现为头痛、搏动性耳鸣、颈部疼痛和颈动脉杂音等。男性患者则更易累及肾动脉、主动脉和冠状动脉,表现为高血压、腰痛、动脉夹层和动脉瘤的相关症状[8]。根据血管受累范围,FMD 可分为局灶性 FDM 和多灶性 FMD[9]。多灶性 FMD 的血管造影表现为"串珠样"改变,其病理学表现主要为中膜纤维组织增生。局灶性 FMD 的血管造影表现为环形或管状狭窄,其病理学改变主要为内膜纤维组织增生。

当患者具有典型的临床表现,且影像学检查发现符合 FMD 的特征即可确诊。影像学检查可选 CTA、MRA 及血管造影。病理不是 FMD 诊断的必要检查,目前仅推荐对需要手术血运重建或切除动脉瘤的患者进行病变组织的病理学检查。

治疗方面,FMD 首选血运重建治疗。药物治疗以阿司匹林等抗血小板治疗为主;若合并肾动脉狭窄导致的高血压,在肾功能和肾灌注允许的情况下,首选血管紧张素转换酶抑制剂(angiotensin-converting enzyme inhibitor, ACEI)或血管紧张素受体阻滞剂(angiotensin-receptor blocker, ARB)类药物。

本例患者为青年男性,以高血压、心绞痛为首要表现,影像学提示主动脉及冠状动脉狭窄性病变,主动脉术后病理提示主动脉壁中膜纤维肌性增生,故 FMD 诊断明确。其心绞痛为 FMD 累及冠状动脉表现,根据主动脉活检结果推测,其冠状动脉为中膜纤维肌性增生可能性大,而非冠状动脉粥样硬化,植入冠状动脉支架的治疗效果不佳,短期内即出现支架内再狭窄。因此,外科血运重建是本例患者的首选治疗方式。

(蒋子涵　王　浩)

参 考 文 献

[1] BACKER C L, MAVROUDIS C. Congenital heart surgery nomenclature and database project: Patent ductus arteriosus, coarctation of the aorta, interrupted aortic arch[J]. Ann Thorac Surg, 2000, 69(4 Suppl): S298-S307.

[2] MITCHELL S C, KORONES S B, BERENDES H W. Congenital heart disease in 56 109 births. Incidence and natural history[J]. Circulation, 1971, 43(3): 323-332.

[3] BJORNARD K, RIEHLE-COLARUSSO T, GILBOA S M, et al. Patterns in the prevalence of congenital heart defects, metropolitan Atlanta, 1978 to 2005[J]. Birth Defects Res A Clin Mol Teratol, 2013, 97(2): 87-94.

[4] LYTZEN R, VEJLSTRUP N, BJERRE J, et al. Live-born major congenital heart disease in Denmark: Incidence, detection rate, and termination of pregnancy rate from 1996 to 2013[J]. JAMA Cardiol, 2018, 3(9): 829-837.

[5] TEO L L, CANNELL T, BABU-NARAYAN S V, et al. Prevalence of associated cardiovascular abnormalities in 500 patients with aortic coarctation referred for cardiovascular magnetic resonance imaging to a tertiary center [J]. Pediatr Cardiol, 2011, 32(8): 1120-1127.

[6] COLLINS-NAKAI R L, DICK M, PARISI-BUCKLEY L, et al. Interrupted aortic arch in infancy[J]. J Pediatr, 1976, 88(6): 959-962.

[7] RANA M N, AL-KINDI S G. Prevalence and manifestations of diagnosed fibromuscular dysplasia by sex and race: Analysis of >4500 FMD cases in the United States[J]. Heart Lung, 2021, 50(1): 168-173.

[8] KIM E S H, OLIN J W, FROEHLICH J B, et al. Clinical manifestations of fibromuscular dysplasia vary by patient sex: A report of the United States registry for fibromuscular dysplasia[J]. J Am Coll Cardiol, 2013, 62 (21): 2026-2028.

[9] GORNIK H L, PERSU A, ADLAM D, et al. First international consensus on the diagnosis and management of fibromuscular dysplasia[J]. Vasc Med, 2019, 24(2): 164-189.

病例 25

青年男性高血压，髂动脉瘤
——纤维肌发育不良累及肾动脉及双侧髂动脉

【病史摘要】

患者男性，31 岁，因"发现血压升高 3 个月"入院。2016 年 5 月患者自觉头晕、头痛，视物不清，就诊于当地医院，测血压 207/170mmHg，血钾 3.2mmol/L；腹部超声提示右肾萎缩，大小约 8.3cm×5.0cm×4.9cm，实质厚薄不均，厚 0.7~1.5cm，左肾大小约 10.7cm×5.0cm×5.6cm，实质厚约 1.6cm，余未见异常，双肾动脉未见异常。怀疑原发性醛固酮增多症，口服螺内酯 40mg、3 次/d，血压控制在 150/110mmHg 左右。为进一步明确继发性高血压诊断，2016 年 6 月就诊我院门诊，2016 年 7 月 18 日开始停用螺内酯，改服贝尼地平 8mg、1 次/d，血压控制在 140/100mmHg。2016 年 8 月于外院行肾血流灌注及肾动态显像提示左肾功能及灌注大致正常，右肾影小，功能重度减低，肾小球滤过率（GFR）左侧 58.08ml/min，右侧 7.78ml/min。进一步收入院诊治。

既往史、个人史、家族史未见异常。

入院查体：血压 120/90mmHg，心率 87 次/min，律齐，未闻及心脏或血管杂音。双上肢和双下肢动脉搏动可触及、对称、无减弱或消失。腹部查体未见明显异常。

【辅助检查】

（一）常规检查

血清生化：血电解质、肝功能、肾功能未见异常。

（二）血压水平评估

24h 动态血压：入院后继续给予贝尼地平 8mg、1 次/d 降压治疗，24h 动态血压监测提示 24h 平均血压 130/90mmHg，日间平均血压 134/93mmHg，夜间平均血压 116/82mmHg。

（三）继发性高血压原因筛查

1. 卧、立位醛固酮肾素试验 血浆肾素（立位）62.3μIU/ml（参考值：4.4~46.1μIU/ml），醛固酮（立位）13.0ng/dl（参考值：3.0~35.3ng/dl）。卧位醛固酮肾素试验未见异常。

2. 血儿茶酚胺及代谢产物 阴性。

3. **尿儿茶酚胺代谢产物** 阴性。

4. **全主动脉 CT 及三维重建** 右肾动脉远端瘤样扩张,扩张远端管腔明显狭窄,以远显影可,左肾动脉未见狭窄。右髂总动脉及髂内动脉瘤样扩张,左髂总动脉局限性夹层,其余动脉未见异常。右肾萎缩,右肾皮质变薄,左肾上腺饱满(图 25-1)。

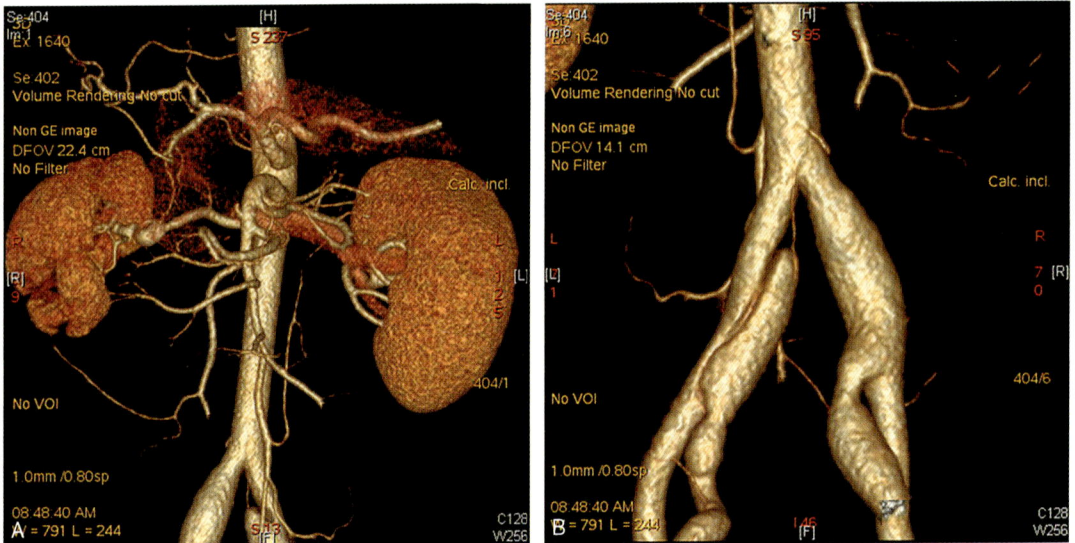

图 25-1 全主动脉 CT 及三维重建

A. 右肾动脉狭窄及瘤样扩张,右肾萎缩;B. 右髂总动脉及髂内动脉瘤样扩张,左髂总动脉局限性夹层。

5. **炎症指标及自身免疫标志物** C 反应蛋白、类风湿因子、红细胞沉降率等未见异常。

6. **血皮质醇节律** 正常。

7. **小剂量地塞米松抑制试验等库欣综合征相关筛查及确证试验** 阴性。

8. **肾小球滤过率** 左肾摄取及清除功能正常,右肾缩小,双肾 GFR 减低(左侧 33.6ml/min,右侧 20.4ml/min)。

【诊断】

考虑纤维肌发育不良(FMD)同时累及右肾动脉和双侧髂动脉。

【治疗】

血管造影(2016-08-24)提示右肾动脉远段狭窄 80%,狭窄长度 10mm,狭窄近段动脉瘤形成。左髂动脉中远段夹层形成,右髂总动脉全程瘤样扩张(图 25-2)。

考虑到患者较为年轻、新发血压升高、CT 及造影提示动脉瘤及夹层合并出现,行右肾动脉远段球囊扩张术,并于左髂总动脉中远段植入 1 枚支架(图 25-3)。术后停用抗高血压药,复查 24h 动态血压监测提示 24h 平均血压 125/87mmHg。

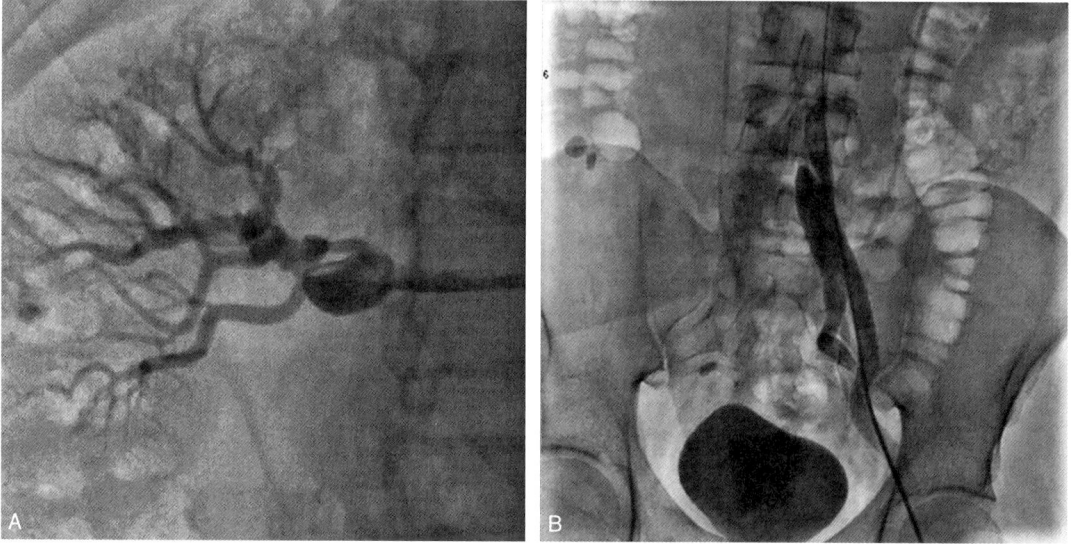

图 25-2　血管造影

A. 右肾动脉远段狭窄 80%，狭窄长度 10mm，狭窄近段动脉瘤形成；B. 左髂动脉中远段夹层形成，右髂总动脉全程瘤样扩张、累及右髂内动脉。

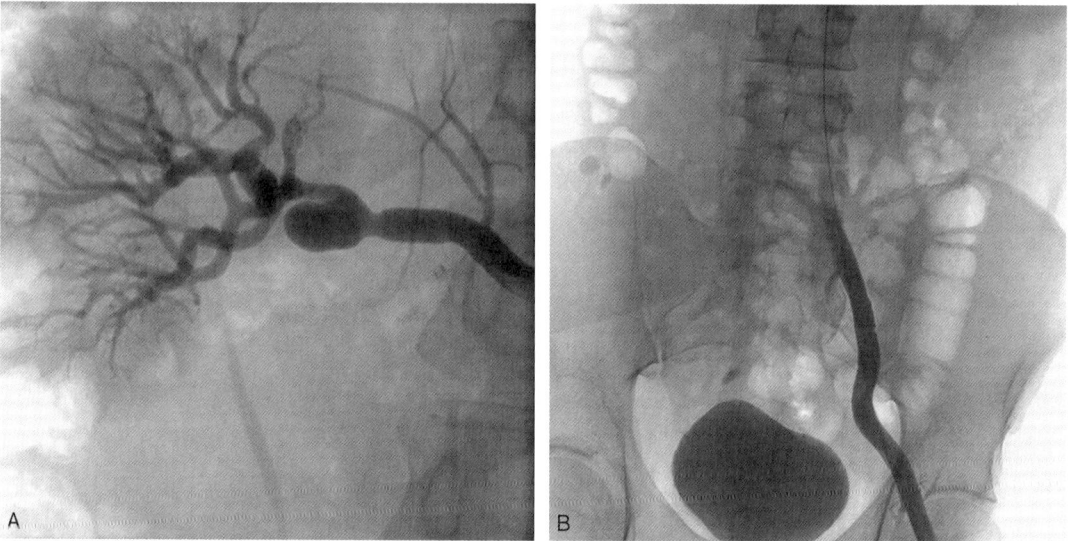

图 25-3　球囊扩张术后血管造影

A. 右肾动脉球囊扩张术后；B. 左髂总动脉支架植入术后。

【随访】

术后 8 个月随诊，患者血压正常，未予抗高血压药治疗。

【讨论】

纤维肌发育不良(fibromuscular dysplasia, FMD)是一类病因不明、非动脉粥样硬化性、非炎症性血管壁结构性疾病,多见于 20~60 岁女性。尽管在全身所有血管床受累均有报道,FMD 以肾动脉、颈动脉等中等动脉受累更为多见,病理上以平滑肌细胞发生成纤维细胞样转化为主要特征,可出现纤维增生、胶原沉积、内弹力板分裂、动脉中层弹力纤维减少。病损特征常表现为血管狭窄,亦可呈现狭窄和动脉瘤交替出现的"串珠样"改变、瘤样扩张、夹层等改变[1]。FMD 的临床特征存在异质性,与其受累血管床分布、病损特征、血管受累严重程度相一致,可表现为无症状、高血压,乃至类似于血管炎引起的多系统疾病特征[2-3]。

本例患者为年轻男性,以新发高血压起病,无下肢缺血症状,不合并其他心血管疾病风险因素,炎症标志物及其他继发性高血压相关检查呈阴性,影像学证据提示右侧肾动脉及双侧髂动脉受累,病损特征为血管狭窄、动脉瘤样扩张、动脉夹层共同出现,符合纤维肌发育不良的诊断标准。此外,该患者既往因双肾动脉超声未见狭窄而误诊,由此应注意双肾动脉超声对肾动脉远端病变检出率低。双侧肾脏大小不等,高度怀疑肾血管病变时,应进行肾动脉 CTA 检查。该患者还因长期低血钾,被误诊为原发性醛固酮增多症,给予螺内酯治疗效果不佳。经检查,该例患者为肾动脉狭窄后引起的继发性醛固酮增多[立位血浆肾素 62.3μIU/ml(参考值:4.4~46.1μIU/ml),明显增高]。因此,对年轻高血压患者应仔细全面排查继发性高血压病因,避免漏诊、误诊。此外,考虑到患者为年轻男性、新发高血压、肾功能受损,行右肾动脉远段球囊扩张术,术后停用抗高血压药,血压控制良好。既往研究提示相较于保守治疗人群,FMD 累及肾动脉行再血管化治疗的人群多具有局限性血管受累、年龄较小、男性、基础血压水平较高、合并双肾不对称比例较高的特征[4]。肾动脉球囊扩张术后,高血压显著改善或控制达标的人群比例占 86.4%(95%CI 83.2%~89.3%),尤其在年轻新发高血压人群中获益较多[5],与本病例一致。

本例患者呈现双侧髂总动脉及髂内动脉受累,受累血管动脉瘤样扩张、动脉夹层共同出现。以髂动脉受累为特征的 FMD 罕见。美国一项 FMD 注册研究提示 9.4% 患者可出现下肢血管,尤其髂动脉受累[3]。截至 2017 年,全球报道 FMD 累及髂动脉的病例共计 111 例,诊断年龄中位数为(52±12.8)岁,女性占比为 84.7%,其中髂外动脉受累(85.6%)风险是髂总动脉(18.9%)及髂内动脉(9.9%)受累的 3 倍[6]。其临床特征多不典型,近 50% 患者并无症状,40.5% 患者出现下肢痛或间歇性跛行,16.2% 患者合并其他部位的疼痛症状,包括 3 例微循环栓塞、1 例出现急性缺血症状、1 例休克。此外,64.9% 患者可闻及腹部或腹股沟区血管杂音,39.4% 患者出现下肢脉搏减弱或消失,16.2% 出现自发动脉夹层,包括 3 例进展至血管破裂、2 例术后死亡[6]。值得注意的是,51.4% 患者就诊时合并高血压,提示其他血管譬如肾动脉受累可能。进一步分析合并受累血管床分布为:肾动脉(71.2%)、颈动脉(50.5%)、椎动脉(25.2%)、肠系膜动脉(15.3%)、冠状动脉(1.8%)、其他动脉(8.1%)。因此,对于怀疑 FMD 患者,全身动脉受累情况评估十分必要[6]。既往研究提示高分辨率 CTA 显像及三维重建可有效应用于胸腹盆 FMD 受累动脉及"串珠样"改变、动脉瘤样扩张、动脉夹层等病损检出，而磁共振血管显像更多应用于头部 FMD 受累病变，尤其颅内动脉瘤检出[7]。此外，考虑到夹层进展可能、动脉破裂风险，本例患者治疗中行左髂总动脉支架植入术，术后夹层消失，随访未见复发。目前 FMD 累及髂动脉的策略尚缺乏循证医学证据。系统回顾提示，FMD 累及髂动脉的患者中，65.4% 采用保守治疗方案，21.1% 接受了外科手术，13.5% 行介入治疗。行介入治疗人群中，86.7% 患者症状显著缓解[6]。未来研究或可进一步聚焦于 FMD 髂动脉受累人群及其干预策略。

（范泸韵　张慧敏）

参 考 文 献

［1］OLIN J W，GORNIK H L，BACHARACH J M，et al. Fibromuscular dysplasia：State of the science and critical unanswered questions：A scientific statement from the American Heart Association[J]. Circulation，2014，129（9）：1048-1078.

［2］OLIN J W，SEALOVE B A. Diagnosis，management，and future developments of fibromuscular dysplasia[J]. J Vasc Surg，2011，53（3）：826-836.

［3］OLIN J W，FROEHLICH J，GU X，et al. The United States registry for fibromuscular dysplasia：Results in the first 447 patients[J]. Circulation，2012，125（25）：3182-3190.

［4］GIAVARINI A，SAVARD S，SAPOVAL M，et al. Clinical management of renal artery fibromuscular dysplasia：Temporal trends and outcomes[J]. J Hypertens，2014，32（12）：2433-2438.

［5］TRINQUART L，MOUNIER-VEHIER C，SAPOVAL M，et al. Efficacy of revascularization for renal artery stenosis caused by fibromuscular dysplasia：A systematic review and meta-analysis[J]. Hypertension，2010，56（3）：525-532.

［6］FAN L，MA W，ZHANG H，et al. A rare case report of bilateral common and internal iliac arterial fibromuscular dysplasia：Coexisted dissection，aneurysm，and stenosis[J]. Medicine（Baltimore），2017，96（50）：e8896.

［7］BOLEN M A，BRINZA E，RENAPURKAR R D，et al. Screening CT angiography of the aorta，visceral branch vessels，and pelvic arteries in fibromuscular dysplasia[J]. JACC Cardiovasc Imaging，2017，10（5）：554-561.

病例 26

青年女性活动时胸痛、冠状动脉严重三支病变
——单纯累及冠状动脉的纤维肌发育不良

【病史摘要】

患者女性,28岁,因"反复活动时胸闷、憋气、咽部紧缩感15年"入院。患者于15年前开始日常活动量大时出现胸闷、憋气,伴有咽部紧缩感,无明显胸痛、出汗,无黑矇、意识丧失,持续时间为数分钟,经休息后逐渐缓解,未予重视,症状反复出现。于10~11年前(大学期间)常规体检时心电图提示缺血改变,建议每半年复查,未予特殊检查及治疗,上述症状仍反复出现,程度轻。于2年前爬山后再发上述症状,持续时间不详,伴有心悸,当时就诊于外院行超声心动图未见明显异常,心电图检查提示"期前收缩",给予口服美托洛尔片12.5mg、2次/d治疗,症状逐渐缓解后停药。2022年11月4日于我院门诊就诊,完善心电图提示窦性心律、ST-T改变;活动平板运动测试呈阳性。2022年11月7日查血脂显示甘油三酯0.94mmol/L,总胆固醇6.56mmol/L↑,高密度脂蛋白胆固醇2.20mmol/L↑,低密度脂蛋白胆固醇3.56mmol/L;高敏肌钙蛋白T、甲状腺功能五项、血常规、D-二聚体未见明显异常;超声心动图显示LA 27mm,LV 44mm,LVEF 68%,静息状态下心内结构及功能未见明显异常;建议完善冠状动脉CT。于2022年11月16日晚餐后日常活动时再发胸闷、憋气及咽部紧缩感,伴有心悸,不伴肩背部疼痛,无出汗,无乏力,无头晕、晕厥及意识丧失,无恶心、呕吐,无咯血,无咳嗽、咳痰等,持续时间为2~3min,经休息后逐渐缓解。2022年11月17日查冠状动脉CT显示左回旋支钙化积0.5分;冠状动脉呈右优势型;冠状动脉开口异常,右冠状动脉开口于左冠状窦前上缘,开口重度狭窄,不除外壁内走行;三支冠状动脉中远段纤细浅淡、不除外重度狭窄,右冠状动脉中段局部扩张。诊断为大动脉炎待除外、冠状动脉起源异常、劳力性心绞痛、高脂血症,给予口服阿司匹林肠溶片100mg、1次/d,阿托伐他汀钙片20mg、1次/晚,硝酸异山梨酯15mg、3次/d,阿替洛尔片6.25mg、2次/d治疗。今为求进一步诊治收入院。自发病以来,患者精神、饮食、睡眠尚可,大小便正常,体重、体力未见明显变化。

患者10岁左右发现高血压,最高血压达(140~150)/110mmHg,曾短期服用药物治疗(具体不详),因血压恢复正常而停用;发现高脂血症1个月;否认糖尿病史;否认幼儿时长期发热等病史(否认曾患有川崎病)。否认吸烟及饮酒史。月经史、婚育史、家族史无特殊。

入院查体：身高 154cm，体重 47kg，BMI 19.8kg/m²。血压 109/63mmHg，心率 72 次/min，神清，皮肤、巩膜无黄染，口唇无发绀，颈静脉无怒张，双肺呼吸音清，未闻及干、湿啰音。心律齐，心脏浊音界正常，未闻及心脏杂音。腹平软，无压痛、反跳痛，肠鸣音正常，移动性浊音（−），颈部、腹部、下肢血管杂音未闻及杂音，双下肢无水肿，双侧病理征未引出。

【辅助检查】

（一）常规检查

1. 血清生化　白蛋白 38.8g/L↓，谷丙转氨酶 17IU/L，谷草转氨酶 25IU/L，总胆红素 9.92μmol/L，直接胆红素 2.73μmol/L，钾 3.64mmol/L，肌酐 43.10μmol/L，尿酸 307.60μmol/L；NT-proBNP 169.0pg/ml↑，心肌梗死三项、凝血功能均无异常，传染病四项（−）；血脂检查显示脂蛋白 a 26.08mg/L，甘油三酯 0.94mmol/L，总胆固醇 6.56mmol/L↑，高密度脂蛋白胆固醇 2.20mmol/L↑，低密度脂蛋白胆固醇 3.56mmol/L；血糖、Hb1Ac、甲状腺功能、肿瘤标志物（−）。

2. 心电图　窦性心律不齐（70 次/min），T 波改变。活动平板试验（＋）。

3. 血、尿、便常规　未见异常。

（二）血压水平评估

四肢血压及踝肱指数（ABI）：右上肢 118/64mmHg，左上肢 108/65mmHg，右下肢 113/62mmHg，左下肢 112/60mmHg。右侧 ABI 0.96，左侧 ABI 0.95。右侧 PWV 1 153cm/s，左侧 PWV 1 094cm/s。

（三）高血压靶器官损害

超声心动图：LA 27mm，LV 44mm，EF 68%，静息状态下心内结构及功能未见明显异常。

（四）继发性高血压原因筛查

1. 甲状腺功能　未见异常。

2. 炎症指标及自身免疫标志物　ESR、CRP（−）；炎症因子（IL-1β、IL-2、IL-4、IL-5、IL-6、IL-8、IL-10、IL-12p70、IL-17、TNF-α、IFN-α、IFN-γ）（−）；RF+ASO（−）；ANA 谱十六项、血管炎三项（−）。

3. 全主动脉 CTA　全主动脉及其主要分支未见明确异常。子宫前壁肌瘤可能。

4. 弓上动脉 CTA　弓上动脉各分支血管显影良好，未见明确狭窄或扩张改变。

5. 冠状动脉 CTA　左回旋支钙化积 0.5 分；冠状动脉呈右优势型；冠状动脉开口异常，右冠状动脉开口于左冠状窦前上缘，开口重度狭窄，不除外壁内走行；三支冠状动脉中远段纤细浅淡、不除外重度狭窄，右冠状动脉中段局部扩张，建议进一步行冠状动脉造影检查，上述病因性质待定，请结合临床。

【诊断】

冠状动脉性心脏病，动脉纤维肌发育不良，劳力＋自发型心绞痛，先天性冠状动脉起源异常，高血压 3 级（极高危），高脂血症。

【治疗】

入院后予抗血小板、降脂、控制血压、控制心率等治疗，患者反复发作胸闷，无胸痛、心悸等不适,静息及活动时均可出现,持续约5min可缓解,复查心电图可见下壁及前壁导联T波动态改变,予加强控制心率、扩张冠状动脉等治疗。患者年轻女性,根据冠状动脉影像学特征,考虑其冠状动脉三支病变病因不除外纤维肌发育不良,介入治疗风险较大,建议转外科行冠状动脉旁路移植术。经反复与患者及家属沟通,患者及家属拒绝冠状动脉搭桥术,要求试行经皮冠状动脉介入治疗。2022年12月2日行冠状动脉造影,提示左前降支中段100%闭塞,左回旋支中段90%(钙化),左回旋支远段100%狭窄("串珠样"改变),右冠状动脉中段95%狭窄("串珠样"瘤样改变),右冠状动脉远段99%狭窄,右冠状动脉起源于左冠状窦(图26-1)。2022年12月7日行经皮冠状动脉介入治疗:于左前降支行OCT可见大量不稳定斑块,以负性重构为主,于左前降支植入2.25mm×20mm和2.5mm×21mm支架各1枚,于左回旋支植入2.5mm×18mm支架1枚。患者出院2个月后(2023-02-01)再次行经皮冠状动脉介入治疗:换用多种导管均未到达右冠状动脉远段,考虑局部解剖结构复杂,推测局部侧支循环形成,且因起源异常、导管支撑力较差,考虑安全,遂中止手术。出院带药为阿司匹林肠溶片100mg、1次/d,硫酸氢氯吡格雷片75mg、1次/d,阿托伐他汀钙片20mg、1次/晚,尼可地尔片5mg、3次/d,阿替洛尔片12.5mg、2次/d,盐酸地尔硫䓬片15mg、3次/d,单硝酸异山梨酯片10mg、2次/d,雷贝拉唑钠肠溶片10mg、1次/d。

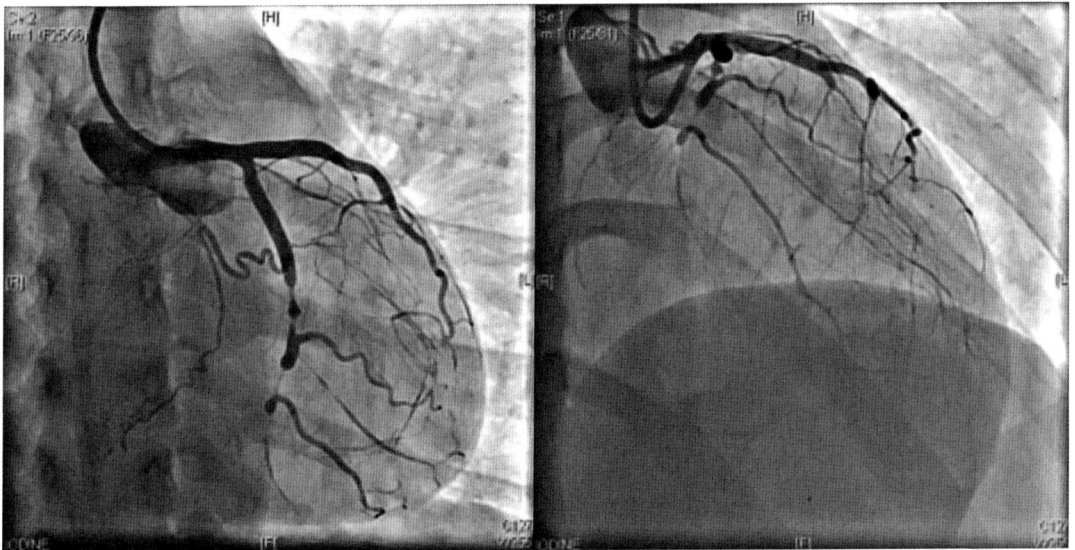

图26-1 冠状动脉造影

【讨论】

该患者为青年女性,慢性病程,反复发作,主要表现为活动后胸闷、憋气、咽部紧缩感,每次持续数分钟,经休息后可缓解,符合典型心绞痛表现。患者活动平板试验呈阳性(运动后Ⅱ、Ⅲ、aVF、V_4~V_6导联ST段下斜型压低-0.315~-0.310mV,aVR导联抬高$+0.12$mV)。

冠状动脉造影提示三支重度狭窄,右冠状动脉开口于左冠状窦。结合患者典型的临床表现及冠状动脉影像学检查,须除外冠状动脉粥样硬化性心脏病。虽然患者冠状动脉 OCT 提示冠状动脉多发不稳定斑块形成,以负性重构为主,考虑存在冠状动脉粥样硬化,但患者年轻,冠状动脉粥样硬化出现较早,无传统动脉粥样硬化危险因素,为不支持点,冠状动脉斑块可能是在血管狭窄情况下血流异常导致,须除外其他原因所致冠状动脉疾病。首先,患者为青年女性,须高度警惕自身免疫病可能,如血管炎等。但患者双侧血压对称,入院后查炎症指标、免疫标志物均为阴性,冠状动脉造影提示病变主要位于冠状动脉中远段而非近段,全主动脉及弓上动脉 CTA 未见其他血管受累,为不支持点。其次,患者幼年起病,冠状动脉造影提示冠状动脉病变呈"串珠样"改变,须警惕川崎病可能,但患者否认幼年长时间发热、结膜充血、唇黏膜充血、杨梅舌、皮肤多形性红斑、肢端脱皮、颈部淋巴结肿大等情况,否认川崎病病史,且川崎病冠状动脉受累一般为"葡萄串样"改变,与患者冠状动脉造影表现不符,目前证据不足。最后,结合患者年龄、性别及冠状动脉"串珠样"改变,须高度怀疑纤维肌发育不良。纤维肌发育不良累及冠状动脉多为多灶、多支受累,单纯累及冠状动脉者少见,一般为除外性诊断。

　　纤维肌发育不良是一种以非动脉粥样硬化、非炎症性平滑肌及弹性组织异常为特征的特发性、节段性全身血管病变,常导致中小动脉狭窄[1-2]。发病率尚无确切数据,欧美国家约 10% 肾血管性高血压由 FMD 引起,是引起肾动脉狭窄的第二大病因。我国尚无相应统计,估算有症状 FMD 患病率约 0.4%,无症状 FMD 可能影响约 5% 成年女性。FMD 发病存在明显性别及年龄差异,女性患者占到全部 FMD 患者的 80%~90%,男性患者占比少,但疾病病程进展快,更易出现动脉瘤及夹层等并发症,好发年龄为 15~50 岁,病情通常随年龄增长逐渐显现[2-4]。FMD 为非动脉粥样硬化性动脉疾病,其特征是细胞异常增殖和动脉壁结构扭曲,主要表现为中小动脉的"串珠状"(多灶性)或局灶性病变,临床表型包括动脉狭窄、闭塞、动脉夹层、动脉瘤和动脉迂曲,最常累及肾动脉、颅外颈动脉和椎动脉,但几乎所有动脉床都可能受累,多支血管受累也很常见[2,5]。FMD 患者中冠状动脉受累的比例在既往报道中存在较大差异,在美国 FMD 注册研究中 10.3% 患者存在冠状动脉受累[6],而在欧洲 FMD 注册研究中仅 2.8% 患者存在冠状动脉受累[4]。自发性冠状动脉夹层是 FMD 冠状动脉受累的经典表现之一[2]。根据 FMD 筛查方式的不同,估计 FMD 在自发性冠状动脉夹层患者中的患病率波动于 16%~62.7%[7-9]。虽然 FMD 在自发性冠状动脉夹层(SCAD)患者中非常普遍,但冠状动脉夹层在 FMD 患者中并不常见。在美国 FMD 注册研究中,FMD 患者中冠状动脉夹层发生率仅为 2.7%[6]。因此,尽管冠状动脉夹层在 FMD 患者中发生率比在普通人群中更高,但在 FMD 患者中仍然是不常见的事件。

　　除冠状动脉夹层外,FMD 的其他冠状动脉受累表现既往研究较少。近年来腔内影像学(如血管内超声、光学相干断层扫描等)的进展为探究此问题提供了更多可能。Saw 等回顾了温哥华总医院 32 例疑似冠状动脉受累的 FMD 患者的临床及影像资料,平均年龄为 (59.4±9.9) 岁,其中 28 例(88%)为女性,19 例表现为心肌梗死(13 例为 SCAD),13 例表现为稳定型冠心病。观察到的冠状动脉造影异常包括：冠状动脉扭曲（所有病例均存在，91%为中-重度）、边缘不规则的狭窄（59%）、边缘规则的狭窄（19%），节段性增宽/扩张（56%）。15例患者对异常节段进行了 OCT 检查，显示异常包括多个区域的斑片状或弥漫性内膜、中膜或外膜异常（增厚、巨噬细胞浸润、弹力膜丢失/空洞等）[10]。

　　本例患者冠状动脉造影提示三支中远段重度狭窄，病变呈"串珠样"瘤样改变，符合 FMD 累及冠状动脉的影像学表现，但在左前降支病变处行 OCT 可见大量不稳定斑块，以负性重构为主，须考虑在 FMD 病理基础上，因长期冠状动脉结构及血流动力学异常引起冠状动脉内皮机械损伤，进而导致早发冠状动脉粥样硬化病变可能。在治疗方面，我们在进行冠状动脉血运重建后，加强抗血小板、稳定斑块、控制心率等冠心病二级预防治疗，未来还需要对此患者进行长期随访。

（吕思奇）

参 考 文 献

[1] PERSU A, GIAVARINI A, TOUZÉ E, et al. European consensus on the diagnosis and management of fibromuscular dysplasia[J]. J Hypertens, 2014, 32(7): 1367-1378.

[2] GORNIK H L, PERSU A, ADLAM D, et al. First International consensus on the diagnosis and management of fibromuscular dysplasia[J]. Vasc Med, 2019, 24(2): 164-189.

[3] KIM E S H, OLIN J W, FROEHLICH J B, et al. Clinical manifestations of fibromuscular dysplasia vary by patient sex: A report of the United States registry for fibromuscular dysplasia[J]. J Am Coll Cardiol, 2013, 62(21): 2026-2028.

[4] PLOUIN P F, BAGUET J P, THONY F, et al. High prevalence of multiple arterial bed lesions in patients with fibromuscular dysplasia: The ARCADIA Registry (Assessment of Renal and Cervical Artery Dysplasia)[J]. Hypertension, 2017, 70(3): 652-658.

[5] OLIN J W, FROEHLICH J, GU X, et al. The United States Registry for Fibromuscular Dysplasia: Results in the first 447 patients[J]. Circulation, 2012, 125(25): 3182-3190.

[6] KADIAN-DODOV D, GORNIK H L, GU X, et al. Dissection and aneurysm in patients with fibromuscular dysplasia: Findings from the U.S. Registry for FMD[J]. J Am Coll Cardiol, 2016, 68(2): 176-185.

[7] TOGGWEILER S, PUCK M, THALHAMMER C, et al. Associated vascular lesions in patients with spontaneous coronary artery dissection[J]. Swiss Med Wkly, 2012, 142: w13538.

[8] PRASAD M, TWEET M S, HAYES S N, et al. Prevalence of extracoronary vascular abnormalities and fibromuscular dysplasia in patients with spontaneous coronary artery dissection[J]. Am J Cardiol, 2015, 115(12): 1672-1677.

[9] SAW J, POULTER R, FUNG A, et al. Spontaneous coronary artery dissection in patients with fibromuscular dysplasia: A case series[J]. Circ Cardiovasc Interv, 2012, 5(1): 134-137.

[10] SAW J, BEZERRA H, GORNIK H L, et al. Angiographic and intracoronary manifestations of coronary fibromuscular dysplasia[J]. Circulation, 2016, 133(16): 1548-1559.

病例 27

主动脉腔内占位
——主动脉肉瘤

【病史摘要】

患者男性,45 岁,因"发作性头痛不适 3 个月余"于 2017 年 4 月 14 日入院。患者 3 个月前无诱因出现头痛不适,阵发性,有时伴活动后腰部及双下肢酸痛不适,曾至当地诊所测血压,自述左上肢血压正常,右上肢未测量血压。约 1 个月后患者出现发热、鼻塞、轻度乏力,未测体温,自觉"感冒",自行口服"柴胡冲剂"等"感冒药",约 2 周后发热、鼻塞不适症状渐消失,仍未就诊。半个月前患者无诱因突发头痛加剧,无恶心、呕吐,无肢体活动不灵及意识障碍等,急至当地医院就诊,测右上肢血压高达 260/130mmHg,左上肢血压约 120/70mmHg,给予静脉应用硝酸甘油、硝普钠等,患者右上肢血压下降,头痛不适症状渐缓解,血常规显示白细胞计数 $10.41×10^9$/L,中性粒细胞比率 53.6%,ESR 9mm/h,CRP 轻度增高,D-二聚体 0.57μg/ml;当地医院行主动脉 CTA 检查提示主动脉弓及降主动脉、左锁骨下及左腋动脉多发充盈缺损,伴附壁血栓,右肾动脉狭窄。疑诊大动脉炎,给予口服厄贝沙坦氢氯噻嗪、琥珀酸美托洛尔等,血压控制于 (160~170)/(70~100)mmHg。现为进一步治疗来我院就诊。患病以来,精神、食欲尚可,二便如常,体重近 2 周下降 2kg。既往健康,4 年前行左足腱鞘瘤切除术。患者父亲 59 岁死于脑出血,母亲健在。

入院查体:体温 36.5℃,脉搏 72 次/min,呼吸 18 次/min,左上肢血压 110/80mmHg,右上肢血压 180/100mmHg,身高 162cm,体重 65kg,BMI 24.8kg/m²。双侧颈动脉可闻及血管杂音,双肺呼吸音清,未闻及干、湿啰音。心率 72 次/min,律齐,心前区可闻及广泛性血管杂音。腹软,双下肢无明显水肿。

【辅助检查】

（一）常规检查

血清生化:肌酐 93.92μmol/L,尿素氮 9.78mmol/L↑,甘油三酯 2.46mmol/L↑,总胆固醇 3.22mmol/L↓,低密度脂蛋白胆固醇 1.76mmol/L;D-二聚体 0.45μg/ml。

（二）血压水平评估

四肢血压及踝肱指数（ABI）:右上肢 180/98mmHg,右下肢 100/62mmHg,左上肢 108/64mmHg,

左下肢 99/61mmHg。右侧 ABI 0.56,左侧 ABI 0.55。

(三) 高血压靶器官损害

超声心动图:LA 28mm,LV 45 mm,LVEF 63%,静息状态下心内结构及功能未见明显异常。

(四) 继发性高血压原因筛查

1. 甲状腺功能七项、肿瘤标志物五项 甲状腺功能七项:甲状腺球蛋白抗体 93.70U/ml↑,甲状腺微粒体抗体 996.30U/ml↑,余无异常。肿瘤标志物五项(AFP、CEA、CA12-5、CA19-9、CA15-3)无异常。

2. 卧、立位醛固酮肾素试验 立位:血浆醛固酮 17.4ng/dl,血浆肾素 1 805.0μIU/ml↑,醛固酮/肾素 0.010(ng·dl^{-1})/(μIU·ml^{-1})。卧位:血浆醛固酮 8.6ng/dl,血浆肾素 243.9μIU/ml↑,醛固酮/肾素 0.035(ng·dl^{-1})/(μIU·ml^{-1})。

3. 炎症指标及自身免疫标志物 超敏 C 反应蛋白 1.71mg/L,红细胞沉降率 3mm/h,抗链球菌溶血素 O 31.4IU/ml,C 反应蛋白 2.44mg/L,类风湿因子<20.00IU/ml。

4. 主动脉增强 CT ①主动脉弓、降主动脉及左锁骨下动脉、左椎动脉、左颈总动脉管腔内见不规则充盈缺损,致局部管腔重度狭窄,性质待定,考虑占位性病变,血栓?须警惕原发性主动脉肿瘤。建议 PET/CT 进一步检查。②双肾小囊肿(图 27-1)。

5. 主动脉磁共振 胸主动脉段大范围腔内占位病变,累及升主动脉弓降部并延及头臂动脉,致较明显管腔狭窄梗阻改变;性质待定,包括主动脉内膜原发性肿瘤可能,且不除外低度恶性。请结合其他进一步检查(图 27-2)。

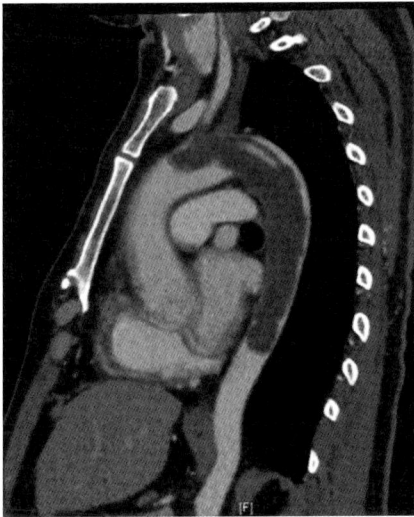

图 27-1　主动脉增强 CT

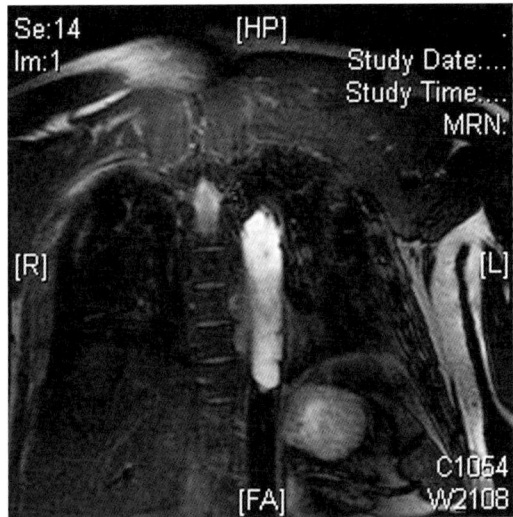

图 27-2　主动脉磁共振

6. ^{18}F-FDG PET/CT ①主动脉弓至降主动脉内低密度影,无明显代谢活性,考虑为血栓;②多处大动脉代谢增高(颈总动脉、锁骨下动脉、头臂干、升主动脉、主动脉弓、降主动脉局部、右肾动脉、腹腔干为主),SUV$_{max}$ 2.1~3.0(图 27-3)。

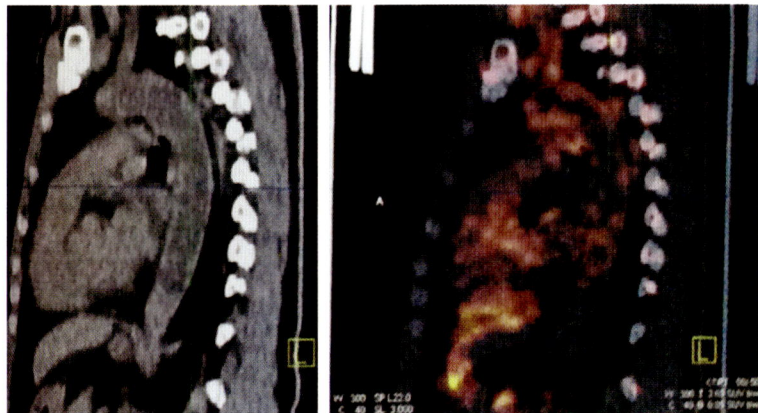

图 27-3　全身 ^{18}F-FDG PET/CT

【诊断与鉴别诊断】

(一)诊断

原发性主动脉肉瘤。

(二)鉴别诊断

主动脉血栓:胸主动脉漂浮血栓罕见,文献报道均为散发病例,其发病机制至今不明,可产生于妊娠、肿瘤和血液高凝状态时,胸主动脉通常无瘤样病变。主动脉弓分支起始部远侧好发血栓,可能与这一部位管壁切应力低,易致动脉粥样硬化病变,在此基础上继发血栓形成有关。老年患者通常合并广泛动脉粥样硬化,而年轻患者动脉本身无病变近年来也有报道。其发病可能与凝血机制异常,如蛋白 S 缺陷等有关。临床表现可不存在胸主动脉或胸、背部临床症状,而仅以脏器、肢体、冠状动脉或脑动脉等其他部位动脉栓塞而出现缺血症状为表现,包括应用抗凝、抗血小板聚集和溶栓三类药物导致动脉远端栓塞。治疗方法为同时去除胸主动脉血栓和导致血栓形成的动脉粥样硬化斑块,术后辅以抗血小板聚集药物或抗凝药物治疗。

【治疗】

同时应用 5 种抗高血压药,包括比索洛尔 5mg、1 次/d,特拉唑嗪 4mg、2 次/d,氨氯地平 10mg、1 次/d,螺内酯 20mg、1 次/d,吲达帕胺 1.25mg、1 次/d,患者右上肢血压仍然控制不佳,波动在(160~210)/(80~110)mmHg。根据上述检查结果,考虑患者诊断原发性主动脉肉瘤可能性大,建议患者经导管行主动脉内占位组织活检,但患者及家属拒绝活检。2017 年 5 月 17 日患者于全身麻醉下行大动脉转流术(升主动脉—腹主动脉,升主动脉—左颈总动脉)姑息治疗,术后停用多种抗高血压药,血压恢复正常,术后第 3 天右上肢血压 110/66mmHg,心率 105 次/min,予口服美托洛尔和阿司匹林。

【随访】

术后 1 年患者无明显不适主诉,逐渐停用美托洛尔,并重返工作岗位。2018 年 5 月自觉右上肢酸胀、乏力,伴头晕,自测右上肢血压测不出,当地医院血管超声提示右侧肱动脉内充满不均质低回声,范围为 37mm×5mm,管腔内未见血流信号,D-二聚体轻度升高 0.9μg/ml(参考值:0~0.5μg/ml)。考虑血栓可能性大,加用利伐沙班 20mg、1 次/d 抗凝治疗。同期复查主动脉增强 CT 和 MRI,提示主动脉内肿瘤向上扩展至右头臂干动脉、升主动脉,向下扩展至腹主动脉(图 27-4)。2018 年 8 月复查血管超声提示肱动脉内低回声明显减小,D-二聚体转阴,患者仍间断头晕。后期完善全外显子基因检测,包含单基因遗传性高血压、易栓症、内膜肉瘤、软骨肉瘤、家族性腺瘤性息肉病、胃肠道间质瘤等疾病相关的 77 个基因均阴性。

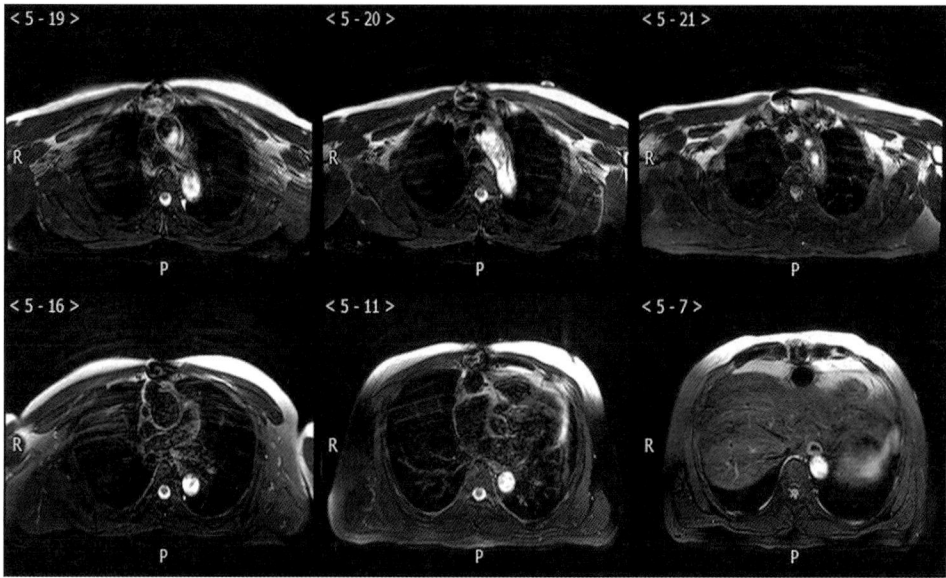

图 27-4　主动脉 MRI

2019 年 6 月患者突发右侧肢体活动障碍,言语不清,间断意识不清,就诊于当地医院,双侧上肢血压均低于 90/60mmHg,D-二聚体 6.53μg/ml(参考值:0~0.5μg/ml),头颅 MRI 提示左侧枕叶大面积脑梗死(图 27-5)。主动脉增强 CT 提示主动脉内肿瘤扩展至升主动脉、主动脉弓、降主动脉、双侧锁骨下动脉和双侧颈总动脉,至动脉管腔重度狭窄,人工血管内无占位。该患者病情迅速进展,10 余天后病故。患者家属拒绝尸检。

【讨论】

原发性主动脉肿瘤罕见,国内外文献报道不超过 200 例[1]。临床表现多样,包括栓塞(33.9%)、全身症状(32.1%)、跛行(28.5%)、腹部不适(28.5%)、动脉瘤或假性动脉瘤(26.7%)、后背痛(22.4%)、高血压(18.2%)等,主要位于胸主动脉(34.9%)、腹主动脉(27.3%)、胸腹主动脉(26.5%)和主动脉弓(11.3%)[2-3]。80% 原发性主动脉肉瘤为内膜型,主要临床表现为主动脉梗阻和外周栓塞[4]。根据文献报道,原发性主动脉肿瘤的 PET/CT 多表现为高代谢,少数也可无明显代谢升高。该患者主动脉内肿瘤初期主要位于胸主动脉,逐渐向主动脉弓

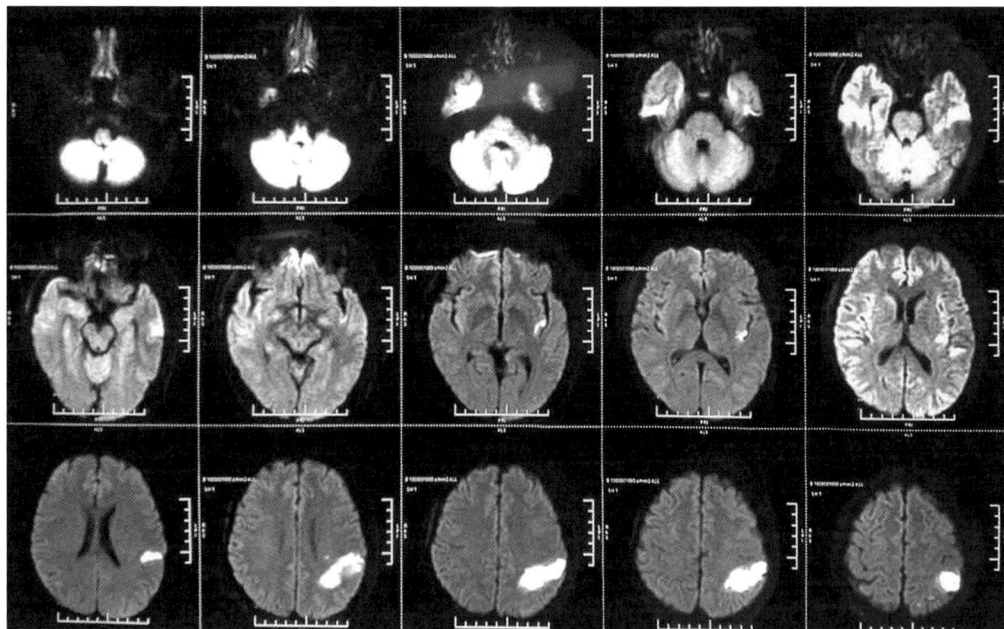

图 27-5　头颅 MRI

和降主动脉蔓延,PET/CT 无明显代谢升高,而且没有远隔转移的证据,也没有淋巴结肿大。

原发性主动脉肿瘤尚无理想治疗方法,手术切除是主要治疗手段,术前/术后放射治疗和/或化学治疗,可能降低局部复发或远处转移发生率,但存在争议;临床上约 3/4 血管肉瘤患者可出现手术局部复发,约 1/3 患者可发生转移。大部分远处转移出现在治疗后 24 个月内,常见的转移部位为淋巴结、肺、肝、骨、胸膜、肾及肾上腺等[5]。原发性主动脉肿瘤预后很差,生存期中位数为 11~17 个月,3 年生存率为 17.1%,5 年生存率为 8.8%。

（赵　青）

参 考 文 献

[1] ISHIGAMI N,SUZUKI K,TAKAHASHI T,et al. Intimal sarcoma of aortic arch treated with proton therapy following surgery[J]. Asian Cardiovasc Thorac Ann,2008,16(2):e12-e14.

[2] SHIMOGAWARA T,ONO S,KOBAYASHI K,et al. Aortic sarcoma mimicking a mycotic aneurysm in the thoracoabdominal aorta[J]. J Vasc Surg Cases Innov Tech,2019,5(4):593-596.

[3] WU Z Y,WENG L Q,CHEN Z G,et al. Primary aortic sarcoma in arch and descending aorta:a case report and literature review[J]. J Thorac Dis,2018,10(4):E289-E295.

[4] FAN X,CHEN X,YANG Z,et al. Primary aortic intimal sarcoma masquerading as intramural hematoma[J]. Open Med(Wars),2021,16(1):1306-1310.

[5] UEDA M,TAKEUCHI Y,OCHIAI J,et al. An Autopsy Case of Intimal Sarcoma of the Abdominal Aorta with Bone Metastasis and Lymph Node Metastasis:A Case Report and Review of the Japanese Literature[J]. Intern Med,2017,56(7):791-796.

病例 28

髂动脉介入术后进展性血压升高伴肾萎缩
——Leriche 综合征累及肾动脉

【病史摘要】

患者男性,44 岁,因"间歇性跛行 3 年余,视物模糊 2 个月余"入院。患者 2019 年 1 月无明显诱因左小腿发凉,行走约 500m 时出现酸困不适、乏力,休息后好转,未诊治;3 月出现左足趾静息痛,左足大脚趾及第 4、5 小脚趾发黑、化脓;4 月底当地医院造影(图 28-1)提示左髂外动脉重度狭窄,行球囊扩张术并植入 6mm×60mm 及 6mm×21mm 支架各 1 枚,左胫前动脉和胫后动脉间断性闭塞,侧支循环良好,右髂动脉中度狭窄,诊断为双下肢血栓闭塞性脉管炎,术后服用阿司匹林 100mg、1 次/d 及氯吡格雷 75mg、1 次/d 双联抗血小板治疗,3 个月后感左腿乏力、发凉,先后自行停用氯吡格雷及阿司匹林,左下肢乏力加重;10 月右下肢出现类似症状。

2020 年 7 月初无诱因双下肢突发丧失知觉,继而疼痛、乏力,7 月中旬 CTA(图 28-1)显示左髂总及髂外动脉支架内闭塞,腹主动脉自肾动脉水平以下至双髂外动脉远段、双髂内动脉近段闭塞、腔内血栓形成,行腔内重组人尿激酶溶栓,4 天后造影提示腹主动脉及双髂动脉血栓完全溶解、左髂动脉支架内中度狭窄、右髂动脉局部重度狭窄,于左髂动脉至股总动脉行球囊扩张术,右髂动脉内植入 8mm×80mm 支架 1 枚。1 天后自感左股动脉搏动消失,造影提示左髂动脉血栓形成,二次腔内溶栓成功,发现左髂外动脉局部内膜剥离,植入 6mm×80mm 支架。术后患者未依从阿司匹林+利伐沙班抗凝方案,自行口服阿司匹林及氯吡格雷,9 月感左股动脉搏动消失,停用抗血小板药。

2022 年 1 月感右侧股动脉搏动消失,左腰部疼痛,间断头痛,3 月 14 日视物模糊,检查提示眼底出血,多次测血压高达 230/160mmHg,口服硝苯地平控释片 30mg、2 次/d 血压控制不佳,持续在(160~170)/(110~120)mmHg,就诊于我院门诊,联合卡维地洛 12.5mg、2 次/d 治疗,血压仍波动在(150~160)/(100~110)mmHg,为进一步控制血压及查找病因收住院。

病程中,自 2021 年 10 月勃起功能障碍明显。无口干、眼干、皮疹、关节痛等,无雷诺现象、口腔溃疡、外阴部溃疡等。既往无其他特殊病史。吸烟 20 年,30 支/d,未戒烟;饮酒 20 年,150g/d。1 女儿患房间隔缺损,已治愈;父母已故,父亲生前患老年痴呆,母亲生前患肺源性心脏病。

入院查体:体温 36.6℃,脉搏 83 次/min,呼吸 20 次/min,血压 154/96mmHg。患者神清语利,头颈部其余部位未查见明显异常。甲状腺无肿大,无颈静脉怒张,双侧颈动脉及锁骨下动脉未闻及血管杂音。双肺呼吸音正常,未闻及干、湿啰音。心前区无隆起,未触及震颤,心浊音界正常范围,心率 83 次/min,律齐,未闻及心包摩擦音,心音正常,各瓣膜区未闻及病理性杂音。腹部无压痛及反跳痛,移动性浊音阴性,肠鸣音正常,肝颈静脉回流征阴性。双下肢无水肿,病理反射未引出。血管征:双侧桡动脉、肱动脉对称。双侧股动脉搏动未触及,双侧腘动脉及足背动脉搏动减弱。

【辅助检查】

(一)常规检查

1. 血清生化 钾 4.00mmol/L,同型半胱氨酸 15.24μmol/L,甘油三酯 1.77mmol/L,低密度脂蛋白胆固醇 1.85mmol/L(未服用降脂药);肌酐 98.88μmol/L。

2. 血常规、尿常规及便常规 未见异常。

3. 肿瘤标志物+心肌梗死三项、HIV+梅毒+肝炎检测 未见异常。

4. 凝血功能 D-二聚体 0.63μg/ml(FEU)↑。血浆蛋白 C 活性 151%↑,血浆蛋白 S 活性 144.3%↑。

5. 心电图 窦性心律,未见异常。

6. 胸部 X 线检查 两肺纹理大致正常,未见实变;主动脉结不宽;肺动脉段平直;心脏各房室不大;心胸比 0.47。

(二)血压水平评估

四肢血压及踝肱指数(ABI):右上肢 140/91mmHg,左上肢 142/98mmHg,右下肢 79/50mmHg,左下肢 69/50mmHg。右侧 ABI 0.56,左侧 ABI 0.49。右侧 baPWV 1 019cm/s,左侧 baPWV

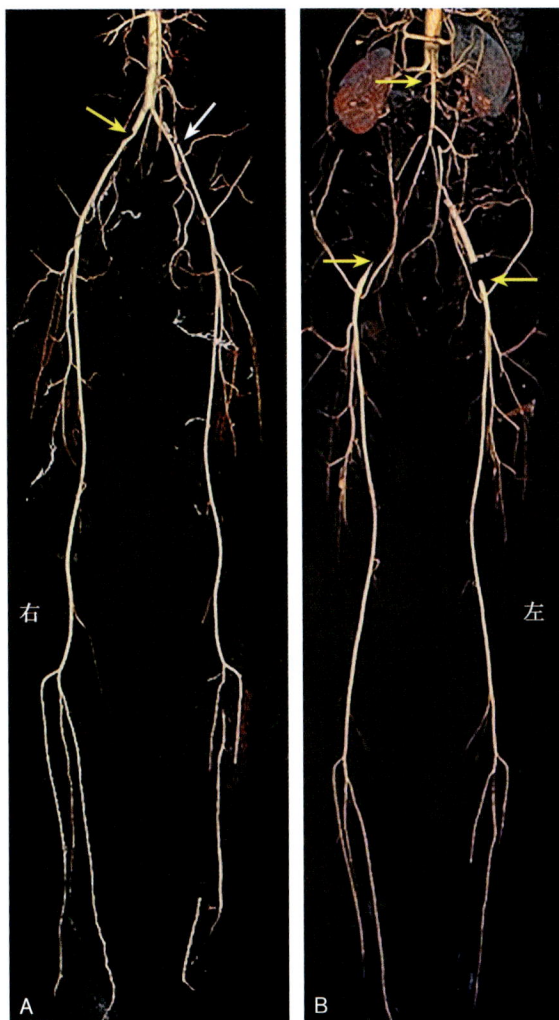

图 28-1 入院前 CTA

A. 2019 年 4 月 CTA:右侧髂动脉中度狭窄(黄色箭头所示),左侧髂动脉闭塞(白色箭头所示);B. 2020 年 7 月 CTA:左髂总及髂外动脉支架内闭塞,腹主动脉自肾动脉水平以下至双髂外动脉远段(黄色箭头所示)、双髂内动脉近段闭塞、腔内血栓形成。

1 009cm/s。

（三）高血压靶器官损害

1. 尿液检查 24h 尿蛋白定量 1.34g。

2. 超声心动图 LA 27mm，LV 47mm，EF 62%，静息状态下心内结构及血流未见明显异常。双下肢血管超声显示双下肢深静脉未见异常。

3. 眼底检查 双眼底所见部视网膜动脉硬化合并视网膜病变、黄斑病变（高血压眼底改变Ⅲ⁺级）。

（四）继发性高血压原因筛查

1. 甲状腺功能、性激素九项检查 甲状腺功能、全段甲状旁腺激素、性激素未见明显异常。

2. 卧、立位醛固酮肾素试验 卧位：血浆醛固酮 30.1ng/dl，血浆肾素 119.1μIU/ml，醛固酮/肾素 0.253（ng·dl⁻¹）/（μIU·ml⁻¹）。立位：血浆醛固酮 34.1ng/dl，血浆肾素 177.9μIU/ml，醛固酮/肾素 0.192（ng·dl⁻¹）/（μIU·ml⁻¹）。

3. 血、尿儿茶酚胺及代谢产物 未见异常。

4. 炎症指标及自身免疫标志物 炎症指标中，ASO、CRP 未见异常。红细胞沉降率 30mm/h↑；免疫指标中，抗核抗体（ANA）、抗中性粒细胞胞质抗体（ANCA）、抗肾小球基底膜抗体（anti-GBM）、类风湿因子、狼疮抗凝物、抗心磷脂抗体和抗 β₂ 糖蛋白Ⅰ抗体均为阴性，炎症因子（促炎性白介素、TNF-α、IFN-α 和 IFN-γ）均正常。T 淋巴细胞亚群中，CD3⁺ T 淋巴细胞 316×10⁶/L［参考值：（723~2 737）×10⁶/L］，CD4⁺ T 淋巴细胞 150×10⁶/L［参考值：（404~1 612）×10⁶/L］，CD8⁺ T 淋巴细胞 150×10⁶/L［参考值：（220~1 129）×10⁶/L］，CD4⁺ T 淋巴细胞百分比 31%（参考值：33%~58%），B 淋巴细胞（CD19⁺）61×10⁶/L［参考值：（80~616）×10⁶/L］，未见异常；免疫球蛋白及补体呈阴性。

5. 全主动脉 CT 腹主动脉腔内充盈缺损影，于右肾动脉开口以远管腔闭塞；双侧髂总动脉及髂外动脉（包括支架腔内）未见对比剂充盈显影，扫及双侧股动脉充盈好。双侧髂内动脉闭塞。左肾缺血萎缩改变（图 28-2，图 28-3）。

6. 冠状动脉 CTA 左主干及左前降支、右冠状动脉可见钙化，积分 56.5 分，各支冠状动脉无有意义狭窄。

7. 肾动态显像 左肾萎缩无功能，右肾 GFR 正常，右肾摄取及清除功能正常。

【诊断与鉴别诊断】

（一）诊断

1. 临床诊断 Leriche 综合征，腹主动脉闭塞，双侧髂动脉闭塞，左肾动脉闭塞，左肾萎缩，继发性高血压，眼底出血。

2. 诊断依据 ①该患者表现为下肢间歇性跛行和静息痛、股动脉搏动减弱消失、阳痿和阴茎勃起困难，符合 Leriche 典型三联症；②影像学上表现为腹主动脉及双侧髂动脉狭窄

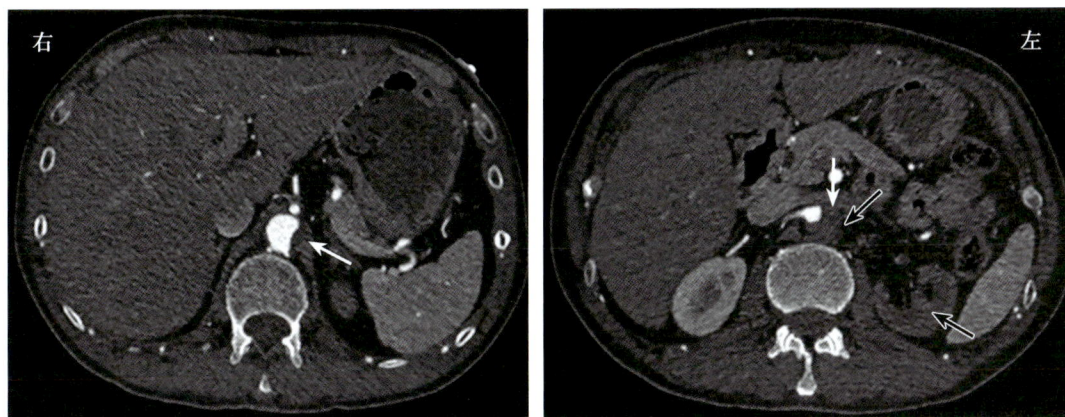

图 28-2　2022 年入院后主动脉 CTA

腹主动脉内血栓形成（充盈缺损影）（白色箭头所示），左肾动脉闭塞；左肾缺血萎缩改变（黑色箭头所示）。

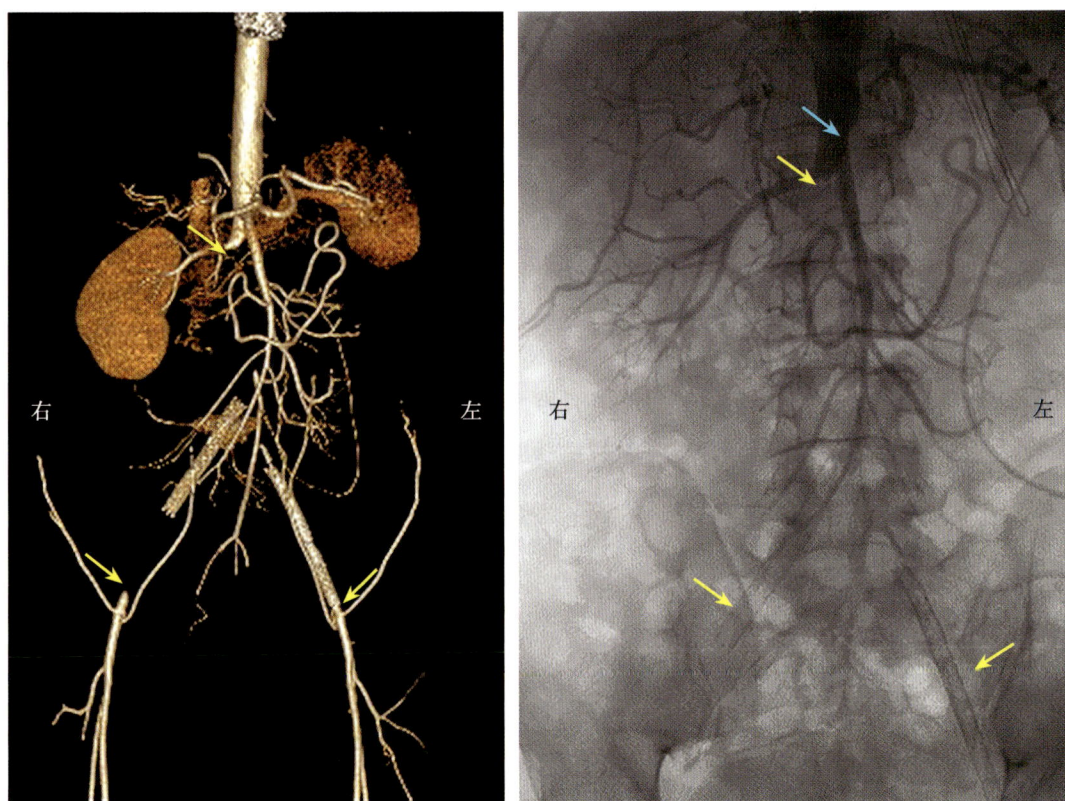

图 28-3　全主动脉 CTA 重建及造影

腹主动脉于右肾动脉开口以远管腔闭塞（黄色箭头所示），左肾动脉未显影（蓝色箭头所示）；双侧髂总动脉及髂外动脉（包括支架腔内）闭塞（黄色箭头所示），双侧髂内动脉闭塞。扫及双侧股动脉充盈好。

闭塞病变,从临床症状和影像学角度符合 Leriche 综合征诊断;③Leriche 综合征导致左肾动脉受累、左肾萎缩,并出现难以控制的继发性恶性高血压,导致眼底出血。

(二) 鉴别诊断

其他需要鉴别的病因如下。

1. 易栓症 各种遗传性或获得性因素导致血栓形成和血栓栓塞的病理状态。主要临床表现为静脉血栓栓塞症,少数表现为急性冠状动脉综合征、缺血性脑卒中等动脉血栓事件。该患者进行了一系列易栓症指标检查,没有易栓症的危险因素及临床表现,多学科讨论后排除易栓症诊断。

2. 肿瘤 肿瘤患者一般以下肢深静脉血栓表现为主,单纯导致动脉血栓不常见。此外,患者一般状态好,初步检查未发现器官占位及阳性肿瘤指标,故不支持。

3. 抗磷脂抗体综合征 一般持续存在抗磷脂抗体实验室证据,并有静脉或动脉血栓形成。该患者抗磷脂抗体呈阴性,不支持。

4. 自身免疫性疾病

(1) 系统性红斑狼疮、类风湿关节炎、复发性多软骨炎等全身性风湿性疾病可导致继发性血管炎,但最常累及小肌性动脉、微动脉和微静脉,大血管受累少见。该患者没有皮肤、黏膜、关节、浆膜腔或典型脏器受累等自身免疫病的症状及体征,抗核抗体等实验室检查呈阴性,此类疾病证据不足。

(2) 白塞综合征可累及大、中、小所有类型血管,包括动脉和静脉[1]。动脉病变以小血管炎常见,静脉病变为静脉血栓形成,患者一般具有其他临床表现,如反复发生的口腔和/或生殖器阿弗他溃疡、眼部葡萄膜炎、皮肤结节性红斑、关节炎以及胃肠道、肺、心脏、肾脏多脏器受累表现,针刺试验呈阳性,该患者无相关临床表现,不符合白塞综合征的诊断标准。

5. 系统性血管炎 该患者红细胞沉降率略高,应除外血管炎。感染性血管炎一般有感染证据,该患者不存在,基本可排除。非感染性血管炎中累及大血管的血管炎性疾病主要包括大动脉炎和巨细胞动脉炎,前者主要累及大动脉及其一级分支,后者主要累及主动脉弓的颅内动脉分支,两者病理特征类似,即主动脉全层炎症,以动脉中膜受累最显著,表现为巨细胞和肉芽肿性炎症[2]。影像学表现通常有血管壁向心性增厚,伴节段性狭窄或动脉瘤样扩张。该患者受累血管为腹主动脉及髂外动脉,缺乏这两种血管炎的临床症状,影像学无血管壁向心增厚等表现。

6. 血栓闭塞性脉管炎(TAO) 患者有大量吸烟史,出现典型下肢缺血的症状,应疑诊。但 TAO 一般累及四肢中小动脉,且一般同时累及静脉,为不支持点。当累及四肢以外的部位(如腹主动脉)时,只有发现急性期病理改变才能做出诊断[3],病理特征为细胞富集的炎性闭塞性血栓,而血管壁相对正常[3]。

7. 动脉粥样硬化 动脉粥样硬化也可累及主动脉及其一级分支血管,一般可见管壁斑块且多伴钙化。该患者多年吸烟史及男性性别是动脉粥样硬化的危险因素,主动脉管壁可见少量偏心性管壁增厚,故应疑诊,术前科室讨论仍倾向于动脉粥样硬化所致可能性大。

【问题与思考】

1. Leriche 综合征的定义及病因是什么?

Robert Grahman 于 1914 年首次描述了此病症,法国外科医师 Henri Leriche 随后正式描述了下肢间歇性跛行、股动脉搏动消失、阳痿三联征,故命名为 Leriche 综合征。临床特征包括三个方面:①下肢缺血症状:运动时下肢疲劳,疼痛感,皮肤苍白,皮温降低;②髂动脉闭塞导致缺血症状:男性患阳痿、阴茎勃起困难等,其特点是早期性生活中出现臀部至大腿的放射性疼痛,晚期阴茎持续性勃起困难;③股动脉及下肢动脉搏动减弱消失。

Leriche 综合征的病因主要为动脉粥样硬化、斑块形成导致腹主动脉分叉处管腔狭窄,继发血栓形成,导致腹主动脉分叉处闭塞[4]。较少见的病因包括心腔内血栓脱落阻塞、自身免疫病、抗磷脂综合征、血栓闭塞性脉管炎、动脉瘤、创伤和肿瘤等[5-7]。

2. 患者为什么会在短期内发生高血压?

患者左侧腰痛后短期内发生高血压,影像学显示左肾动脉血栓形成及左肾萎缩,提示高血压由左肾动脉狭窄闭塞和左肾萎缩共同导致。

根据血管受累范围和解剖特点,Leriche 综合征分为 3 型:Ⅰ型病变主要局限于腹主动脉远端和髂总动脉;Ⅱ型病变累及腹主动脉远端、髂动脉和髂外动脉;Ⅲ型病变累及腹主动脉髂动脉段及股腘动脉[8]。肾动脉受累并不是 Leriche 综合征的典型表现,目前罕有报道[9-10]。该病例特点为在 Leriche 综合征的基础上,由于局部血流动力学特点,血栓形成并向上发展累及左肾动脉,具体机制仍不详。

该例患者以双侧髂动脉及下肢动脉狭窄起病,支架植入术后反复支架内再狭窄和血栓形成,需要挖掘潜在病因。

3. 该患者存在导致支架内再狭窄和血栓的可能性因素有哪些?

(1) 支架植入部位偏高:该患者右侧髂动脉支架凸出血管分叉开口、延伸至腹主动脉,可能对腹主动脉及左髂动脉血流动力学造成影响,促进局部形成湍流。

(2) 支架型号偏小:髂动脉一般选择直径为 8mm 的支架,此患者植入支架直径为 6mm,因为选择支架型号与病变血管实际直径有关,其产生的血流动力学影响不好判定。

(3) 患者自身依从性欠佳,后期停用抗血小板药物,加剧支架内再狭窄和血栓形成,但不好解释停药前即出现再狭窄和血栓。

(4) 患者未戒烟,吸烟加剧内皮损伤,是支架内再狭窄和血栓形成的外在因素。

【治疗】

因患者血压控制不佳,给予硝苯地平控释片 30mg、2 次/d,卡维地洛逐渐加量至 31.25mg、2 次/d 口服,最终血压维持在 120/70mmHg 左右,眼底出血得以控制,给予利伐沙班 15mg、1 次/d 抗凝,避免血栓继续向上蔓延累及右肾动脉。

本中心及血管外科联合讨论,认为患者影像学提示腹主动脉内大量血栓形成,且血栓已经蔓延至左肾动脉,若任其继续进展,则可能累及右肾动脉而导致不良后果,拟采取"两步走"的治疗策略:①给予血管腔内溶栓,为手术提供血管入路;②给予腔内支架对吻技术开通狭窄动脉或腹主动脉旁路移植术。于6月2日给予主动脉置管、尿激酶溶栓,低分子量肝素抗凝治疗,6月6日复查造影提示腹主动脉及右髂动脉通畅,左髂动脉仍闭塞(图28-4),于6月16日行腹主动脉—双侧股动脉搭桥手术。术后患者双下肢缺血症状消失(图28-5)。

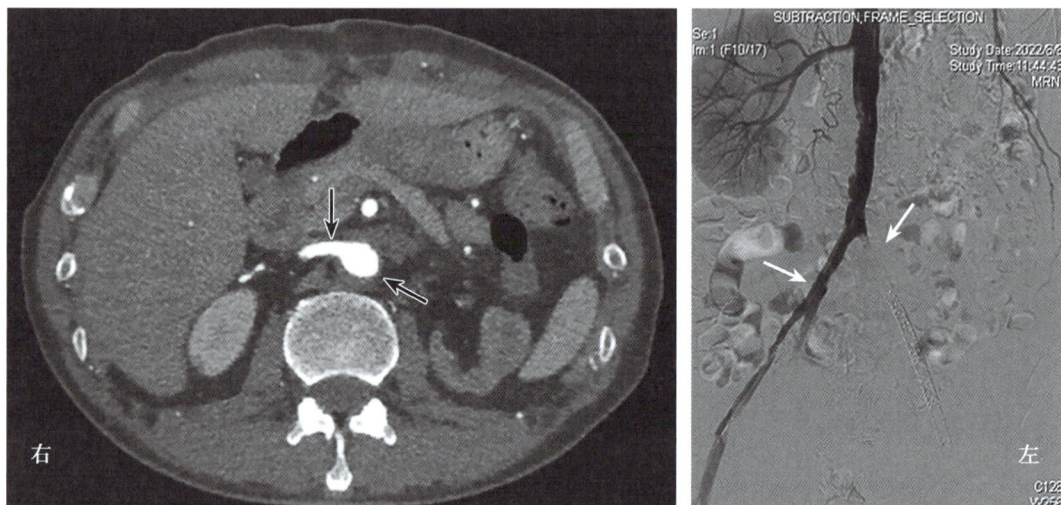

图 28-4 溶栓后影像改变

与图28-2对比,原腹主动脉管腔内充盈缺损影较前部分恢复,右肾动脉血流较前改善(黑色箭头所示)。右髂动脉通畅,左髂动脉仍闭塞(白色箭头所示)。

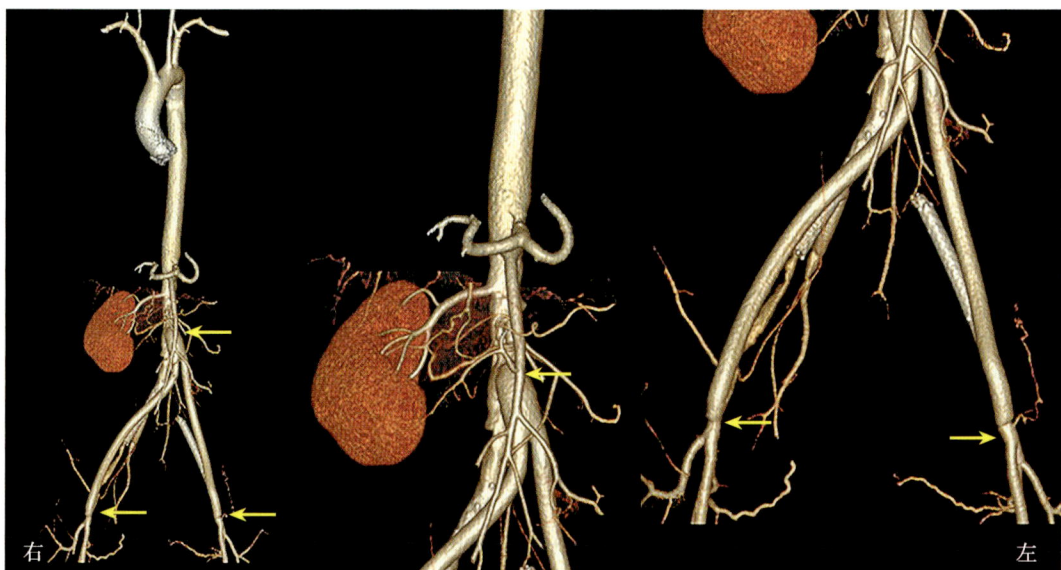

图 28-5 外科术后复查 CTA

腹主动脉远段—双侧股动脉人工血管显影好,未见吻合口瘘。右侧髂总动脉支架内弧形低密度影,左侧髂总动脉闭塞。

术后病理(图 28-6)显示送检主动脉内膜纤维性增厚,中膜萎缩,可见淋巴细胞和浆细胞浸润,未见多核巨细胞和肉芽肿。免疫组织化学染色显示 LCA(+),CD3(+),CD20(+)CD138(+),CD68(+),IgG4(−)。混合血栓未见机化。最终病理诊断:腹主动脉壁慢性淋巴浆细胞性主动脉炎,推翻了术前疑诊的动脉粥样硬化,结合血栓特点及血管壁炎性破坏,排查了 TAO。血管炎是患者反复支架内再狭窄及血栓形成的较合理解释:血管炎破坏了血管内皮的完整性,局部炎症细胞浸润,均是导致再狭窄和血栓的重要因素[11]。

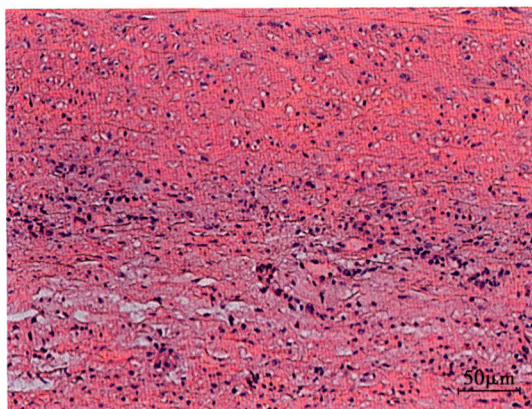

HE 染色

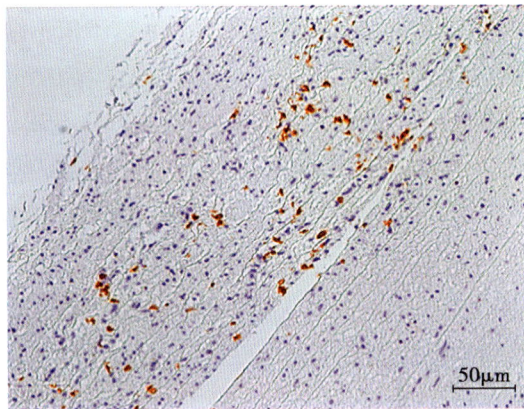

CD3 淋巴细胞染色

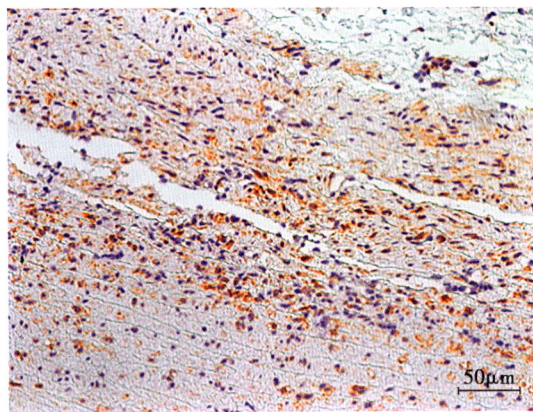

CD138 浆细胞染色

图 28-6 病理结果

主动脉中膜可见淋巴细胞和浆细胞浸润,未见多核巨细胞和肉芽肿。免疫组织化学染色显示 CD3(+),CD138(+)。病理图像放大倍数:20 倍。

【讨论】

1. 该病例的特点和经验分析有哪些?

本例患者以 Leriche 综合征的影像学特点进行诊断,又具有其独特之处:①病因不是常规的动脉粥样硬化,隐匿性血管炎是导致支架内血栓形成和再狭窄的潜在病因;②累及范围超过常规分型,导致肾动脉受累,并继发高血压等并发症。该病例提示我们,Leriche 综合征仅仅是一种临床现象诊断,病因诊断对后续治疗有更大的意义。疾病的诊疗应该突破解剖学诊断,从解剖学诊断出发,探究疾病背后的病理生理学机制。

导致该例患者漏诊有一定的客观原因：①该病例缺乏血管炎的典型临床表现，如发热、乏力等全身症状；②红细胞沉降率升高不显著，无其他炎症及异常免疫学指标证据；③常规影像学检查无典型的血管炎导致管壁受累表现。其无法解释的反复支架内再狭窄和血栓形成，是我们一直追踪患者，寻求其疾病病因的线索和动力。该患者进行外科手术获取血管组织，最终病理诊断才揭开了病因的面纱。

此外，介入治疗或外科治疗前，一定要谨慎评估。若血管炎是其疾病基础，在未控制血管炎症的前提下，盲目介入治疗且术后没有规范给予抗炎治疗，是导致患者反复出现支架内再狭窄和血栓形成的重要原因。这不仅不能解决患者的根本问题，反而加速疾病进展。本例患者出现肾动脉受累，一侧肾脏萎缩和严重的不易控制的继发性高血压，并出现严重的眼部并发症。若病情继续进展，双肾动脉受累，则会导致肾衰竭，乃至需要进行透析治疗，高血压不能控制还可以并脑出血，导致患者严重的生活功能障碍。

2. 如何在临床上精准诊断炎症性主动脉疾病？

主动脉炎的症状通常是非特异的，具有隐匿性。在疾病早期阶段准确筛查主动脉炎，仍是临床医师面临的巨大挑战。精准诊断主动脉疾病的首要前提是提高临床意识，否则很难注意到临床表现的蛛丝马迹。因此，笔者提出精准诊断主动脉炎的"5步方案"。

（1）提高临床疑诊意识，进而有的放矢地获得具有提示意义的临床症状。

（2）通过规范的体格检查寻求支持性证据。

（3）根据临床发现，选择有针对性的实验室检查项目。如 ANA、RF、抗 CCP、ANCA、免疫球蛋白和补体、IgG4 等，必要时进行分子遗传学评估。

（4）应用恰当的影像学技术对血管病变进行精准评估。如磁共振成像提示的血管壁水肿和强化可有效区分主动脉炎和动脉粥样硬化，PET/CT、MR 能从功能成像角度更精准地提供血管壁炎症状态信息[12]。

（5）外科手术患者尽可能获取血管组织，进行病理学评估。

临床诊疗过程并非总是按照（1）至（5）的顺序进行，有时初步的实验室检查或影像学评估提示血管炎异常表现，从而需要重新梳理患者的临床症状和体征，必要时做病理学检查确认。

3. 如何解读病理结果？

主动脉炎的病理分类具有四种类型：淋巴浆细胞型、肉芽肿性-巨细胞型、混合型、化脓型[2]。

以淋巴浆细胞浸润为病理表现的疾病包括系统性红斑狼疮相关血管炎和 IgG4 相关性疾病（IgG4-RD），炎性浸润主要由淋巴细胞和浆细胞组成，缺乏肉芽肿形成，IgG4-RD 一般有血 IgG4 水平升高以及血管外表现，常合并主动脉周围炎[2]。

大动脉炎和巨细胞动脉炎病理表现一般为肉芽肿性改变，存在上皮样巨噬细胞形成的巨核细胞。以混合炎症为病理表现的疾病为白塞综合征相关的大动脉炎，具有明确的肉芽肿病理改变，并存在各种类型的炎症细胞类型。化脓型仅见于感染性大动脉炎，以中性粒细胞浸润和坏死为主。

本病例病理提示为慢性淋巴浆细胞性主动脉炎,不能归类于狼疮相关血管炎或 IgG4 相关性疾病,可见血管炎的具体分型仍有待进一步明确。

总之,主动脉炎的病理分型仍须进一步细化,组织学评估可为临床医师提供一个总体治疗方向,临床医师需要从对疾病认识的临床敏感性、影像学检查、实验室检查入手,少数时候需要进行分子和遗传学分析,才可以精准地对血管疾病进行诊断和理解。

4. 针对血管炎导致的 Leriche 综合征,最佳治疗措施是什么?

(1)首先应该给予针对血管炎本身的治疗,控制血管炎症活动,避免疾病进展和介入/手术后复发。根据血管炎诊断结果,给予本例患者半剂量激素治疗,进行后期随访观察治疗效果。

(2)血运重建治疗:关于血管炎导致的 Leriche 综合征病例报告较少,因此没有足够的循证证据支持采用何种血运重建措施更好,原则上在控制炎症的基础上可以借鉴 Leriche 综合征的整体治疗策略。

Leriche 综合征的血运重建方案包括血栓内膜切除术(TEA)、主动脉股动脉搭桥术(AFB)、经皮腔内血管成形术(PTA)、支架植入术[4,13-14]。在骨盆深部动脉需要干预时,AFB 优于 TEA;对于适合手术的患者,AFB 的长期通畅率优于 TEA 和 PTA,5 年的长期通畅率为 85%~90%,10 年为 75%~80%[4]。对于不适合手术、存在全身合并症的患者,采用 PTA 和支架植入术是可供选择的干预手段,一般选择对吻腔内血管成形术,具有良好的即时效果。本例患者因主动脉内血栓累及肾动脉水平,腔内溶栓术后进一步行腹主动脉—双股动脉搭桥术,术后恢复状态好。

【总结】

此病例为我们广大医师提供了经验教训,呼吁各级医师加强对血管炎的认识和筛查,提高疾病的诊断率,降低误诊率和漏诊率。结合患者疾病的轻重缓急,制定最佳治疗策略。

(王运红)

参 考 文 献

[1] KOC Y,GÜLLÜ I,AKPEK G,et al. Vascular involvement in Behçet's disease[J]. J Rheumatol,1992,19(3):402-410.

[2] STONE J R,BRUNEVAL P,ANGELINI A,et al. Consensus statement on surgical pathology of the aorta from the Society for Cardiovascular Pathology and the Association for European Cardiovascular Pathology:I. Inflammatory diseases[J]. Cardiovasc Pathol,2015,24(5):267-278.

[3] OLIN J W. Thromboangiitis obliterans(Buerger's disease)[J]. N Engl J Med,2000,343(12):864-869.

[4] FREDERICK M,NEWMAN J,KOHLWES J. Leriche syndrome[J]. J Gen Intern Med,2010,25(10):1102-1104.

[5] MOHAMED A,MATTSSON G,MAGNUSSON P. A case report of acute Leriche syndrome:Aortoiliac occlusive

disease due to embolization from left ventricular thrombus caused by myocarditis[J]. BMC Cardiovasc Disord, 2021,21(1):220.

[6] DELAY C,SCHWEIN A,LEJAY A,et al. Aortitis and aortic occlusion in Crohn disease[J]. Ann Vasc Surg, 2015,29(2):365.e5-365.e9.

[7] HONG J L,HOU Y T,LIN P C,et al. Antiphospholipid syndrome-induced Leriche syndrome in a man with lower limbs sensory and motor defect[J]. J Cardiovasc Dev Dis,2021,8(9):104.

[8] WOOTEN C,HAYAT M,DU PLESSIS M,et al. Anatomical significance in aortoiliac occlusive disease[J]. Clin Anat,2014,27(8):1264-1274.

[9] GÜNAYDIN Z Y,KURT A B,BEKTAŞ O,et al. Case images:Juxtarenal Leriche syndrome[J]. Turk Kardiyol Dern Ars,2015,43(2):212.

[10] LIN C W,LIU C Y,CHEN C H. Acute renal infarction:An atypical presentation of Leriche syndrome[J]. Intern Med,2012,51(17):2485.

[11] MASUDA A,YAMAKI T,KUNII H,et al. Inflammatory involvement in a patient with Leriche syndrome evaluated by (18) F-fluorodeoxyglucose PET/MRI[J]. J Nucl Cardiol,2017,24(5):1819-1821.

[12] HARTLAGE G R,PALIOS J,BARRON B J,et al. Multimodality imaging of aortitis[J]. JACC Cardiovasc Imaging,2014,7(6):605-619.

[13] METCALFE M J,NATARAJAN R,SELVAKUMAR S. Use of extraperitoneal iliac artery endarterectomy in the endovascular era[J]. Vascular,2008,16(6):310-315.

[14] KRANKENBERG H,SCHLÜTER M,SCHWENCKE C,et al. Endovascular reconstruction of the aortic bifurcation in patients with Leriche syndrome[J]. Clin Res Cardiol,2009,98(10):657-664.

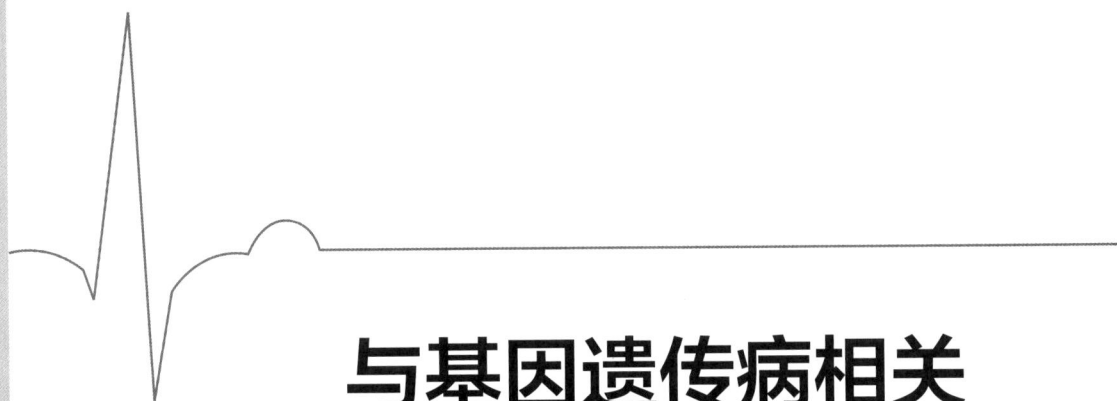

与基因遗传病相关

高血压

病例 29

难治性高血压伴低钾血症
——利德尔综合征

【病史摘要】

患者女性,15岁,因"头晕、乏力、发现血压升高1年"入院。患者1年来偶有头晕、乏力,学校体检时测血压升高,最高达240/160mmHg,此后测血压为(160~180)/(110~120)mmHg,未予重视。3个月前因家人建议,前往当地医院就诊,查血钾为2.4mmol/L,查肾上腺、肾脏CT及腹主动脉CTA未见明显异常,予硝苯地平控释片、卡托普利、螺内酯联合口服1个月,血压仍在180/100mmHg左右,当地医院考虑"难治性高血压",建议转诊上级医院,停用上述药物后,于2017年7月4日前来我院。患者病程中无头痛,无四肢活动异常,无面色苍白、心悸等不适,饮食正常。既往体健。父母无高血压病史,兄弟姐妹共8人均无高血压病史。患者父母非近亲结婚,患者为足月、顺产,出生时体重、身高正常,智力正常。13岁月经初潮,月经周期正常。

入院查体:体温36.4℃,血压167/108mmHg,脉搏67次/min,呼吸20次/min,身高168cm,体重66kg,BMI 23.4kg/m²。神志清楚,自主体位,查体配合。双肺呼吸音清,未闻及干、湿啰音。心界无扩大,心率67次/min,律齐,各瓣膜听诊区未闻及明显杂音。腹软,无压痛、反跳痛,肝、脾肋下未触及,双肾区无叩击痛,双下肢无水肿。四肢肌力、肌张力正常,病理征阴性。性征发育正常。

【辅助检查】

(一)常规检查

1. 血清生化 血钾2.24mmol/L,血钠140mmol/L;谷丙转氨酶15U/L,肌酐68.78μmol/L,TG 0.90mmol/L,LDL-C 2.08mmol/L。空腹血糖4.08mmol/L,HbA1c 5.3%;BNP 65pg/ml。肌酸激酶同工酶、肌钙蛋白I均呈阴性。

2. 心电图 窦性心律,心率57次/min,左心室高电压,ST段压低,T波倒置,QT间期延长,U波增高(图29-1)。

3. 血、尿、便常规 血常规显示血红蛋白144g/L;尿、便常规均在正常范围。

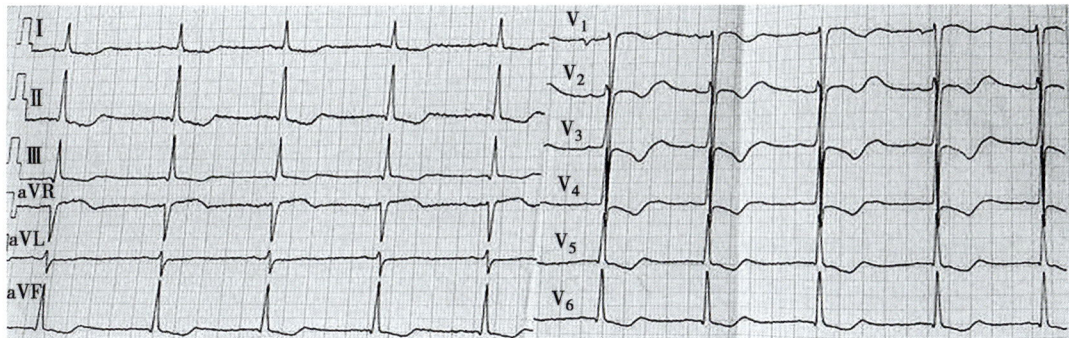

图 29-1　入院时心电图

（二）血压水平评估

1. 24h 动态血压　日间平均血压 154/103mmHg,夜间平均血压 160/110mmHg,24h 平均血压 156/105mmHg,呈反杓型。

2. 四肢血压及踝肱指数（ABI）　右上肢 176/110mmHg,左上肢 179/110mmHg,右下肢 227/117mmHg,左下肢 214/118mmHg。右侧 ABI 1.27,左侧 ABI 1.20。

（三）高血压靶器官损害

1. 尿液检查　尿钾 23mmol/24h,尿钠 34mmol/24h;尿微量白蛋白/肌酐 95.76mg/g。尿蛋白定量 0.09g/24h。

2. 超声心动图　LA 34mm,LV 51mm,LVEF 60%,室间隔厚度 12mm,左心室后壁厚度 13mm。

3. 眼底检查　右眼视网膜动脉狭窄合并视网膜病变,左眼视网膜动脉狭窄,高血压眼底改变Ⅱ~Ⅲ级。

（四）继发性高血压原因筛查

1. 炎症指标及自身免疫标志物　红细胞沉降率 15mm/h,CRP 6mg/L。

2. 血气分析　pH 7.575,$PaCO_2$ 24.7mmHg,PaO_2 81.3mmHg,$c(HCO_3^-)$ 22.9mmol/L,碱剩余（BE）2.5mmol/L。

3. 血儿茶酚胺及代谢产物　血去甲肾上腺素（NE）0.203ng/ml,肾上腺素（E）<0.005ng/ml,多巴胺<0.005ng/ml,均正常。

4. 尿儿茶酚胺代谢产物　尿甲氧基去甲肾上腺素（NMN）397μg/24h,尿甲氧基肾上腺素（MN）37 μg/24h,均正常。

5. 性激素六项　雌二醇 2 447.41pg/ml,黄体生成素 5.54mIU/ml,催乳素 14.15ng/ml,卵泡刺激素 5.48mIU/ml,孕酮 79.71ng/dl,睾酮 79.71ng/dl,均在正常范围内。

入院后完善检查期间,给予①降压.因患者服用特拉唑嗪后自觉头痛不能耐受、心率慢,不宜应用地尔硫草,故予口服硝苯地平控释片 30mg、1 次/d。多次测血压仍为（160~170）/（100~110）mmHg 左右。②补钾:氯化钾缓释片 1.0g、3 次/d,枸橼酸钾颗粒 2g、3 次/d。待 24h 尿留样结束后,予以口服氯化钾缓释片 6g,枸橼酸钾 16g,复查血钾仍 2.34mmol/L。

【问题与思考】

该患者为 15 岁儿童,规律口服 3 种抗高血压药(包括利尿剂)1 个月,血压仍未达标,符合难治性高血压定义;24h 血压形态呈现反杓型;已出现靶器官损害、左心室壁增厚、尿微量白蛋白/肌酐升高、眼底损害。血钾 2.30mmol/L,补钾后复查血钾仍 2.34mmol/L,为顽固性低钾血症。

1. 高血压合并低钾血症如何进行鉴别诊断?

鉴别诊断步骤如下(图 29-2)。

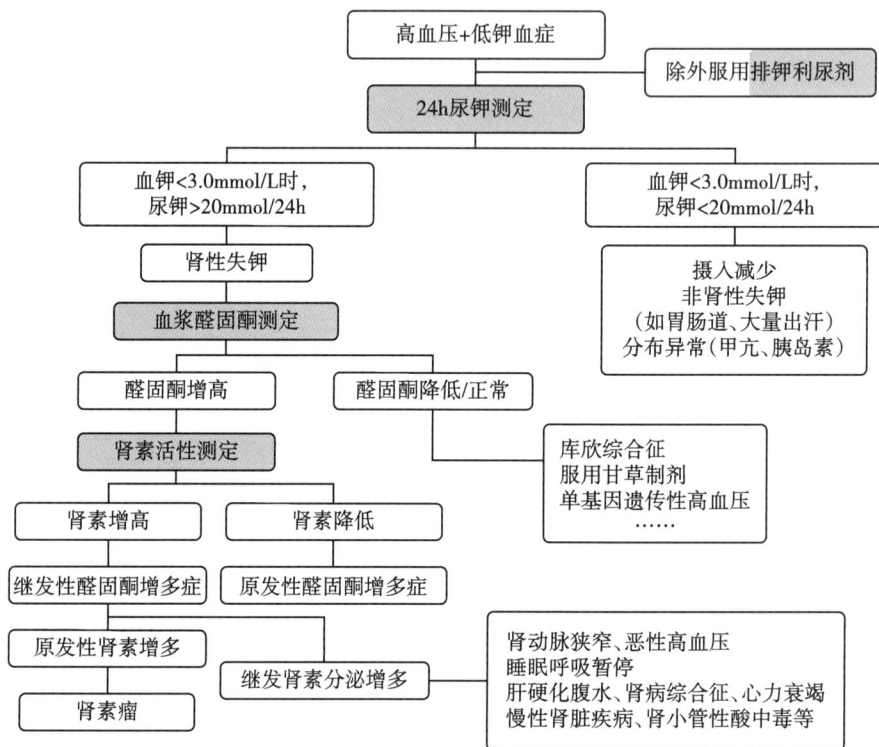

图 29-2　高血压合并低钾血症的鉴别诊断步骤

(1) 患者是否服用排钾利尿剂? ①若正在服用,则停用排钾利尿剂后复测血钾;②若未服用,则测定 24h 尿钾,进入下一步分析。

(2) 检测 24h 尿钾:①在血钾<3.0mmol/L 时,若尿钾<20mmol/24h,通常考虑为钾摄入不足如进食差,或者非肾性失钾,如腹泻、大量出汗,或者细胞内外血钾分布异常,如甲亢、使用胰岛素等情况;②在血钾<3.0mmol/L 时,若尿钾>20mmol/24h,则提示肾性失钾,则测定血醛固酮水平,进入下一步分析。

(3) 尿钾升高时,评估血醛固酮水平:①若醛固酮水平正常或下降,须考虑库欣综合征、服用甘草制剂、单基因遗传性高血压等;②若醛固酮水平升高,进入下一步分析。

(4) 醛固酮水平升高时,评估肾素水平:①若肾素下降,提示为原发性醛固酮增多症,此时肾上腺自主分泌醛固酮增多,反馈性抑制肾素分泌,因此醛固酮/肾素比值(ARR)升高;

②若肾素升高,则醛固酮升高是继发于肾素水平升高,为继发性醛固酮增多症,可见于肾素瘤、睡眠呼吸暂停、心力衰竭、肾动脉狭窄、慢性肾脏病等疾病。

本例患者血钾为 2.24mmol/L 时,尿钾 23mmol/24h,提示肾性失钾;血醛固酮浓度及肾素浓度低(表 29-1),须考虑库欣综合征、服用甘草制剂、单基因遗传性高血压等。患者皮质类固醇激素测定结果正常、无甘草制剂服用史,因此高度怀疑为单基因遗传性高血压,如假性醛固酮增多症、表象性盐皮质激素过多综合征(apparent mineralocorticoid excess syndrome,AME)、先天性肾上腺皮质增生(21-羟化酶缺乏、11β-羟化酶缺乏、17α-羟化酶缺乏)等,须进行基因检测以明确诊断。

表 29-1　患者卧位和立位肾素、醛固酮检查结果

项目	卧位		立位	
	测量值	参考值	测量值	参考值
醛固酮/(ng·dl⁻¹)	1.6↓	3.0~23.6	2.2↓	3.0~35.3
肾素/(μIU·ml⁻¹)	1.4↓	2.8~39.9	4.8↓	4.4~46.1
ARR/[(ng·dl⁻¹)/(μIU·ml⁻¹)]	1.14	<3.7	0.46	<3.7

2. 本例患者继续服用硝苯地平控释片对结果解读有无影响?

临床实践中,在醛固酮及肾素测定前,须停用影响测定结果的药物,如利尿剂停用 4 周,β 受体阻滞剂、CCB、ACRI/ARB 等药物停用 2 周,可改为 α 受体阻滞剂(如特拉唑嗪)或非二氢吡啶类钙通道阻滞剂(如地尔硫䓬)替代控制血压。但如前所述,本例患儿无法耐受上述替代药物,故予二氢吡啶类钙通道阻滞剂(硝苯地平控释片)降压。二氢吡啶类钙通道阻滞剂可引起肾素升高,从而影响 ARR。然而,本例患儿在服用硝苯地平的情况下,肾素浓度仍然很低,提示患儿的肾素浓度已被过度抑制,抑制程度超过硝苯地平升高肾素的作用,因此,硝苯地平并未影响到结果的判读。

本例患者基因检测结果见图 29-3,*SCNN1B* 基因出现杂合变异,c.216C>T。

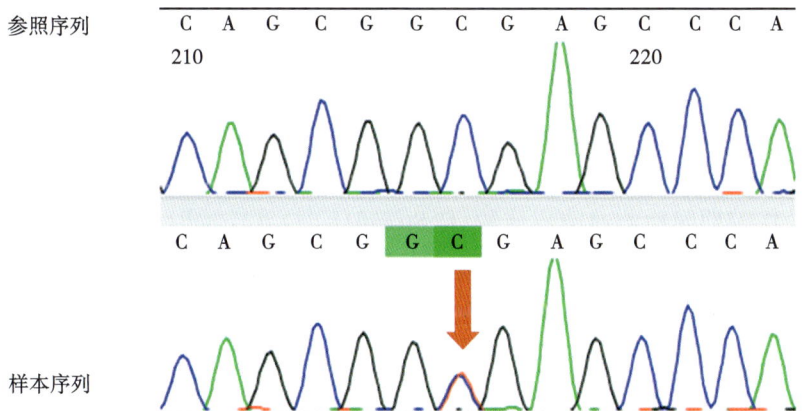

图 29-3　基因检测结果

【诊断与鉴别诊断】

(一) 诊断

1. 临床诊断 利德尔综合征,继发性高血压,低钾血症,左心室增厚,左心室扩大,双侧高血压性视网膜病变。

2. 诊断依据 患者为 15 岁儿童,血压持续升高,对螺内酯反应差;顽固性低钾血症。肾素、醛固酮水平均低于正常。基因检测提示 *SCNN1B* 基因出现杂合突变。未发现其他继发性高血压检查异常证据(见鉴别诊断)。综上,考虑利德尔综合征诊断明确。

(二) 鉴别诊断

1. 原发性醛固酮增多症 该病是高血压合并低钾血症的首要病因,由于肾上腺自主分泌醛固酮增多,反馈性抑制肾素分泌,醛固酮/肾素比值升高;可表现为乏力、夜尿多;肾上腺 CT 可有肾上腺增粗或占位,但亦可无明显影像学异常。本例患者肾上腺 CT 结果见图 29-4,肾上腺未见明显增粗或占位。住院期间醛固酮肾素检查结果见表 29-1,呈低醛固酮、低肾素特征,不符合原发性醛固酮增多症诊断。

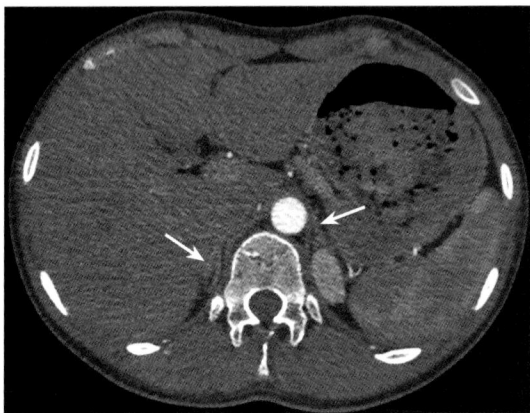

图 29-4 肾上腺 CT 检查
双侧肾上腺未见异常(箭头所示)。

2. 肾动脉狭窄 儿童可因纤维肌发育不良、大动脉炎等疾病累及肾动脉,出现肾动脉狭窄,激活肾素-血管紧张素系统,继发醛固酮增多,出现血压升高,尿钾排出增多,引起低钾血症。图 29-5 为该患儿的肾动脉 CT 结果,双侧肾动脉无狭窄,不符合该诊断。

3. 大动脉炎 大动脉炎是主动脉及其主要分支的慢性炎症性疾病,女性患病多于男性,可引起主动脉狭窄、血压升高,狭窄远端脏器供血不足,肾脏相对缺血,激活肾素-血管紧张素系统,继发醛固酮增多,引起低钾血症。故本例女童患者须鉴别大动脉炎。但患者主动脉 CTA 未见主动脉或其主要分支动脉狭窄(图 29-5C 箭头所示),不符合该诊断。

4. 库欣综合征 肾上腺皮质分泌糖皮质激素过多是继发性高血压的重要原因,糖皮质激素亦可作用于盐皮质激素受体,出现尿钾增多、血钾下降。故本例患者须鉴别库欣综合征。该患儿住院期间检测血清皮质醇:17.8μg/dl(8 时),4.1μg/dl(16 时),1.0μg/dl(24 时),提示皮质醇节律正常。1mg 过夜地塞米松抑制试验呈阴性。此外,患儿无满月脸、水牛背,无向心性肥胖,无紫纹、多血质、痤疮,无毛发增多等表现,肾上腺 CT 未见异常。不支持库欣综合征诊断。

5. 阻塞性睡眠呼吸暂停低通气综合征(obstructive sleep apnea-hypopnea syndrome, OSAHS) 可引起继发性高血压。但该患儿体形正常,睡眠呼吸监测提示 AHI 2.7 次/h,不符

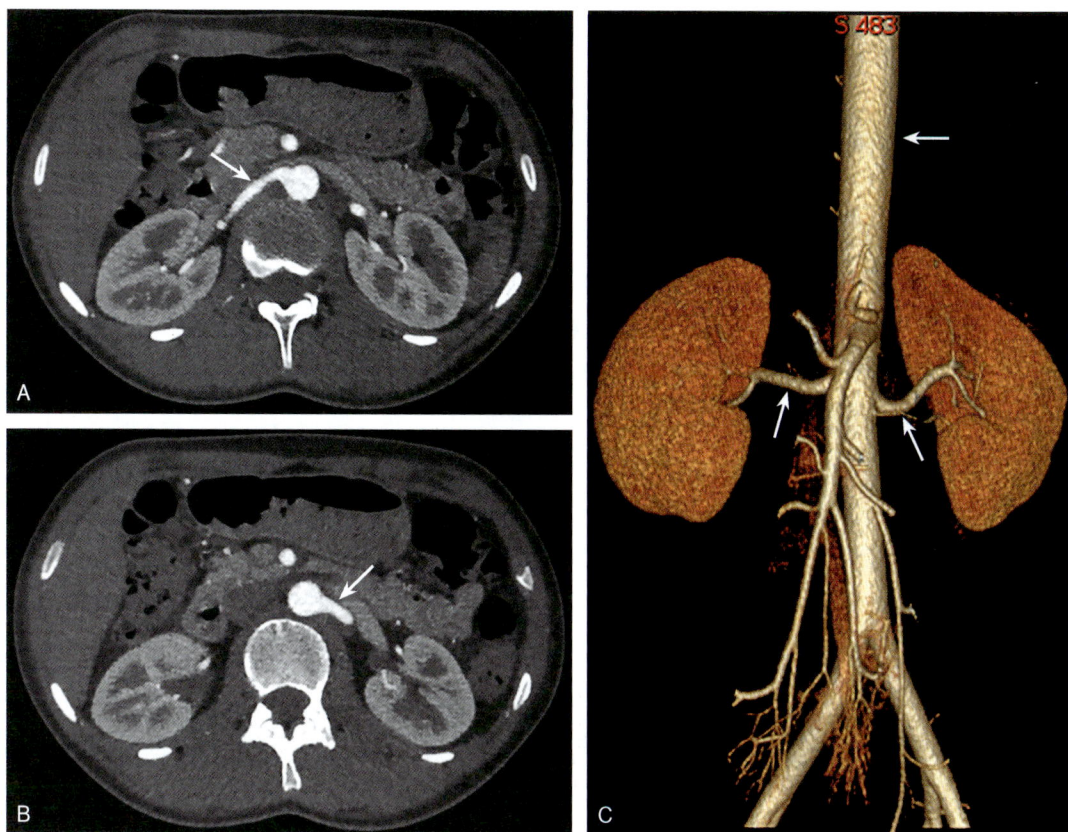

图 29-5 双肾动脉及腹主动脉增强 CT 检查

A、B. 部分横断面图像,双侧肾动脉未见异常(箭头所示);C. 腹主动脉、肠系膜动脉、肾动脉、髂动脉未见狭窄。

合 OSAHS 诊断。

6. 甲状腺功能亢进 可引起低钾血症、乏力,周期性四肢弛缓性瘫痪,但该患儿甲状腺功能正常,不支持。

【治疗】

给予阿米洛利 2.5mg、2 次/d,此后患者血压降至(130~135)/(75~85)mmHg,血钾升至 3.5~4.0mmol/L,3 天后停用硝苯地平控释片及补钾药物。1 周后复测 24h 动态血压,提示 24h 平均血压 120/72mmHg,日间平均血压 123/74mmHg,夜间平均血压 111/69mmHg,呈杓型。复测醛固酮 2.4ng/dl,肾素升至 24.1μIU/ml,血钾 3.85mmol/L。

【随访】

出院 1 年后,随访患者血压情况,在服用阿米洛利期间,血压维持正常,在 110/70mmHg 左右。因家住偏远山区,曾断药,停药期间血压再次升高;与我科工作人员联系后,立即寄送药物前往,患儿服用阿米洛利后,血压再次恢复正常。因个人原因,家族其他成员拒绝行基因检测。

【讨论】

利德尔综合征是一种少见的常染色体显性遗传的单基因遗传性高血压,属于假性醛固酮增多症的一种类型,由 Grant Liddle 等在 1963 年首次报道[1]。其病因是编码远端肾小管上皮钠通道(epithelial sodium channel,ENaC)的基因发生功能获得性突变。ENaC 参与调节原尿中钠离子的重吸收,从而间接影响血压。ENaC 包含 α、β 和 γ 三个亚单位,分别由 SCNN1A、SCNN1B 和 SCNN1G 基因编码,上述基因突变可通过阻止泛素连接酶与 ENaC 结合,使其不能被吞噬、清除,导致其数量增加,或通过增强内在钠通道内流能力,导致钠重吸收增加,从而导致容量性高血压,血浆肾素及醛固酮分泌受抑制。另外,Na^+重吸收增加,使阴离子相对缺乏,造成负的电势差,促使K^+和H^+分泌进入集合管,导致低钾血症和代谢性碱中毒[2]。目前尚不知晓利德尔综合征的确切发病率,随着临床医师重视度的提高和基因检测的开展,估计利德尔综合征的确诊病例将增加。利德尔综合征常表现为早发高血压,是儿童、青少年早发严重高血压的重要病因,且血压升高程度呈中重度。由于早发高血压、未及时确诊和针对性治疗、血压控制差等因素,患者往往较年轻就出现严重的靶器官并发症,如脑出血、心脏肥厚、心力衰竭、肾功能不全,甚至主动脉夹层[3]。临床表型在不同基因突变之间或同一家系之间,表现可存在异质性,可能与环境因素、盐摄入量和杂合基因表达程度有关。

利德尔综合征的常规治疗包括限盐及使用 ENaC 抑制剂。要求食盐摄入量≤2g/d。阿米洛利和氨苯蝶啶这两种药物都可以特异性阻断 ENaC,大多数患者效果明显。通常阿米洛利用法为 2.5~5mg,2 次/d;氨苯蝶啶用法为 25~50mg/d,日剂量小于 300mg。治疗过程中须注意,对于限盐不严格导致降压疗效欠佳的患者,应早期在 ENaC 抑制剂基础上联合应用 CCB、ACEI 等。本病患者肾活检多见"低钾性肾病",加之长期高血压损害,导致患者肾功能减退进展加快,同时严重的低钾血症可引起肌麻痹、严重的心律失常及肌溶解,故在治疗过程中必须密切监测血钾、肾功能的变化,积极纠正低钾血症。不同患者对于阿米洛利和氨苯蝶啶的反应存在差别,可能与突变基因有关[4]。由于利德尔综合征为常染色体显性遗传病,且临床表型存在异质性,即使患者亲属未出现高血压,也建议进行基因检测及遗传咨询,以便对高危个体较早地进行针对性监测。

(秦 莹)

参 考 文 献

[1] LIDDLE G W,BLEDSOE T,COPPAGE W S. A familial renal disorder simulating primary aldosteronism but with negligible aldosterone secretion[J]. Trans Assoc Am Phys,1963,76:199-213.

［2］SALIH M,GAUTSCHI I,VAN BEMMELEN M X,et al. A missense mutation in the extracellular domain of αENaC causes Liddle syndrome［J］. J Am Soc Nephrol,2017,28（11）:3291-399.

［3］ABBASS A,D'SOUZA J,KHALID S,et al. Liddle syndrome in association with aortic dissection［J］. Cureus,2017,9（5）:e1225.

［4］WARNOCK D G. Liddle syndrome:An autosomal dominant form of human hypertension［J］. Kidney Int,1998,53（1）:18-24.

病例 30

短指,高血压
——Bilginturan 综合征

【病史摘要】

患者女性,23 岁,因"发现血压升高 1 年余"入院。患者 1 年前无明显诱因出现头痛,程度重,持续 1h 后出现"意识丧失",靠坐沙发,未摔伤,约 5min 后自行苏醒,醒后四肢活动正常,无二便失禁,无心悸、胸痛等。患者次日前往当地医院住院,查头颅磁共振成像、动态心电图、超声心动图等均未见异常;查头颅 CTA 提示右侧椎动脉颅内段纤细,余颅内动脉未见异常;住院期间多次测血压在 150/100mmHg 左右,查卧、立位醛固酮肾素未见异常,皮质醇未见异常,肾上腺平扫+增强 CT 未见异常;查颈动脉、腹主动脉、髂动脉、腹腔干动脉、肠系膜上动脉、腹部大血管均未见异常。此后未服药,血压波动于(120~180)/(80~100)mmHg。为进一步诊治前来我院就诊。

患者出生时即发现双手指、双足趾短小畸形,出生体重 2kg;目前身高 155cm,智力正常。月经不规律,外院妇科超声显示子宫及双附件正常,考虑功能性月经失调。家族史:父亲双手指、双足趾短小畸形,身高 160cm,32 岁时发现血压升高,未重视,38 岁时出现腹主动脉夹层,药物保守治疗,49 岁时劳累后胸腹痛加重,外院行主动脉支架植入术,术后当日猝死(具体原因不详);其余家庭成员均无手指及脚趾畸形。

入院查体:体温 36.4 ℃,血压 120/80mmHg,脉搏 72 次/min,呼吸 18 次/min,身高 155cm,体重 59kg,BMI 24.56kg/m²。神志清楚,自主体位,查体配合,对答切题。双肺呼吸音清,未闻及干、湿啰音。心界无扩大,心率 72 次/min,律齐,各瓣膜听诊区未闻及明显杂音。腹软,无压痛、反跳痛,肝、脾肋下未触及,双肾区无叩击痛,双下肢无水肿。四肢肌力、肌张力正常,病理征阴性。性征发育正常。双手指第 1~5 指中节及末节指节短小,双手握笔功能正常。双足趾第 1~5 趾中节及末节指节短小,双鿶指指甲上翻、几近缺失(图 30-1)。

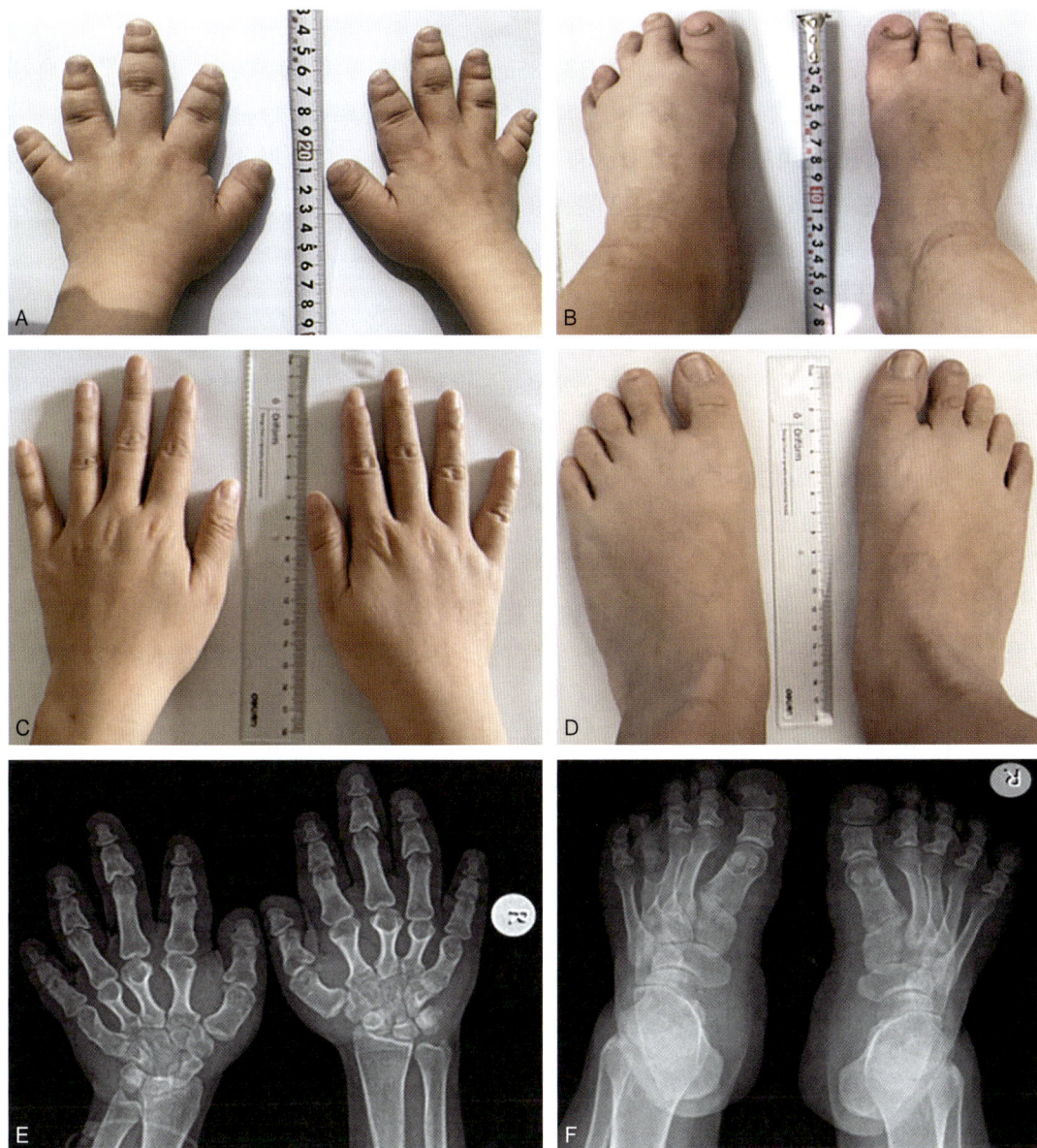

图 30-1　患者及其母亲的双手与双足

A、B. 患者的双手及双足外观；C、D. 患者母亲双手及双足外观正常；E. 患者双手 X 线提示掌骨及指骨短小、骨密度减低；F. 患者双足 X 线提示跖骨短小。

【辅助检查】

（一）常规检查

1. **血清生化**　肝肾功能、HbA1c、心肌梗死三项、BNP 均正常。血钾 4.1mmol/L。
2. **血常规、尿常规、便常规**　正常。

（二）血压水平评估

1. 24h 动态血压 24h 平均血压 134/85mmHg,平均心率 69 次/min;日间平均血压 134/84mmHg,心率 69 次/min,夜间平均血压 135/88mmHg,心率 68 次/min。

2. 四肢血压及踝肱指数（ABI） 右上肢 143/91mmHg,左上肢 143/83mmHg,右下肢 168/80mmHg,左下肢 172/84mmHg。右侧 ABI 1.17,左侧 ABI 1.20。右侧 PWV 1 545cm/s,左侧 PWV 1 506cm/s。

（三）高血压靶器官损害

1. 尿液检查 尿微量白蛋白/肌酐、24h 尿蛋白定量正常。

2. 超声心动图 左心房 36mm,左心室 48mm,LVEF 65%,各瓣口前向血流速度轻度增快,心脏结构未见异常。

3. 眼底检查 视网膜动脉略狭窄。

（四）继发性高血压原因筛查

1. 睡眠呼吸监测 不符合睡眠呼吸暂停综合征。

2. 甲状腺功能、性激素六项 甲状腺功能正常;全段甲状旁腺激素（PTH）105.10pg/ml（参考值 14~72pg/ml）;血清钙 1.04mmol/L（参考值:1.15~1.29mmol/L）;性激素六项显示睾酮、孕酮、雌二醇等正常。

3. 卧、立位醛固酮肾素试验 卧位:醛固酮 6.4ng/dl,肾素 2.6μIU/ml,ARR 2.462（ng·dl^{-1}）/（μIU·ml^{-1}）。立位:醛固酮 13.5ng/dl,肾素 12.6μIU/ml,ARR 1.071（ng·dl^{-1}）/（μIU·ml^{-1}）。

4. 血儿茶酚胺及代谢产物 正常。

5. 尿儿茶酚胺代谢产物 正常。

6. 皮质醇节律 正常。

7. 1mg 过夜地塞米松抑制试验 阴性。

8. 主动脉 CTA 未见明确异常;右侧椎动脉全程管腔细,近中段显影可,远段显影淡（图 30-2）。

【问题与思考】

本例患者高血压原因目前有何可能?

该患者为 23 岁女性,因晕厥、头痛,发现血压升高,经入院检查,不支持原发性醛固酮增多症、皮质醇增多症、肾血管性高血压、肾性高血压、睡眠呼吸暂停综合征、大动脉炎等相对常见的继发性高血压诊断。但患者为青年,其父亲亦有短指、短趾及高血压,考虑家族史明确,该患者同时合并椎动脉狭窄,应考虑是否可由一元论解释。经查阅文献,有个案报道 *PDE3A* 基因突变可引起上述异常表现。

基因检测结果:*PDE3A* 基因有错义突变 c.1346G>A,导致氨基酸变异 p.Gly449Asp（图 30-3）。该氨基酸位于高度保守的蛋白质结构域,具有致病性。家系调查显示,其母亲不携带突变,由于父亲有相同表型,考虑先证者从其父亲获得这一致病突变,但因其父亲已故,

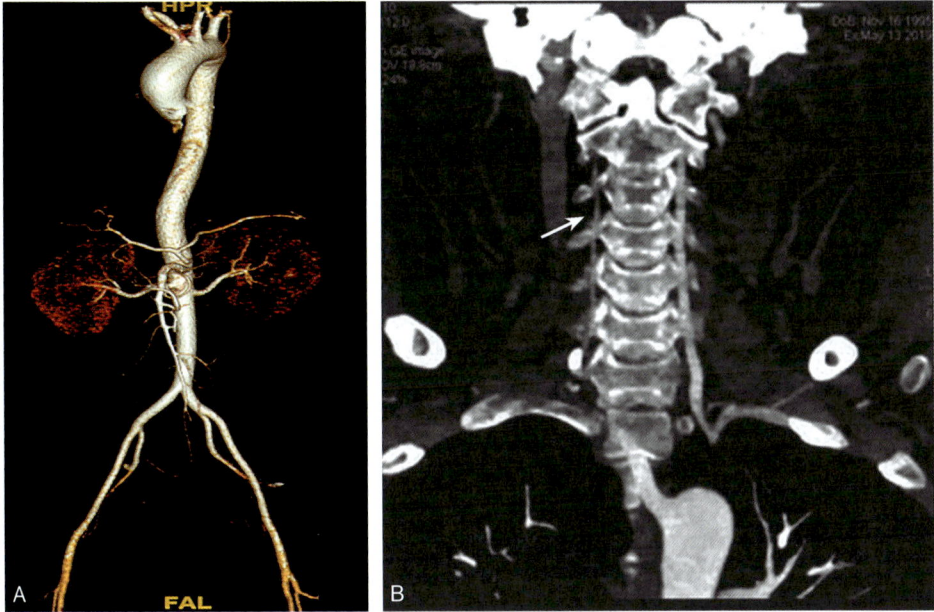

图 30-2　入院后影像学检查

A. 全主动脉 CTA 扫描未见明确异常；B. 右侧椎动脉全程管腔细，近中段显影可，远段显影淡（箭头所示）。

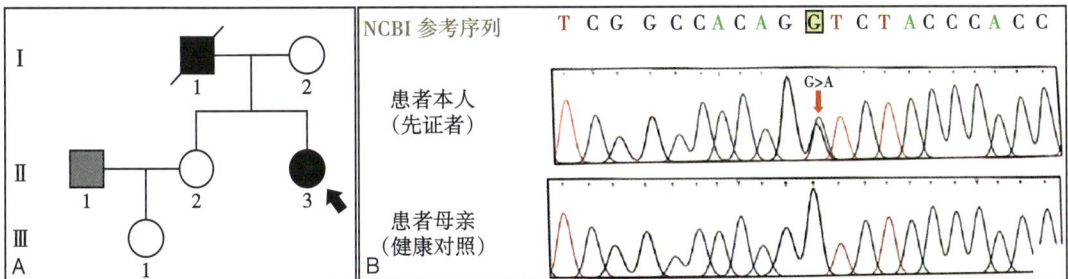

图 30-3　先证者及其家族的遗传学特征

A. 患者家系图，黑色箭头表示先证者；涂黑色代表患病者，灰色代表未检测；B. 先证者（Ⅱ3）和其母亲（Ⅰ2）的 Sanger 测序结果，显示先证者携带 c. 1346G>A 突变。

无法进行验证。

【诊断与鉴别诊断】

（一）诊断

1. 临床诊断　高血压伴短指（趾）畸形综合征（hypertension and brachydactyly syndrome，HTNB），继发性高血压，右侧椎动脉狭窄。

2. 诊断依据　患者为 23 岁女性，多次血压≥140/90mmHg，双手指及双足趾短小畸形，基因检测提示 *PDE3A* 基因致病突变，父亲有相同表型。因此，考虑高血压伴短指（趾）畸形综合征诊断明确。

（二）鉴别诊断

1. 其他 E 型短指（趾）症（brachydactyly type E，BDE）　BDE 根据病变涉及的掌骨、指骨、趾骨组合不同可分为不同亚型（E1、E2、E3 型），但通常不伴血压升高，与本例患者不符。

2. 假性甲状旁腺功能减退症　本病可出现先天性发育缺陷，包括身材矮粗、体形胖、脸圆、颈短、第四掌骨和/或跖骨短，可合并高血压，实验室检查提示血 PTH 升高、血钙降低，故本例患者须与此病鉴别。但该病本质是由于 PTH 受体突变，对 PTH 反应减低或不反应，出现低钙性抽搐、精神迟缓，与本例患者不符合。

3. 纤维肌发育不良（FMD）　本病是一种非炎症性、非动脉硬化性动脉血管病，主要累及全身中等动脉，可累及椎动脉、肾动脉，是育龄期妇女出现继发性高血压的原因之一，故本例患者须进行鉴别。但 FMD 患者的病变血管多为串珠样改变，该患者全主动脉 CT 未见肾动脉等血管受累，单纯椎动脉狭窄为引起高血压原因的可能性不大。

4. 引起继发高血压的其他病因　如原发性醛固酮增多症、皮质醇增多症、肾血管性高血压、肾性高血压、睡眠呼吸暂停综合征、大动脉炎等，根据症状、体征、实验室检查、基因测序等均可排除。

【治疗与随访】

口服硝苯地平控释片 30mg、1 次/d，血压控制在 120/80mmHg 左右，目前无心、脑、肾等靶器官损害。患者已婚，目前考虑前往生殖中心行遗传阻断孕育健康胎儿。

【讨论】

高血压伴短指（趾）畸形综合征（hypertension and brachydactyly syndrome，HTNB）是一种常染色体显性遗传性高血压伴 E 型短指（趾），属于单基因遗传性高血压，于 1973 年由 Bilginturan 等首先报道[1]，故又称 Bilginturan 综合征。其致病基因为磷酸二酯酶 3A（phosphodiesterase 3A，*PDE3A*）基因[2]。该病符合孟德尔遗传规律，其外显率几乎为100%。除高血压外，常合并短指（趾）、身材矮小以及脑血管异常（如椎动脉分支迂曲、血管壁纤维化增厚）等。

HTNB 发病以 *PDE3A* 基因的错义突变多见[3]，土耳其、法国、日本、荷兰、加拿大、美国及我国均有个案报道，所有突变都聚集在包含 PDE3A 的特定 N 端区域催化装置。这个区域是蛋白质高度保守的区域。本例患者的突变也位于该结构域。此外，本例突变在公共变异数据库和对照对象中不存在，并与该家族中的疾病隔离。因此，我们认为本例患者的 *PDE3A* 突变（p.G449D）是 HTNB 家族的致病性突变。

HTNB 的发病机制是，*PDE3A* 突变促进血管平滑肌细胞增殖，引起血管收缩、血管重塑，从而增加了外周血管阻力。这些变化可能是 HTNB 高血压和脑卒中表型特征的基础，该病不依赖肾素-血管紧张素-醛固酮系统，不存在肾素抑制，也不是盐敏感性高血压。其血压升高与年龄密切相关，降压治疗通常有效。若不治疗，则患者在 50 岁时和未患病家庭成员的平均动脉压相差约 50mmHg,常发生脑血管意外。而其他方面靶器官损害,如心脏肥厚、高血压性视网膜病变和肾脏损害表现非常轻微[4]。

甲状旁腺激素抵抗是 HTNB 的一个特征。蛋白激酶 A(PKA)活性降低也导致甲状旁腺激素和甲状旁腺激素相关肽水平升高。过高的甲状旁腺激素相关肽水平使软骨细胞维持在增殖状态,并延迟其分化,导致骨发育迟缓。因此,HTNB 患者手指和脚趾短小。

HTNB 的治疗以降压为主。抗高血压药包括钙通道阻滞剂、血管紧张素转换酶抑制剂、利尿剂和 β 受体阻滞剂。本例患者目前应用硝苯地平控释片 30mg、1 次/d,3 年随访中该患者血压控制正常。选择性磷酸二酯酶抑制剂,如米力农或氨力农,可以靶向 cAMP 降解活性。然而在体外实验中,与野生型相比,需要更高浓度的 PDE3 抑制剂来抑制 PDE3A1 和 PDE3A2 的重组 Thr445Asn 形式。Toka 等发现,可溶性鸟苷酸环化酶刺激对 HTNB 或顽固性高血压有临床益处。更有效、更具体的药物有待进一步研究论证[4]。

本例患者为育龄女性,目前考虑前往生殖中心行遗传阻断孕育健康胎儿。对于单基因遗传性疾病,通过生育预防帮助患者获得健康的孩子,将使越来越多的患者从中获益。

(张慧敏　秦 莹)

参 考 文 献

[1] BILGINTURAN N,ZILELI S,KARACADAG S,et al. Hereditary brachydactyly associated with hypertension [J]. J Med Genet,1973,10(3):253-259.

[2] SCHUSTER H,WIENKER T E,BÄHRING S,et al. Severe autosomal dominant hypertension andbrachydactyly in a unique Turkish kindred maps to human chromosome 12[J]. Nat Genet,1996,13(1):98-100.

[3] HOUSLAY M. Hypertension linked to PDE3A activation[J]. Nat Genet,2015,47(6):562-563.

[4] TOKA O,TANK J,SCHÄCHTERLE C,et al. Clinical effects of phosphodiesterase 3A mutations in inherited hypertension with brachydactyly[J]. Hypertension,2015,66(4):800-808.

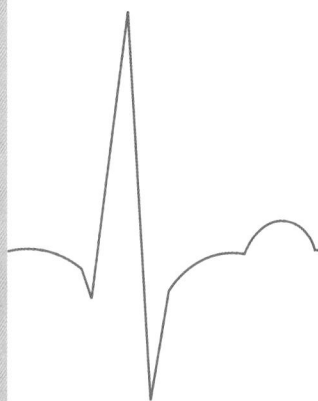

少见特殊类型

高血压

病例 31

高血压，低钠，低氯，低钾
——特殊类型抗利尿激素分泌失调综合征

【病史摘要】

患者男性，73 岁，因"间断头晕 30 年，再发伴乏力 2 个月"入院。患者 30 年前因头晕测血压升高至 150/90mmHg，不伴头痛、恶心、呕吐、心悸及面色苍白等，未诊治。20 余年前开始间断口服苯磺酸氨氯地平 5mg、1 次/d，维持血压约 130/80mmHg，血压偶尔升高达 170/90mmHg。约 2 个月前患者无诱因感头晕、四肢乏力，自认为"感冒"，次日当地社区测血压达 177/110mmHg。患者因既往肾结石病史，始终坚持饮水 2~3L/d，此次起病以来因感口干、口苦，饮水量较前进一步增大，达 3~4L/d，并感食欲下降、记忆力减退、易怒。入院 20 天前为进行高血压查因，停用氨氯地平，改为盐酸维拉帕米缓释片 240mg、1 次/d 和盐酸特拉唑嗪片 2mg、1 次/晚口服，血压波动于（140~170）/（80~90）mmHg。

自发病以来，患者无毛发增多、满月脸、水牛背、悬垂腹、向心性肥胖、紫纹、多血质、痤疮；无阵发性血压升高、头痛、心悸、大汗、面色苍白或潮红；伴乏力、腹胀，无周期性瘫痪，伴夜尿增多；偶有夜间睡眠打鼾，无呼吸暂停，无白天嗜睡；无黑棘皮征，无下肢水肿。精神、饮食、睡眠欠佳，偶有便秘，2 个月来体重下降约 2kg，体力下降。

既往有肾结石。无吸烟及饮酒史。无特殊家族病史，父母已故。

入院查体：体温 36.2℃，脉搏 89 次/min，呼吸 18 次/min，右上肢血压 166/100mmHg，左上肢血压 157/89mmHg。身高 171cm，体重 71kg，BMI 24.28kg/m^2。神志清楚，颜面部轻度水肿，巩膜无黄染，无口唇发绀，甲状腺无肿大，颈静脉无怒张，颈部及锁骨下血管无杂音，双肺呼吸音清晰，两肺未闻及干、湿啰音。心率 89 次/min，律齐，心脏听诊未闻及病理性杂音。腹软，无压痛，肝、脾肋下未触及，肝颈静脉回流征阴性，双下肢无水肿。双侧肱动脉、股动脉、足背动脉搏动良好、对称，血管听诊未闻及杂音。

【辅助检查】

（一）常规检查

1. 血清生化　总胆红素 27.24μmol/L↑，直接胆红素 16.03μmol/L↑；低密度脂蛋白胆固醇 2.24mmol/L;血糖 5.51mmol/L;肌酐 76.00μmol/L,尿素氮 4.07mmol/L,肾小球滤过率 89.24ml/min;尿酸 281.35μmol/L;同型半胱氨酸 11.55μmol/L↓。

电解质:血钾 2.92mmol/L↓,钠 128.29mmol/L↓,氯 84.47mmol/L↓。根据生化结果计算血浆渗透压=$[c(Na^+)+c(K^+)]\times2+c(血糖)+c(尿素氮)$,计算此患者血浆渗透压为 272mmol/L。

N 末端脑钠肽前体、心肌酶、凝血功能、D-二聚体未见异常。

2. 心电图　窦性心律,88 次/min,QT/QTc 370/449ms↑,Ⅰ、aVL、Ⅱ、Ⅲ、aVF、V_2~V_6 导联 T 波低平。

3. 血常规　白细胞计数 6.68×10^9/L,红细胞计数 4.57×10^{12}/L,血小板计数 188×10^9/L。

4. 尿常规　尿比重 1.009,尿 pH 6.5。

5. 便常规　隐血阴性。

(二)血压水平评估

1. 24h 动态血压　24h 平均血压 162/103mmHg,心率 89 次/min;日间平均血压 164/103mmHg,心率 92 次/min;夜间平均血压 155/101mmHg,心率 78 次/min。

2. 四肢血压及踝肱指数(ABI)　右上肢 148/86mmHg,左上肢 140/81mmHg,右下肢 168/75mmHg,左下肢 174/79mmHg。右侧 ABI 1.14,左侧 ABI 1.18。右侧 baPWV 2 209cm/s,左侧 baPWV 2 269cm/s。

(三)高血压靶器官损害

1. 尿液检查　24h 尿钾 84.78mmol(氯化钾缓释片 1g、3 次/d,枸橼酸钾颗粒 2g、3 次/d 口服),24h 尿钠 125.40mmol,24h 尿量 2 000.00ml,尿钠浓度 62.7mmol/L;24h 尿蛋白定量 0.08g,尿微量白蛋白/肌酐 3.04mg/g。

2. 超声心动图　左心房前后径 34mm,左心室舒张末内径 46mm,射血分数 62%,升主动脉增宽(内径 41mm)。

3. 眼底检查　双眼底所见部视网膜动脉狭窄(高血压眼底改变Ⅰ级)。

(四)继发性高血压原因筛查

1. 睡眠呼吸监测　呼吸暂停低通气指数(apnea hypopnea index,AHI)6.3 次/h,最低血氧 84.0%,轻度睡眠呼吸暂停低通气综合征,以阻塞性及低通气为主,中度低氧血症。

2. 甲状腺功能、全段甲状旁腺激素、性激素　未见异常。

3. 血气分析　pH 7.474↑,二氧化碳分压 37.20mmHg,氧分压 89.80mmHg,乳酸 3.00mmol/L↑,标准碱剩余 3.60mmol/L↑,实际碱剩余 3.90mmol/L↑,标准碳酸氢根浓度 27.80mmol/L↑,实际碳酸氢根浓度 27.00mmol/L,阴离子间隙 12.00。

4. 炎症指标及自身免疫标志物　C 反应蛋白、红细胞沉降率、肿瘤标志物、抗核抗体谱十六项、血管炎三项、抗磷脂综合征检测、免疫球蛋白及补体检测均未见异常。

5. 立位肾素醛固酮水平　血浆醛固酮 17.3ng/dl,血浆肾素 12.8μIU/ml,醛固酮/肾素 1.352(ng·dl^{-1})/(μIU·ml^{-1})。

6. 血儿茶酚胺及代谢产物　未见异常。

7. 尿儿茶酚胺代谢产物 未见异常。

8. 皮质醇节律 0时：皮质醇18.7μg/dl，促肾上腺皮质激素15.1pg/ml。8时：皮质醇25μg/dl，促肾上腺皮质激素18.3pg/ml。1mg过夜地塞米松用药后8时皮质醇3.9μg/dl。

9. 胸部CT 左肺下叶微小结节。

10. 双肾、肾上腺及肾动脉CT 左侧肾上腺结合部及内肢饱满。右肾囊肿。左肾及双侧肾动脉未见明显异常，脾脏囊肿。

11. 头部CT 双侧基底节区腔隙性梗死灶。

12. 血管内皮功能检测 血流介导的血管扩张功能11.3%。

13. 甲状腺超声 甲状腺左叶囊性及囊实性结节。

14. 头MRI 脑白质病变（Fazekas 1级），部分空泡蝶鞍。颅内血管MRI显示右侧颈内动脉C_5~C_6段中重度狭窄。

15. 垂体平扫及增强MRI 未见明显异常。

【诊断与鉴别诊断】

（一）诊断

高血压3级（极高危），低钾血症，低钠血症，低氯血症，代谢性碱中毒，睡眠呼吸暂停综合征（轻度），肝功能异常，高胆红素血症。

（二）鉴别诊断

1. 鉴别高血压是原发性还是继发性。

患者高血压病史30余年，近期血压控制欠佳，不除外在原发性高血压基础上合并继发性因素，继发性高血压病因包括：肾性高血压、主动脉缩窄、大动脉炎、睡眠呼吸暂停综合征、单基因遗传性高血压、药物导致的高血压、内分泌疾病导致的高血压等。

（1）肾性高血压：该患者肾功能正常，尿蛋白及隐血均为阴性，无肾实质病变、肾动脉狭窄，因此不支持。

（2）主动脉疾病：患者双上肢及双下肢血压均对称，下肢血压高于上肢血压，不支持主动脉缩窄；红细胞沉降率、C反应蛋白均正常，影像学未见血管狭窄性病变、血管环形增粗影等大动脉炎特征性表现，不支持大动脉炎。

（3）睡眠呼吸暂停综合征：患者睡眠呼吸监测AHI为6.3次/h，为轻度睡眠呼吸暂停低通气综合征，亦不足以解释。

（4）单基因遗传性高血压：如利德尔综合征、先天性肾上腺皮质增生症等，患者年龄较大，近期血压难以控制，故不支持。

（5）药物导致的高血压：长期摄入甘草（光果甘草根）或甘草样化合物（如甘珀酸）和使用三唑类抗真菌药（泊沙康唑、伊曲康唑）均可导致类似原发性醛固酮增多症的表现，即高血压、低钾血症、代谢性碱中毒及低血浆肾素活性和低醛固酮水平，但血钠较高，由于患者无上述药物服用史，故不支持。

(6) 内分泌疾病:血尿儿茶酚胺及代谢产物未见异常,血压升高时无阵发心悸、头痛、多汗及面色苍白,不支持嗜铬细胞瘤;原发性醛固酮增多症、库欣综合征以及甲状腺疾病等鉴别分析见后文。

2. 患者高血压合并低钾,以此为疑点进行病因梳理及疾病鉴别。

低钾血症可由钾摄入不足、细胞内外钾异常转移、排钾过多以及稀释性低血钾等情况导致。该患者饮食正常、无糖尿病等导致钾分布异常的疾病,基本除外前两者。

从排钾角度分析,患者不存在腹泻等胃肠失钾因素,是否存在肾性失钾? 患者当时血钾过低,从安全层面考虑给予适量补钾,影响尿钾评估,但补钾后血钾基本未回升且 24h 尿钾远大于 25mmol(84.78mmol/24h),仍不除外肾性失钾。

若存在肾性失钾,高血压合并肾性失钾的疾病可根据醛固酮和肾素水平进行疾病鉴别(图 31-1)。从患者立位醛固酮、肾素水平分析,由于指标基本在正常范围内,除外高醛固酮低肾素表现的原发性醛固酮增多症,高醛固酮高肾素表现的肾素瘤(肾动脉狭窄、主动脉缩窄前文已做排外性分析),那么针对低醛固酮低肾素的疾病,如库欣综合征,临床表现、皮质醇节律及地塞米松抑制试验结果均不支持,而利德尔综合征、表观盐皮质激素过多综合征、先天性肾上腺皮质增生症等,如前文分析亦不支持。

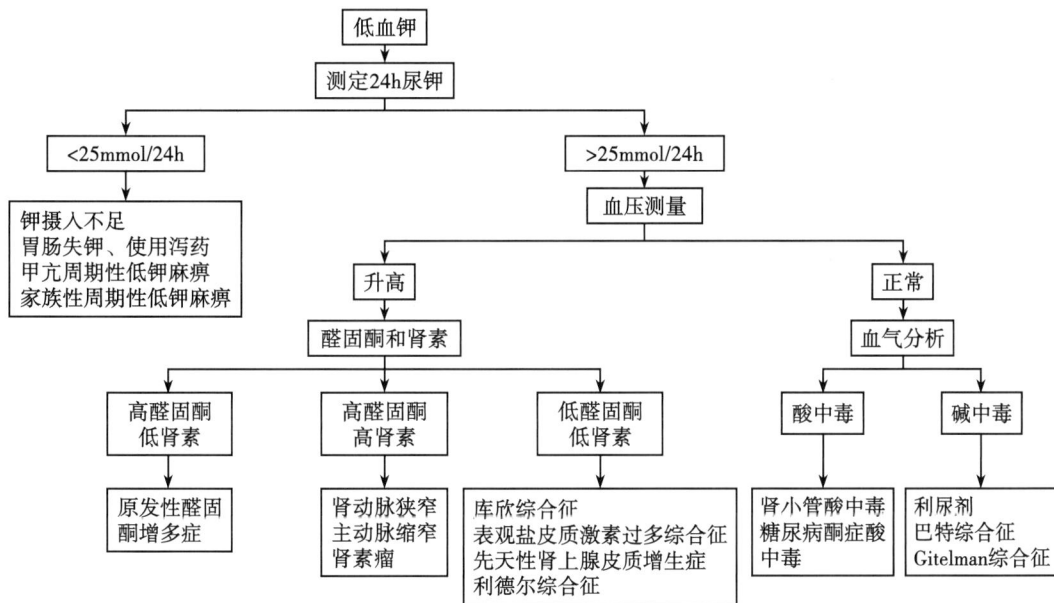

图 31-1　低钾血症的诊断流程

巴特综合征和 Gitelman 综合征均为失盐性肾小管疾病,临床共同表现为低血钾、低氯性代谢性碱中毒,但血浆肾素、醛固酮水平升高,均属于常染色体隐性遗传病,通常在青春期或成年后发病,血压一般正常,可进行基因检测进行疾病鉴别。此外,患者未使用利尿剂,亦不考虑利尿剂相关的代谢性碱中毒和失钾。至此,以低钾血症为线索探讨高血压病因难以得出结论。

3. 患者近期血压升高合并低钠、低氯血症，以此为突破点进行病因鉴别。

根据血浆渗透压与低钠血症的关系，可将低钠血症分为低渗性低钠血症、等渗性低钠血症和高渗性低钠血症（表31-1）。基于阳离子的血浆渗透压公式：血浆渗透压=$[c(Na^+)+c(K^+)]\times2+c(血糖)+c(尿素氮)$，计算此患者血渗透压为272mmol/L，为低渗性低钠血症。

表 31-1 根据血浆渗透压对低钠血症进行分类

分类		血钠浓度/(mmol·L^{-1})	血浆渗透压/(mmol·L^{-1})	细胞外液容量
低渗性低钠血症	低血容量			降低
	等血容量	<135	降低（<280）	正常
	高血容量			增多
等渗性低钠血症		<135	正常（280~295）	
高渗性低钠血症		<135	升高（>295）	

根据细胞外液容量，低渗性低钠血症分为低血容量、等血容量和高血容量低钠血症[1]（图31-2）。该患者不存在肾病、心力衰竭、肝硬化以及钠流失等致高血容量或低血容量低钠血症的因素，结合患者无低血容量（直立性低血压、心动过速、皮肤饱满度下降、黏膜干燥等）和高血容量（水肿或腹水）的临床表现，考虑为等血容量低钠血症，患者尿钠浓度62.7mmol/L（>30mmol/L），尿液比重1.009（>1.003），根据尿比重可推测尿液渗透压接近300mOsm/kg[1]（>100mOsm/kg），因此该患者特征符合等血容量低钠血症且尿液浓缩、高尿钠，在排除糖皮质激素缺乏、甲状腺功能减退等疾病后，考虑诊断为抗利尿激素分泌失调综合征（syndrome of inappropriate secretion of antidiuretic hormone，SIADH）[1]（图31-3）。

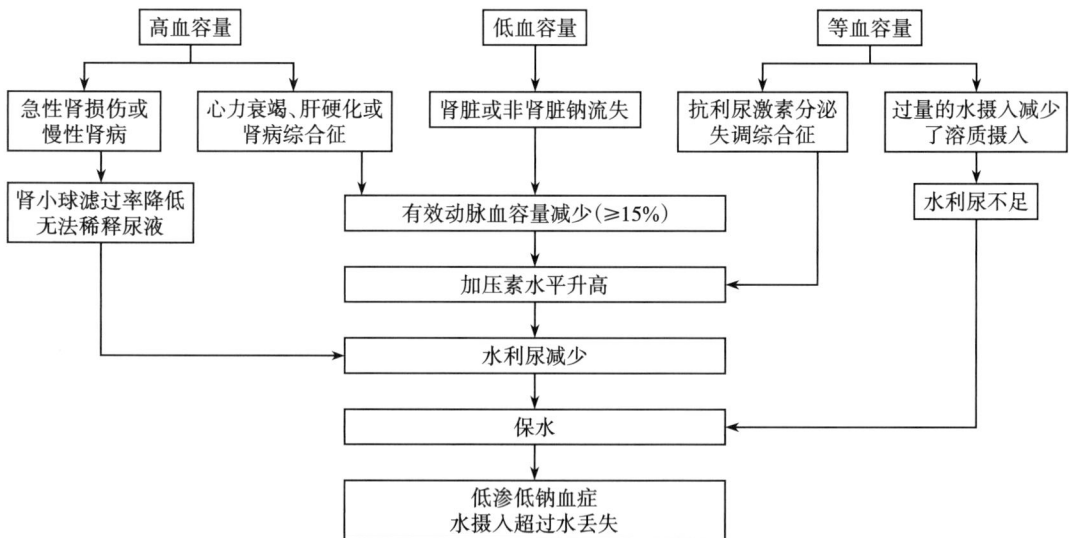

图 31-2 低渗性低钠血症的发病机制

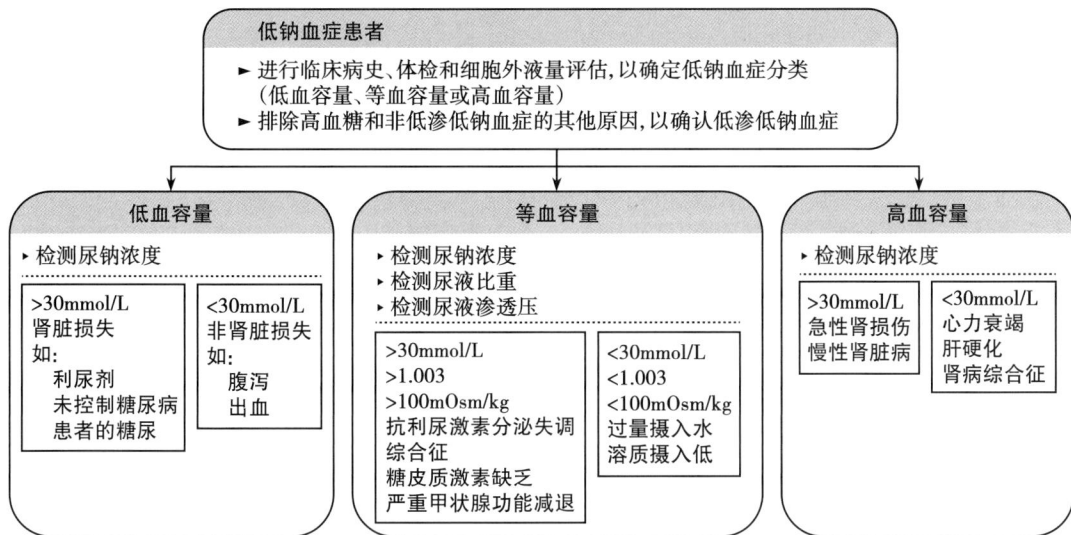

图 31-3　低渗性低钠血症的临床诊断思路

尿比重和尿渗透压的大致关系[1]:100mOsm/kg 尿液渗透压接近 1.003 尿比重;300mOsm/kg 尿液渗透压接近 1.010 尿比重;500mOsm/kg 尿液渗透压接近 1.020 尿比重。

　　SIADH 患者一般不应有烦渴症状,但此患者表现为口渴、喜多饮水,这一点如何解释呢?

　　根据抗利尿激素(antidiuretic hormone,ADH)分泌的特点,Robertson 等将 SIADH 分为 4 型,其中 Ⅱ 型,也称为 B 型,约占 33%[2-3],此型患者血浆渗透压调定点下移,发生渗透稳态重建,即血浆渗透压<280mOsm/kg,体内不适当分泌 ADH,并且在正常渗透压情况下口渴感明显。基于此病理生理机制,患者一方面因口渴大量饮水,另一方面 ADH 分泌失调又导致尿液浓缩,最终发生体内液体潴留,导致血压升高,由于液体稀释,导致稀释性低钠、低氯、低钾,临床表现为代谢性碱中毒、夜尿增多、神经精神症状如记忆力减退、易怒、性格改变(本例患者近期出现脾气倔强)。

【治疗】

　　多学科会诊讨论,内分泌科排除糖皮质激素缺乏或严重甲状腺功能减退症,不考虑存在垂体疾病。神经科会诊,鉴于患者无器质性颅内疾病,如脑卒中、出血、感染、创伤等,亦未服用可引起 SIADH 表现的具有抗利尿作用的卡马西平等药物,出现的精神症状考虑与低钠血症相关。

　　针对此患者制定以限水为主的治疗策略。托伐普坦(血管升压素 V_2 受体拮抗剂)是治疗 SIADH 的有效药物,但鉴于患者口渴明显,托伐普坦会加重口渴,且过快纠正血钠会引起神经系统并发症,故未使用。宣教后患者每日饮水量控制在 1~1.5L,住院期间监测电解质水平,血钾及血钠水平呈逐渐上升趋势(图 31-4)。

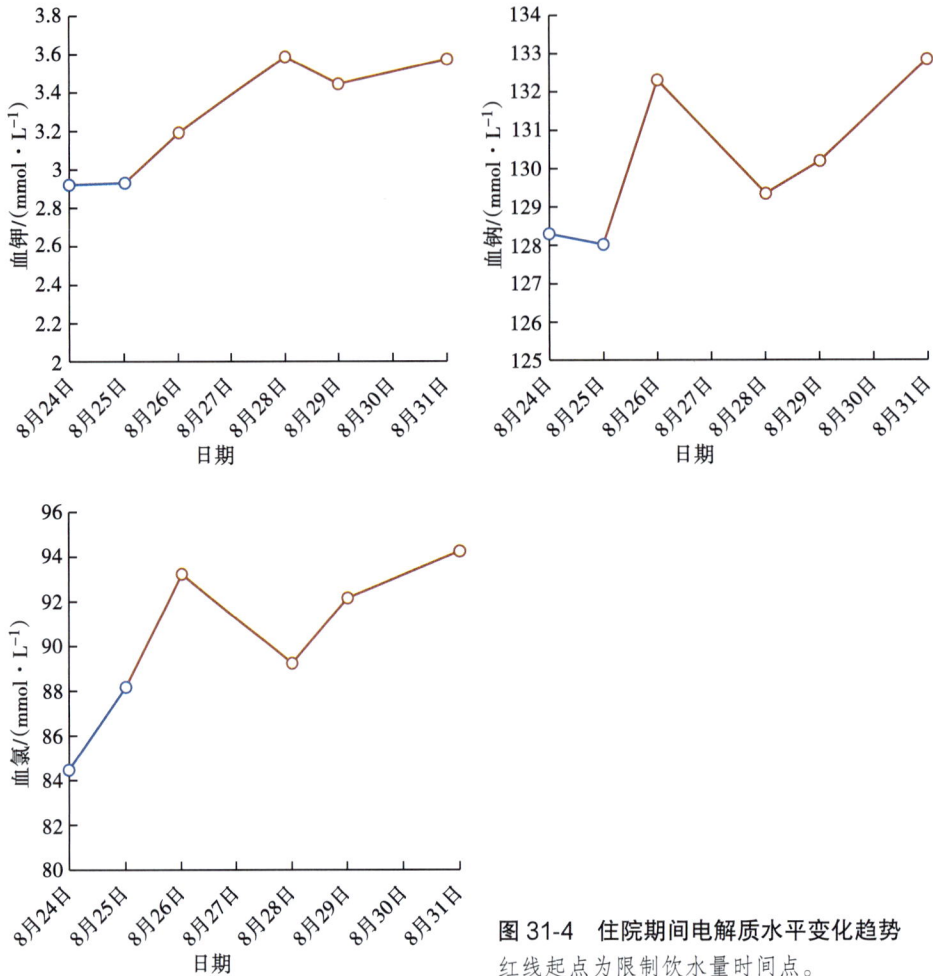

图 31-4　住院期间电解质水平变化趋势

红线起点为限制饮水量时间点。

【随访】

出院后遵医嘱继续限制饮水量,平时测量血压(120~130)/(70~80)mmHg,心率 60~70 次/min,体重回升 2kg,1 个月后门诊复查电解质:血钾 3.69mmol/L,血钠 143.52mmol/L,血氯 102.93mmol/L。

【讨论】

该病例由于年轻时肾结石病史,形成了大量饮水的习惯,平时饮水量超过常人,早期体内形成稳态,但随着年龄增长及外部因素影响,体内稳态失衡,进一步大量饮水导致体内液体潴留,血压难以控制,并出现了稀释性低钠低氯低钾血症,属于老年人血压波动较少见的原因。

从该患者的血、尿电解质及渗透压来看,符合 SIADH,却又不同于常规类型的 SIADH。根据其口渴明显、尿量没有显著减少的特点,该患者应属于 SIADH 分型中血浆渗透压调定点下移型。该模式不同于其他类型的 SIADH,当血浆渗透压降至低于重置阈值水平时,ADH 分泌会受到抑制,不给予治疗一般不会导致血钠持续下降。临床上可通过观察对水负荷(口服或静脉补水 10~15ml/kg)的反应来确诊,正常个体和渗透压调定点重设的个体应在 4h 内排出 80% 以上的水,而其他类型 SIADH 患者排水受损[4],此特点与本例患者排尿量没有明显减少一致。经过仔细推理、逐层排查,未发现导致 SIADH 的继发病因,推测可能由老龄、长期大量饮水习惯、外部环境改变等综合因素导致。通过严格限制饮水,患者血压稳定,低钠血症、低氯血症和低钾血症完全纠正,随之体重回升,精神状态好转,进一步证实此患者的 SIADH 为良性、可逆过程。

【总结】

此病例提示我们原发性高血压若出现血压波动、难以控制,我们应该积极寻找继发性病因,例如本例中特殊类型 SIADH 导致的液体潴留也可以导致血压升高。高血压合并低血钾是临床最常面临的情况,需要逐层次鉴别潜在病因,如合并低血钠、低血氯、代谢性碱中毒等其他多重电解质紊乱、酸碱失衡时,需要多学科诊疗共同决策。

(王运红)

参 考 文 献

[1] ADROGUÉ H J,TUCKER B M,MADIAS N E. Diagnosis and management of hyponatremia:A review[J]. JAMA,2022,328(3):280-291.

[2] ROBERTSON G L,AYCINENA P,ZERBE R L. Neurogenic disorders of osmoregulation[J]. Am J Med,1982,72(2):339-353.

[3] FENSKE W,SANDNER B,CHRIST-CRAIN M. A copeptin-based classification of the osmoregulatory defects in the syndrome of inappropriate antidiuresis[J]. Best Pract Res Clin Endocrinol Metab,2016,30(2):219-233.

[4] ROSE B,POST T. Clinical physiology of acid-base and electrolyte disorders[M]. 5th ed. New York:McGraw-Hill Education,2001.

病例 32

不能忽视的难治性高血压
——利福平导致抗高血压药疗效不佳

【病史摘要】

患者男性,65 岁,因"发现血压升高 15 年,加重 4 天"入院。患者于 15 年前诊断为高血压,予抗高血压药口服(具体不详)。近 1~2 年规律服用氯沙坦钾、苯磺酸氨氯地平、卡维地洛,血压维持于 160/90mmHg。入院前 3 个月未监测血压。入院前 4 天患者于当地医院种牙,测血压高达 240/100mmHg,无其他不适。自行服用药物血压未见明显下降,头颅 CT 提示多发腔隙性脑梗死及软化灶。入院前 2 天测血压 200/110mmHg,急诊予盐酸特拉唑嗪片、硝苯地平缓释片Ⅱ口服及乌拉地尔注射液静脉泵入,血压下降至 180/90mmHg 后返家。入院前 1 天于门诊测血压高达 239/110mmHg,再次于急诊给予盐酸特拉唑嗪片、硝苯地平缓释片Ⅱ、比索洛尔及乌拉地尔注射液静脉泵入,血压降至 175/90mmHg,为进一步查高血压病因入院。患者自发病来,精神、饮食、睡眠、二便正常,体重无明显变化。患者既往有脑梗死,颈动脉支架术后 6 年;慢性肾衰竭 6 年,肾性贫血,应用红细胞生成素(EPO)4 年;结核性胸膜炎 4 个月(目前抗结核治疗 4 个月,仍口服利福平、异烟肼、莫西沙星);2 型糖尿病 15 年,抑郁症病史数年。

入院查体:体温 36.3℃,脉搏 72 次/min,呼吸 20 次/min,血压 174/82mmHg,身高 160cm,体重 70kg,BMI 27.3kg/m²。神志清,精神可,自动体位,查体合作。全身皮肤和黏膜无黄染,无紫纹,无色素沉着,无出血点。浅表淋巴结未触及肿大,双侧瞳孔等大等圆,对光反射灵敏。颈软,气管居中,甲状腺无肿大,两肺呼吸音清晰,未闻及干、湿啰音。心率 72 次/min,律齐,各瓣膜听诊区未闻及病理性杂音。腹平软,肝、脾肋下未触及,全腹无压痛和反跳痛,肠鸣音正常,双肾区叩击痛(−)。双下肢无水肿。神经反射正常。四肢动脉搏动对称。

【辅助检查】

(一)常规检查

1. 血清生化 白蛋白 32.1g/L,肝功能、电解质正常,血糖 6.26mmol/L↑,肌酐 176.40μmol/L↑(参考值:44~133μmol/L),尿素氮 18.44mmol/L(参考值:2.86~7.9mmol/L),LDL-C 3.71mmol/L,

脂蛋白 a 777.18mg/L。HbA1c 6.7%。NT-proBNP 520pg/ml（参考值：<150pg/ml）。

2. **血常规**　白细胞计数 3.13×10⁹/L,血红蛋白浓度 98g/dl,血小板计数 80×10⁹/L。

3. **尿常规**　尿蛋白 1+,尿微量白蛋白/肌酐 1 242.9mg/g,24h 尿蛋白 1.65g/24h。

4. **便常规**　正常。

（二）血压水平评估

1. **24h 动态血压**　24h 平均血压 161/86mmHg,日间平均血压 163/89mmHg,夜间平均血压 153/77mmHg。

2. **四肢血压及踝肱指数（ABI）**　右上肢 184/99mmHg,左上肢 189/107mmHg,右下肢 184/98mmHg,左下肢 131/91mmHg。右侧 ABI 0.97,左侧 ABI 0.69。

（三）高血压靶器官损害

超声心动图:室间隔及左心室壁增厚,12~13mm,LA 36 mm,LV 46 mm,LVEF 65%。

（四）继发性高血压原因筛查

1. **睡眠呼吸监测**　轻度睡眠呼吸暂停低通气综合征,以阻塞性及低通气为主,轻度低氧血症。

2. **甲状腺功能及其他内分泌激素**　甲状腺功能正常,甲状旁腺激素 285.7pg/ml↑（参考值:18.5~88pg/ml）;生长激素、促肾上腺皮质激素、性激素正常。

3. **立位肾素、醛固酮水平**　醛固酮 5.5ng/dl,肾素 72.8μIU/ml,ARR 0.076（ng·dl⁻¹）/（μIU·ml⁻¹）。

4. **皮质醇节律**　正常。

5. **1mg 过夜地塞米松抑制试验**　服药后次日晨 8 时的血清皮质醇 7.7μg/dl。

6. **炎症指标及自身免疫标志物**　免疫指标正常,ESR 20mm/h（参考值:0~15mm/h）。

7. **肾动脉超声**　左肾动脉管腔通畅,峰值流速 78cm/s,右肾动脉起始段探查欠满意,肾门处流速 170cm/s,肾内血流流速约 300cm/s。右肾动脉狭窄可能。

8. **双肾超声**　右肾皮髓质结构显示不清,右肾偏小。

9. **腹盆部 CT 平扫**　双侧肾上腺稍增粗。

10. **卡托普利试验+肾动态显像**　左肾 GFR 10.17ml/min,右肾 GFR 11.97ml/min,双肾卡托普利试验呈阴性,双肾摄取功能减低,清除功能大致正常;双肾 GFR 明显减低。

【诊断】

1. **初步诊断**　高血压(待查),外周动脉粥样硬化,左颈内动脉狭窄,颈动脉支架植入术后,冠状动脉粥样硬化性心脏疾病待除外,陈旧性脑梗死,2 型糖尿病,慢性肾功能不全,高尿酸血症,高脂血症,结核性胸膜炎,贫血,血小板减少,白细胞减低。

2. **诊断依据**　该患者为老年男性,患有高血压多年,长期口服抗高血压药,血压控制于(150~160)/90mmHg,高血压诊断明确。近期血压较前进一步升高,难以控制,患者应用抗结核药物利福平,该药物为强效的肝脏 P450 酶诱导剂,须注意有无药物相互作用引起血压进一步升高。

【治疗】

入院后给予奥美沙坦 20mg、1 次/d,硝苯地平 30mg、1 次/8h,卡维地洛 37.5mg、2 次/d,特拉唑嗪 4mg、1 次/8h,呋塞米 20mg、2 次/d 等多种药物口服降压,血压降至 140/75mmHg,停用静脉乌拉地尔,但停用乌拉地尔之后血压再次升高,仍波动于(180~200)/(90~100)mmHg,具体情况见图 32-1(第 4 天停用乌拉地尔)。因血压居高不下,经多次调整药物,先后应用硝苯地平、卡维地洛、奥坦沙坦酯、地尔硫䓬、特拉唑嗪、呋塞米等多种药物,且增加至较大剂量,血压仍波动于(180~200)/(90~100)mmHg。考虑利福平导致抗高血压药效果较差可能性大,经胸科医院会诊,考虑患者抗结核治疗已 4 个月,结核性胸膜炎病情相对稳定,于入院后第 10 天停用利福平,观察停药后血压情况。停用利福平后血压逐渐下降(图 32-2),大约停药 1 周后血降至(130~150)/70mmHg,平稳后出院。

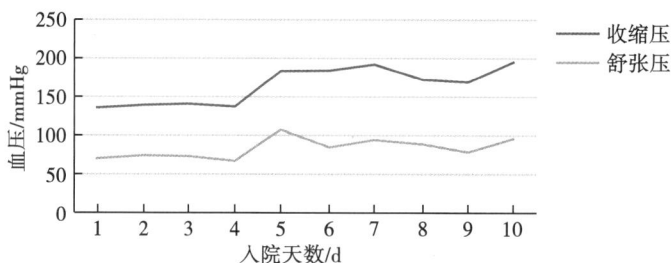

图 32-1 患者入院后血压波动情况

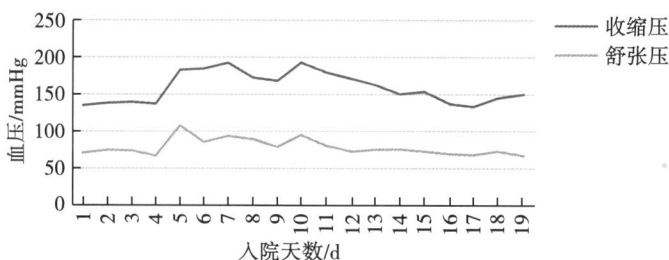

图 32-2 患者入院后整体血压情况

【随访】

出院后患者至胸科医院就诊,停用利福平及其他抗结核药,出院后 1~2 个月血压稳定于 150/80mmHg 左右,恢复至患者既往水平,抗高血压药由特拉唑嗪 2mg、3 次/d 减至 2mg、2 次/d,其余抗高血压药未调整。

【讨论】

该患者 3 个月以来血压居高不下,且对抗高血压药反应极差。患者因结核性胸膜炎已服用抗结核药物 4 个月,其中包括利福平。经查阅文献,利福平是抗结核治疗的一线用药,为非选择性 P450 酶诱导剂和强 P-糖蛋白(P-gp)诱导剂,可使其底物加速代谢,血药浓度明显降低。涉及药物代谢的细胞色素 P450 酶系(CYP)主要为 CYP1、CYP2、CYP3 三个家族中重要的亚型,与心血管药物代谢关系密切的有 CYP1A2、CYP2C9、CYP2C19、CYP2D6、CYP3A4 等。其中 CYP3A4 是药物代谢中最重要的肝药酶,在肝药酶数量中约占 30%[1]。利福平对 CYP3A4 的诱导作用最强,可诱导培养的人肝细胞 CYP3A4 表达量增加 50 倍以上,人体肠道中 CYP3A4 活性提高最大约 9.5 倍,肝脏 CYP3A4 活性最大约增加 5.5 倍[2]。P-gp 与药物代谢酶 CYP3A4 的诱导作用存在共同调节机制。二者的共同诱导对于药物的吸收、分布、代谢、排泄有着重要影响。很多 P-gp 的底物同时是 CYP3A4 的底物[3],因此,同时通过 CYP3A 家族代谢和 P-gp 转运的药物,其口服生物利用度受诱导作用的影响更大。从表 32-1 可以看出,大多数抗高血压药为 CYP450 酶的底物,其中几乎所有 CCB 类药物均为 CYP3A4 的底物。因此,合用利福平会使多种抗高血压药的血药浓度降低,导致其原有降压疗效下降,患者血压明显升高。本例患者合并肾功能不全及抑郁症病史,限制了部分抗高血压药的应用及用量,如肾素-血管紧张素系统阻滞剂(RASi)、中枢性抗高血压药等。胸科医院会诊后,认为患者抗结核治疗已 4 个月,可以停用利福平观察患者对抗高血压药的反应是否有变化。停用利福平之后,应用原有抗高血压药,患者血压数天内降至 3 个月前水平,也证明利福平降低了抗高血压药的疗效。

表 32-1　抗高血压药受肝药酶诱导剂的影响

药物类别	药物名称	研究水平	相互作用机制	降压疗效
CCB	硝苯地平	临床研究 病例报告	CYP3A4 活性↑	↓
	尼卡地平	病例报告	CYP3A4 活性↑	↓
	氨氯地平	临床研究	CYP3A4 活性↑	↓
	巴尼地平	病例报告	CYP3A4 活性↑	↓
	马尼地平	病例报告	CYP3A4 活性↑	↓
	维拉帕米	临床研究 病例报告	CYP3A4 活性↑	↓
	地尔硫䓬	临床研究	CYP3A4 活性↑	↓
β 受体阻滞剂	美托洛尔	临床研究	CYP2D6 活性↑	↓
	普萘洛尔	临床研究	CYP2D6 活性↑	↓
	比索洛尔	临床研究	未见相关报道	↓
	阿替洛尔	临床研究 病例报告	P-gp 活性↑	↓

续表

药物类别	药物名称	研究水平	相互作用机制	降压疗效
ACEI	卡维地洛	临床研究	MDR	↓
	依那普利	临床研究	未见相关报道	↓
	赖诺普利	病例报告	未见相关报道	↓
ARB	氯沙坦	临床研究	CYP3A4 活性↑	↓
肾素抑制剂	阿利吉仑	临床研究	P-gp、CYP3A4 活性↑	↓
α 受体阻滞剂	哌唑嗪	临床研究	—	无影响

注:CCB,钙通道阻滞剂;ACEI,血管紧张素转换酶抑制剂;ARB,血管紧张素受体阻滞剂;CYP3A4,细胞色素 P450 3A4;MDR,多药耐药蛋白;P-gp,P 糖蛋白;↑,增强;↓,减弱。

患者有高血压、糖尿病、高脂血症等危险因素,全身多处动脉粥样硬化,包括颈动脉、下肢动脉等,除利福平药物因素外,须考虑有无肾动脉粥样硬化导致狭窄的存在及引起血压近期进一步升高的可能。由于肾功能较差,患者未做肾动脉 CT,肾动脉超声提示可能存在肾动脉单侧狭窄。患者有慢性肾功能不全,肾素水平升高,应考虑患者存在肾性及肾血管性高血压的可能,但停用利福平后血压尚能恢复至应用利福平前水平,因此,近期顽固性高血压的原因考虑与应用利福平最为相关。患者体重超重、打鼾合并轻度睡眠呼吸暂停综合征,可能在一定程度上引起血压升高,仍需重视,建议患者于耳鼻咽喉科随诊、减重,必要时应用无创呼吸机改善睡眠呼吸暂停。

(张　炜)

参 考 文 献

[1] SHIMADA T,YAMAZAKI H,MIMURA M,et al. Interindividual variations in human liver cytochrome P-450 enzymes involved in the oxidation of drugs,carcinogens and toxic chemicals:Studies with liver microsomes of 30 Japanese and 30 Caucasians[J]. J Pharmacol Exp Ther,1994,270(1):414-423.

[2] 张卫芳,苏海. 利福平与降压药的相互作用[J]. 中华高血压杂志,2020,28(8):731-735.

[3] 许悦,陈根富,熊涛,等. P-糖蛋白诱导作用的研究进展[J]. 中国药科大学学报,2018,49(1):26-33.

病例 33

鼻咽癌患者放射治疗后反复晕厥
——传入压力反射异常导致剧烈血压波动

【病史摘要】

患者女性,59岁,因"反复晕厥6年余,再发6天"入院。患者从6年余前开始出现反复晕厥,发作与体位变化无关,发作前伴肢体乏力,有便意,不伴胸闷、胸痛、心悸、黑矇、眩晕、恶心、呕吐等,意识丧失持续数秒至数分钟不等,不伴抽搐、口吐白沫、双眼上翻、大小便失禁等,曾意识丧失摔伤导致骨折,意识恢复后不遗留任何不适。多次就诊于当地医院,完善相关检查后诊断为直立性低血压,未予特殊药物治疗。6天前患者做饭时突发双上肢乏力,伴出汗,随即晕厥,意识丧失,数秒后恢复意识,家属测血压60/40mmHg,数分钟后血压升至80/60mmHg,并逐步恢复至正常。现为进一步诊治入院,病程中,患者精神、饮食及睡眠可,二便正常,体重无明显变化。既往有可疑高血压病史,因血压波动大,一直未用药;26年前诊断鼻咽癌中晚期,放射治疗后治愈,遗留口齿不清、味觉丧失、听力障碍。

入院查体:体温37.0℃,脉搏73次/min,呼吸18次/min,血压124/86mmHg,神志清,皮肤干燥,构音不清,双耳听力下降,大血管未闻及杂音,双肺呼吸音清,心律齐,各瓣膜区未闻及病理性杂音,双下肢无水肿。

【辅助检查】

(一)常规检查

1. **血清生化** 血脂检查显示TC 5.61mmol/L,TG 1.67mmol/L,LDL-C 4.12mmol/L。

2. **动态心电图** 偶发房性期前收缩,短阵房性心动过速。

(二)血压水平评估

24h动态血压:24h平均血压127/84mmHg,日间平均血压138/91mmHg,夜间平均血压88/59mmHg,最高血压210/138mmHg,最低血压61/45mmHg。

(三)高血压靶器官损害

超声心动图:未见明显异常。

（四）继发性高血压原因筛查

1. 甲状腺功能　未见明显异常。

2. 血儿茶酚胺及代谢产物　血甲氧基肾上腺素、3-甲氧酪胺未见明显异常。

3. 尿儿茶酚胺代谢产物　尿甲氧基肾上腺素、3-甲氧酪胺未见明显异常。

4. 颈动脉超声　双侧颈动脉多发斑块，左颈总动脉中段轻度狭窄，左颈外动脉狭窄。

5. 腹部超声　轻度脂肪肝。

6. 双侧肾上腺、肾动脉及冠状动脉 CT　未见明显异常。

7. 头颅 MRA　脑动脉硬化、左侧大脑后动脉 P1 段轻度狭窄。

8. 奥曲肽显像　右叶甲状腺上极水平见放射性摄取增高区，建议断层融合显像。余奥曲肽显像未见明显异常。

奥曲肽颈部断层融合显像：甲状腺右叶上极稍低密度结节（1.3cm×1.2cm），生长抑素受体表达异常增高，请结合超声检查，左肺上叶小结节，余奥曲肽断层融合显像未见明显异常。

9. 间碘苄胍（MIBG）闪烁扫描　肾上腺髓质显像未见明显异常。

【诊断与鉴别诊断】

1. 诊断　传入压力反射异常，低血压性晕厥，一过性高血压，高脂血症，鼻咽癌（已治愈）。

2. 鉴别诊断　本例患者存在阵发性血压升高的特点，血压波动大，曾有多次低血压发作及晕厥病史，与体位变动无关。需要进一步明确阵发性高血压的病因。

（1）患者甲氧基肾上腺素、3-甲氧酪胺、间碘苄胍闪烁扫描结果均不支持嗜铬细胞瘤或副神经节瘤。

（2）患者无易激动、怕热、多汗等症状，甲状腺功能未见明显异常，不支持甲状腺功能亢进。

（3）患者无自发性周期性发作低血糖症状，不需要葡萄糖治疗症状即可改善，腹部 CT 平扫及奥曲肽显像不支持胰岛素瘤。

（4）患者肾动脉 CT 不支持肾血管性高血压。

（5）患者无癫痫、偏头痛、高血压脑病、脑卒中等神经系统疾病病史，无特殊药物服用史，无焦虑、抑郁及惊恐发作等。

（6）本例患者既往有鼻咽癌放射治疗史，压力反射受损可能性大。

【治疗】

可乐定贴片（每周 1 贴）治疗后，患者症状有一定改善，治疗后血压及心率变化监测如图 33-1 所示。

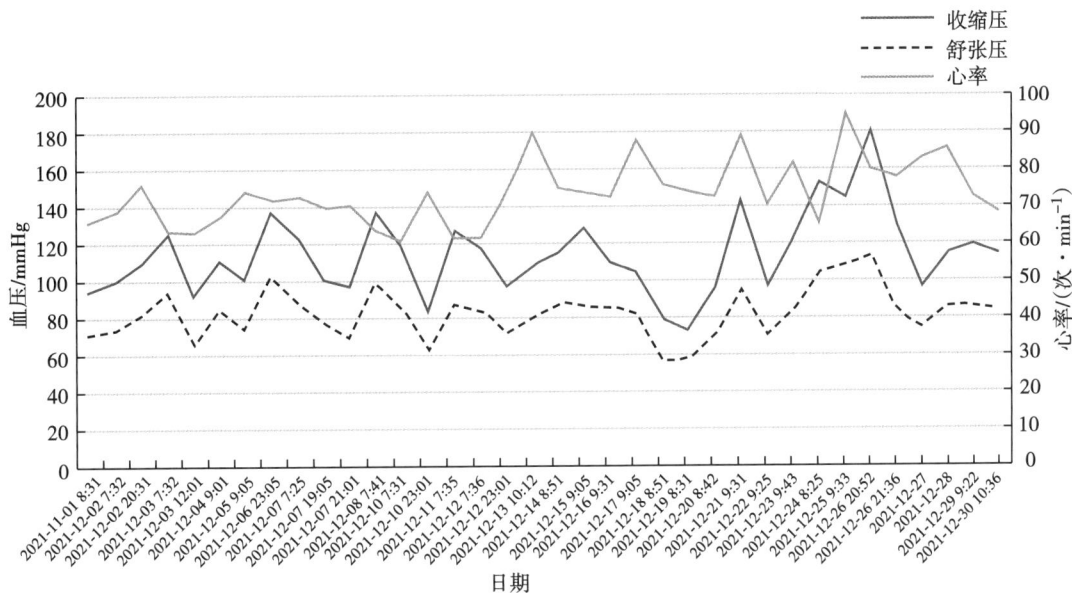

图 33-1　治疗后血压、心率变化

【讨论】

传入压力反射异常最常见的原因是颈部手术或放射治疗所导致的颈动脉窦神经损伤。临床表现为血压极度不稳定,伴有严重的高血压危象、低血压发作和直立性低血压,是最难以控制的高血压形式[1]。

血压由压力反射所构成的反馈回路来调节,颈动脉窦在压力反射中发挥着重要作用。血压升高会激活位于颈动脉窦的压力感受器,信号通过舌咽神经传入,传递到脑干的孤束核。同时反馈机制启动,通过抑制延髓腹外侧核降低交感神经张力,以及通过激活迷走神经背侧核激活副交感神经张力,进而稳定血压[2]。

绝大多数传入性压力反射异常继发于头颈部肿瘤的放射治疗,也可由双侧颈部肿瘤切除和颈动脉内膜切除术引起。颈部放射治疗后不久即可出现压力反射异常[3],少数患者会在手术数年后出现,与辐射损伤和颈动脉窦纤维化有关[4]。放射治疗后的发病比例和易患因素尚不清楚。双侧颈部肿瘤切除导致传入压力反射异常中,最常见的肿瘤类型是颈动脉体副神经节瘤[5]。神经系统疾病也可影响压力反射弧的完整性,主要累及压力反射中枢和传出部分,表现为仰卧位高血压和严重的直立性低血压[6]。

传入压力反射异常的主要临床特征包括高血压危象、低血压和直立性低血压。其特征是血压极度不稳定,血压急剧上升,心率平行增加。高血压危象通常由精神压力或劳累诱发[7],与交感神经激活相关,常伴面部潮红[5]。交替发作的低血压可能与低容量血症、自主神经功能衰竭、短效交感抑制药物等多种因素相关[1]。

仔细了解病史是疾病诊断的关键。动态血压监测可用于记录血压和心率的平行变化,以及在睡眠中监测血压以减少中枢神经系统带来的影响。持续多次的血压监测,是记录压力反射功能异常的唯一方法。在传统抗低血压药或抗高血压药作用下,传入压力反射异常患者中由压力反射介导的心率变化和交感神经活动变化受到了影响,表现为血压和心率变化一致。冷加压试验呈阳性,可进一步证实传入压力反射异常。而自主神经调节受损患者直立位血压降低时不表现为阵发性血压激增,也不伴有代偿性心率变化。

治疗方面,不推荐短效口服可乐定作为单一抗高血压药,长效中枢交感抑制药物——甲基多巴和胍法辛是首选药物,应从低剂量起始,缓慢滴定[2],如果血压仍未完全控制,可添加可乐定,也可尝试 α 受体阻滞剂,但应警惕直立性低血压。同时应避免精神压力诱发高血压危象。对于合并原发性高血压的患者,可应用 ACEI 和 ARB 类药物[8]。对于合并冠心病的患者,加用 β 受体阻滞剂时应谨慎,由于 α 受体不受抑制可能会引起血压反常升高。高碳水化合物饮料可通过诱导餐后低血压来控制高血压。对于低血压发作时间短的患者,可采用仰卧位抬高下肢。此外,寒冷、疼痛刺激和手部抓握也可作为逆转低血压的方法。该类患者对容量变化很敏感,应慎用利尿剂、硝酸盐以及钙通道阻滞剂等血管扩张剂。对于颈部手术的患者,应强调术中颈动脉窦神经的保留。

(马文君)

参 考 文 献

[1] BIAGGIONI I,SHIBAO C A,DIEDRICH A,et al. Blood pressure management in afferent baroreflex failure:JACC review topic of the week[J]. J Am Coll Cardiol,2019,74(23):2939-2947.

[2] HEUSSER K,TANK J,LUFT F C,et al. Baroreflex failure[J]. Hypertension,2005,45(5):834-839.

[3] TIMMERS H J,WIELING W,SOETEKOUW P M,et al. Hemodynamic and neurohumoral responses to head-up tilt in patients with chronic fatigue syndrome[J]. Clin Auton Res,2002,12(4):273-280.

[4] SHARABI Y,DENDI R,HOLMES C,et al. Baroreflex failure as a late sequela of neck irradiation[J]. Hypertension,2003,42(1):110-116.

[5] ROBERTSON D,HOLLISTER A S,BIAGGIONI I,et al. The diagnosis and treatment of baroreflex failure[J]. N Engl J Med,1993,329(20):1449-1455.

[6] SHANNON J R,JORDAN J,DIEDRICH A,et al. Sympathetically mediated hypertension in autonomic failure[J]. Circulation,2000,101(23):2710-2715.

[7] NORCLIFFE-KAUFMANN L,PALMA J A,KAUFMANN H. Mother-induced hypertension in familial dysautonomia[J]. Clin Auton Res,2016,26(1):79-81.

[8] BIAGGIONI I. Orthostatic hypotension in the hypertensive patient[J]. Am J Hypertens,2018,31(12):1255-1259.